F.M.アレクサンダー

建設的に意識調整するヒト

ATJ 訳

First published 1923
Mouritz 2004年版使用
ISBN 0-9543522-6-2

思い出の母に捧げる

目次

キャサリン＝ケトリックによる紹介文　5
翻訳者による前書き　横江大樹　8
初版での序文　10
新版での序文　15
ジョン＝デューイによる紹介文　21
日本語版での注意点　池田智紀　31

第一部　感覚的評価に関連する人類進化上の発展　35

第二部　感覚的評価に関連する習得方法と習得される行動　112

第一章　教育と再教育　113
第二章　不正確な概念　128
第三章　不完全な感覚的評価　145
第四章　実例　160
第五章　呼吸機構　176
第六章　過度の興奮による恐怖反射・未調整な情動・凝り固まった偏見　185
第七章　心身の均衡　201

第三部　感覚的評価に関連する人類の必要性　216

第一章　「汝自身を知れ」　217
第二章　模倣　224
第三章　集中、そして持続（継続）する投影で指示すること　227
第四章　記憶と感じ　237
第五章　複合化や複雑化が関連するストレスや緊張　244

第四部　感覚的評価に関連する喜び　251

結論　心身的な態度　269

フレデリック＝マサイアス＝アレクサンダー年表（1869－1955）　272
参考までに　　　　　池田智紀　273
参考文献　283
覚書　　　　　　　　横江大樹　285

キャサリン＝ケトリックによる紹介文

　友人のドン＝ウイード君がいつも言っていたように、アレクサンダー氏は書くときに「透明インク」を使っていたようで、それというのも、ドン君が読み直すときには必ず、どのアレクサンダーの著作であろうといつだって見つかる何かがあるけれども、前に自分で読んだ時にそんなものはなかったからです。確かにアレクサンダー氏の使ったのは透明インクであって、もし氏が普通のインクを使っていたとしたらドン君はそんな一節を初めて目にするでしょうか。

　私も全く同じ経験があります。自分で読んで下線を引いたり余白に書き込んだりします。自分の言葉にして、アレクサンダー氏の考えを他の教師や生徒へ伝えています。そうしたらある方からの依頼があり、アレクサンダー氏の著作に紹介文を書いてほしいそうで、それなら「さて、私も全部読みなおした方がよさそうね」と思いました。

　そうして私の見つけた文章ですが、見た記憶さえありませんでした。以前はなんだか、よくも忘れたものだわ、こんなに重要な解説なのに、といぶかしく思ったものです。けれども今、こうした実体験は普通かつ自然だと思います。アレクサンダー氏の文言のように「…我ら全員が思い行動する（無理に他の事をさせられる場合は除いて）際に関連した奇癖があり、我ら特有の心身組成によってなされる（不正確な概念・第二部第二章）」からです。もし我々の認知において、この世界の基礎をこんな奇癖に置き、それが我々各々の心身組成から成り立っているとするならば、きっとそのせいで私は見落とした（あるいは失念した）のだし、丸ごと中身が見えてくるにせよ、二回も三回もあるいはもっと何度も読んでからになりましょう。唯一のやり方としてワークを学び続ければ、当該テクニックのおかげでやっと私は変化した心身組成になり、やっと見つけられて、以前の見落としがわかるかもしれません。

　実に隅々まで本評論『建設的に意識調整するヒト』に載っている事項であ

り、我々の旧式な本能的反応によって刺激に向かうやり方はもはや適切でなくなり、この世界における近代生活には向かないのに、そんな我々の感覚的評価を手渡しで受け継いできたせいで、自分の本能的反応と一緒くたになった我々はずっと信頼に値しない手段によって道案内されてきた、とあります。代替案となるアレクサンダー氏の論点として、我々は移り変わり、無意識的な調整から意識的な調整へ進まなければならない、とあります。どうやったら一人の人間がそのようにやれるのかという辺りは著書『自己の使い方』第一章「進化するテクニック」で、氏は初めて描写しました。そこで氏の実験方法や特別な手順が考案されましたから、そうして寄与される我々の新しい経験を基に思い直せば、そのような新しい実体験を裏で支える今までと異なる新しい感覚的評価になりましょう。

　この手順はもちろん、何か一回やってそれで終わりという代物ではありません。アレクサンダーテクニークはひとつのテクニークですし、皆さんが上手になりたい何かのテクニークがあるならば、訓練に励む以外にないでしょう。訓練すればするほど（その訓練にあたって私の意味は、気付き、つまり意識的な訓練にあります）どんどん上手になります。その後に読み直せば、アレクサンダー氏のどの著書であろうとも、そこで皆さんは文字通り別人になっておられるでしょう。あらゆるものを皆さんが習得していく自己訓練（レッスンを教師から受けることも含む）によって、自分を許して理解しながらテクニークによって新たな道を歩みます。皆さんに見えてくる事柄は以前に見えなかったものですし、実践的なワークを受けた後になってきっと皆さんは驚き、どんなに自分が見落としていたか不思議に思われるでしょう。ということは逆も真なりで、氏の著書を読みなおすことで自分の思い方が影響され、そうして変化した動き方になり、そうして影響された訓練方法になるでしょう。

　そうなると、ある文章が「神秘的に」現われてきて、透明インクが目に見えるみたいに楽しくなります。今回もう一通り『建設的に意識調整するヒト』を読んでみて、私の見つけたひとつの原註によって明快になり、何が氏の教授法であったのか、それがわかりました。見つけた箇所は第一部にあり、「…影響があり、感覚的評価を受けた概念はあらゆる心身行為に及ぶ」という氏

の説明により何が感覚的評価なのか見えました。こうして何か良いことを知り、こうして「目にした」ので、覚えておけそうです。

　ワークはますます多くの現代人の知るところとなり、アレクサンダー氏の著作集は翻訳されて、いろいろな言語で読めるようになってきました。ここで謝意を表しますと、横江大樹と池田智紀の両氏の選定によりアレクサンダー氏の遺作を翻訳した本書があり、風媒社が出版しました。

　創始者の有名なセリフに、お知りになりたい方々は私のテクニークに関する著書を読んでください、とありました。皆さんの訪問がアレクサンダーテクニーク界隈における一人の生徒としてか、教師養成コースの練習生としてか、単なる興味本位でこの男が誰なのか知りたかっただけなのか、いずれにせよ、原典を超えるものなどありえず、テクニークを深く理解するにあたり、アレクサンダー氏の著作を精読する以上のことなどできましょうか。

キャサリン＝ケトリック博士
パフォーマンススクール主宰者、米国ワシントン州シアトル市
2016年春

Catherine Kettrick, PhD
Director, The Performance School　Seattle, April, 2016

翻訳者による前書き

横江大樹

　「…創始者の著作はしばしば無視され、受けるべき注目をされていません。…氏の著作集は唯一残っている情報源であり、そこにこそ考え抜かれた思考経路を窺い知ることができます。…多くの人々は彼の著作に難しさを感じていて、そんなところから、氏のワークに関する口先だけの現代的解釈を選んでおられるようです。全く遺憾です。…著作集の中で本書『建設的に意識調整するヒト』はおそらく最も含蓄があり教師諸君にとって重要だと思われます。…我々はあらゆる機会を通じて訓練し、抑制や指揮を自分自身に及ぼすべきで、言い換えると、自分自身に提案して単純な動作をする、例えば、椅子の背もたれにもたれる、そんなことでもその時に、抑制すると同時に方向を指示し、そうやって、何度も方向を出し続けてから初めて同意を与えるのです。…長年にわたり本書を何回読みなおしたでしょう、黙読も授業での音読もしました。幾度も、本書にひらめきや励ましの源を見つけました。我々の教える中で出くわす問題や困難は少なくありませんがしかし、そこでアレクサンダー氏に未知だったものなどあろうはずもなく、氏は解決策となる提案を確立し、時の試練を経た本書に記しています」と、ウォルター＝カーリントン氏が新版（2004年4月）へ寄せた紹介文（抜粋）にあります。

　フレデリック＝マサイアス＝アレクサンダー（以下FM）氏の著作集とは、発表順に、『人類の最高遺産（Man's Supreme Inheritance 初版1910年）』日本語版既刊、本書『(Constructive Conscious Control of the Individual 初版1923年)』、『自己の使い方（The Use of the Self 初版1931年）』利用可能、『いつでも穏やかに暮らすには（The Universal Constant in Living 初版1941年）』翻訳中、他に『講演と論文集』です。

　昨今、世界中でアレクサンダーテクニークと呼称されている手法の創始者はもちろんFM氏でありましょうがしかし、奇妙なことに「アレクサンダー

テクニーク」と FM 氏本人の呼称した記述を原典に見つけることができません。一方で何度も、意識調整・意識的調整が主題であると明記されています。そのために、「私の発見から導かれた原理に基づいて応用した当該手法（テクニーク）がある」と。

　FM 氏が 1931 年に開校した教師養成コースにおける卒業生第一号はマージョリー＝バーストーで、彼女は米国ネブラスカ州にある大牧場の娘でした。紹介文を下さったキャサリンの師匠です。キャサリン姉さんは大学院生の頃（1971 年）から、マージ夏合宿の事務局を 20 年以上も継続した真のマージ派継承者です。免許状を見せてもらった話は私も聞き及んでいます。FM 氏による著作が教師養成の基盤です。

　『As I See It』・パトリック＝マクドナルド著、英語原典の見返しに教師免許状の写しが載っています。その証書に「アレクサンダーテクニーク」という呼称はありません。一方で、FM 氏の著書に基づいた技術を教えることができる云々と明記されています。

　皆さんも「抑制や指揮を自分自身に」及ぼしませんか。意識調整による自己再教育をする、つまり自分で自分に教えなおしませんか。透明インクで書かれた英語をどうするのか、アタマをかかえた国際教師が知恵熱であぶりだして、喜びあふれるテキストに翻訳できたのかどうかは定かではありませんけれども、本書の出版により日本版も三冊目になりました。

　後に卒業したエリザベス＝ウォーカーの教師免許状にはその時までに出版されていた四冊目のタイトルが加わっていたようです。日本語版が揃うのにもう少しかかりますが、どうぞ首を長くしてお待ちください。

初版での序文

F.M. アレクサンダー（ロンドン市、1923年）

　ご要望があり本書をまとめたのは、今まで幾度となく特に米国の愛読者から『人類の最高遺産』についての質問が寄せられ、その返信をさせていただきたいという強い望みもあったからで、こうしてお届けする我らの知識を価値ある文面にして、励ましをくださった読者の大きな輪に応えたいし、読者の評論家や科学者諸君は豪州・英国・米国などにわたっていらっしゃる。
　そんな大量のお手紙に大いなる関心を持って価値があるとした私だが、それというのも、どの手紙の内容もさらなる啓発を求めていて、ひとつの論点か複数の論点かはさておき特別な興味がお手紙の送り主にあるとわかったからだ。もちろん、あらゆる問い合わせに回答する本に仕上げるのは全く無理だけれども、それでも可能な限り、私に差し出せる実践的な実例を一般的なやり方にまとめ、根本的なひとつの原理あるいは原理群としてお応えすればそこに回答も含まれ、希望的にはそんな記述の手助けで文通相手の皆さんはより良い理解をして、実践的な側面においてご自身の問題にあたれるだろう。私の重きをおいた案件は数巻分に上るけれども、そこから選択する際に、自分で気になった比較的重要とされる案件からひとつずつ取り上げて主題にしてみた。そうすれば、これが源になって満足感を持つ読者もおいでになるかというのも、どんな方であれ残念ながらこうした観点を持ちえなかった方々の知るところとなるのは、私の提供する相当考え抜かれた必要不可欠な領域であるし、そこで私がワークしているとわかってもらえそうだからだ。
　前著『人類の最高遺産』に書き下ろした評論があるうえに実践的な手順や実例も載せたから、ここで見直せば、お手紙をくださった読者に対する本書での道筋はそれゆえに明確になり、新しい見地から求めて、さらなる理解へ向けた**手段を吟味すること**、それを示せば暮らしは健全になり、こうした環境における20世紀での実体験や急速な変化にうまく対応できるだろう。本

書で私が大いにお応えしたいところとして、たびたび繰り返される疑問があり、すなわち、「なぜ我々の直情（本能）は信頼に値しないのか、大昔から先祖はうまくいっていたではないか」、「どの段階で、人類の進化におけるこのような衰退が始まったのか」、「何を原因として、現代の個人と国家との関係がうまくいかないのか」、「貴殿の用意した原理ならやれるとおっしゃるが、我々に決意さえあれば、最高の手法となる教授法を子供らに授けられるのか」、「明らかに、貴殿の概念にある意識調整や協調作用や再教育は一般概念と差異があるから貴殿に説明してもらいたいし、その違いを次の本に載せてくれるのか」と。私の見解となれば、うまくこうした質問に返答できたあかつきにはきっとくっきりした段階へ前進する手助けもできて、邪魔を取り除くだろうし、いったんそうなればきっと、疑問に思う誰もが渦中に置かれている世界的な不安や不満にも、人々の探し求める率直な真実となって、あふれんばかりの手法や体系や「治療方法」や処置のなされるいわゆる「肉体」や「精神」や「霊的」な側面において、歩みを進められるだろう。この関連で重要となる注意をしておくと、熱心な方々が巷の様々な手法を取り上げ、優れて**特殊な**結果（すなわち、向かう先が自分らの思い付きや概念にある結果）の支えとなるような論点や信念をお持ちだったとしても、しかしながら事実は残され、いかにこうした結果やそれに伴う人間の努力が過去500年間にあらゆる分野において治療的で治癒的な行為に向けられていたとしても、それにもかかわらず、その水準となる感覚的評価や全般的な協調や信頼できる使い方をする機構としての有機体などは未だ徐々に低下の一途を辿っており、付随する深刻な状態は明らかに今日でも至る所に見受けられる。

　私のやり方は広範囲にわたり、多かれ少なかれ一般的に認められた主張や原理に関わるとなれば、展開されるのは専門家諸君の携わってきた分野になるけれども、そこで、ある試みを読者に示し、どのようなやり方で到達し確信し信頼できる決断をするのか、その決断がどんな手法や体系や「治療」となればはっきり満足へ向かうとわかるのか、そんな可能性に触れていこう。

　ある論点においては私も同じ思いであり、あらゆるワーク実践者は「肉体」や「精神」や「霊的」な分野にいる、というのも、私の信じるところで「天と地との間には我らの思いつく哲学を上回る事柄が存在する」からであるが

しかし、常々まるで私に見えるのは、最初の義務が人類にあるとすれば、それゆえに、理解や発展へ向けて潜在能力を開かなければならず、その潜在能力がうまく発揮できる側面から、人類行為をこの地球上で現さなければならないことだ。そんな理由からまとめて本書で取り上げ、自分の初期計画で実践した実例をやれるところまで再現性のある表現にして、関連する見解や論点も示した。この形式で私は思い切って預言するし、証明に基づいて法則がわかればわかるほどに、例外など無しに、我々の進歩の向かう段階は建設的に意識を用いて指導や調整をするところだとわかる。この形式は二つの有利な点で、他の打開策に勝っている。第一に、この形式に従った哲学者や教師に寄与されると、全世界で実践可能な手順になり、この手順が採用されれば実際的な動作として日常生活に生きてくるけれども、その反面で机上の空論ならば、結論としてあまりにも実用的な結実がなく日常生活で役に立たないものが多い。第二に、最重要なところとして、この形式で伝達される人類のワークにより、疑わしい領域に置かれている個人か集団の意見がそこから、より信頼できる領域での実演可能な結論へ向かうことがあげられ、その変化は同様に、ある人の任務として何年も捧げて働きかけ、調査する価値があるにもかかわらず困難な道筋によって、転換され実際的な使い方になると、各々独自な考え（意見）を持つところに及ぶ。この道筋は何年もかかるけれども、仮に、最後までひとつずつ実験を仕上げていった人が世界へ投げかける考えを持ったとしても、その人はうまい具合に減少して、実践的な手順にあたり、拒否して、余計なことを全くやらないだけであって、そうすればきっとその人の偉大な贈り物が人類に与えられる、というのも、その人の提案する実践的体験の置かれる領域とは、何世紀もの間にわたって我々はあまりにも提案してこなかったがしかし、個人的見解にこそあるからだ。『人類の最高遺産』で解説し、章を追うごとに示したのは、取り扱う土壌が滑らかだったりざらざらだったりする事例であり、なかには数え切れない論争があり、支持者諸氏は様々な理屈をこねながら実用的な応用において分離に向かっていて、裏を返せば、統合された人類の潜在能力へは向かっておらず、これをさらに言い換えて、建設的な側面から見るとして仮に、提供される原理が根源的であるならば、そうした状況で統合されると我々全員に同意できるように、分離

不可能なその道で生存へ向かうしかない。本書の主題に著したのは苦労して明らかにした大問題であるし、現状況でのヒト種と国家的不安とを含んだ要求であるがそこで、対応する解決策が認められるならば個人と集団の統合がなされるだけでなく、その統合は奥に潜む遠因に達するだろう。

　こうした但し書きによって、自分の評論文に対して自分なりに**ひとつの**適切な開始点となる前置きをするのも、読者に難しいなら、私の出くわした私の試みで書き留めようしている難しさであるし、そこで、しっかり明確な方向付けをするやり方があるとしても、結果は自分の実体験における不慣れな領域で生じるからだ。こうした難しさの横たわるところに事実があり、それは、適切な説明によって各種の実体験を実践的な応用へと差し向けるならば、そこで求められるのは新しいより包括的な文言であるという事実で、我々が日ごろ利用している言葉では足りない。明らかに、最も適切な単語（あるいは文章）を選択して伝達しようとする考えであっても証明は不十分になり全てを表現しているわけではない、というのもその前にひとつ要素が新しく加わっていれば、全く同じ考えにはならないからだ。そんな場合に我々は仕方なく、使用する単語（あるいは文章）が不十分とわかったうえで進めるか、造語により表現を適切にしてこうして拡張する考えを述べたつもりになるか、そのいずれかになるだろう。拡張する考えは前触れであり、人間は進歩する。こうして伝達している知識は拡張する考えであって、書き言葉であろうと話し言葉であろうと求められる必然的な認識のもとで、事実として、拡張する考えに欠くことのできない新しい用語や文章があるし、そうやって適切に表現しながら独創的であると同時に新しい思考群を含ませていく。

　本書は本当に続編であり『人類の最高遺産』の第二巻として名付け、『建設的に意識調整するヒト（Constructive Conscious Control of the Individual)』とした。私の提案する建設的な論点や建設的な計画があり、実際のところ甘い顔をすれば好き勝手に破壊的な批判を受けるがそんなものに少しも影響されない主張となったし、そこに、考え抜かれた必要性や目標があるから、こんな本に覆いをめくられたらすぐにでもこれが要るとおわかりになるだろう。おおよそ私の評論文の方向があり、もっぱら私に信じられる妨害要因に向いていて、そうした邪魔がなくなれば、我々の歩む先は建設

的な計画による生活や教育になるとわかるだろう。

　準備中から、こうした主題となる本書を著すのはまさしく明らかに困難な仕事であると判明し、そこで私にかなりの補助が要ったから、この機会に謝意を表する。まず、ジョン＝デューイ博士はたいへん貴重な提案をくださり草稿段階から助けてくださった。助手のエセル＝ウェブ女史とアイリーン＝タスカー女史はいろいろなお手伝いや疲れ知らずの献身をこのワークに捧げてくださり校正など出版にあたっての主な準備をしてくださった。ピーター＝マクドナルド博士とW.G.ペニーマン師には草稿を読んでもらい批評を頂いた。メアリー＝オルコット女史は責任を持って証拠文献の収集をしてくださった。エディス＝ローソン女史とカルラ＝アトキンソン女史は校正やタイプ打ちを助けてくださった。それぞれの皆さん全員に大きな借りができてしまった、感謝します。

F．マサイアス＝アレクサンダー
ロンドン市ウエストミンスター区アシュレイプレイス街16番地

新版での序文

F.M. アレクサンダー（ロンドン市、1946 年）

　人類は今日、窮地に立たされている。自らの外に広がる世界で人類の計画や構想はうまくいかず、期待外れになっている。理論や信念の確固たる保持をしていたとしても、失敗に終わったと、目の前の現実に示されている。そこに不合理とはいえない結論がある、つまり、基礎となる理論や信念が健全だったとしても人類の反作用で解釈され実践されると自らを過ちに導き結局は失敗する、と。

　ひとつ確かなことがある。橋を渡して谷を超えるなら、理論と信念が絡みあいながら実践される狭間にかかる橋になり、すべての階段は人類の構成要素にある、なぜなら本質的に、反作用するヒトの個体がいて、個体の携わる仕事としてこの橋渡しがあり、その計画や理論を実行するやり方により善し悪しが決定されるからで、つまり、やり方を物差しとすれば成功か失敗か判る。きわめて重要な考察になるが、要するに橋をかける谷間は理論と実践との間に存在し、それはヒトの作り出すもの、とりわけ知覚の生産物である。特定のやり方になるのは、使い方と機能を心身機構の決定要因にしているヒト種がいて、そこで反作用を起こすからであり、そうしたやり方で動作の必要に応じてこうした橋渡し（あらゆる自分の行為）がなされ、その成り行きは本質的に登録された知覚や実体験によって決められるわけだから、こうした登録が信頼できるならば信条や判断の行き着く先はそれ相応に信頼できるかもしれない、というよりもそれ以外にありえないだろう。

　読みどころになりそうな私の持論は、人間の知覚器官を自己の使い方と機能から追いかけて明示した内容であり、すなわち、四部にわたって捧げたテーマは**感覚的評価に関連するところで、人類進化上の発展・習得される行動・人類の必要性・喜び**、である。興味深い一節を拙著、『自己の使い方』から引用する、（原註・訳註：『自己の使い方』・ATJ 版、pp.177-178)、アーサー

＝エジントン卿の指摘によると、宗教的信念の基盤は実体験に置かれているけれども、続いて認められるのは「いわゆる妄想というものが存在すること」であり、そうなると「全ての実体験は表面的な価値で測れること」にはならない、とある。その線に沿った関心をもって有意義に考え直すと、使い方と機能が人間の自己に備わっているところでなら可能になるかもしれない、つまり、登録された実体験の基盤が宗教などの信念体系にあったとしてもうまくいくようにやれるかもしれない。確信できるのは、もし人間の知覚器官がうまく機能していないならばこうした登録は不可能になることであるし、そうするとどれほど重要なのかおわかりいただける事項が見えてきて、それは、人間の知覚器官には機能するべきやり方があり、信頼できる登録によって、結果的に知覚上の妄想を少なくする方へ向かうこと、言い換えると、形作られ評価される価値観は信念体系から生まれ、その基盤は我らの判断する現実に依拠するのだが、そこで妄想を減らすべきであることだ。

　こうした本質的な機能で決定されたらこうした本質的な登録になるし、こうして順繰りに決定されたら本質的な実体験となり、この実体験が信念体系の基盤となる存在であれば、それゆえに我々の先祖全員も、最終的に我らが受容するように、こうしてたどり着く判断を実際に下せる可能性があった、にもかかわらずそうではなかった。宗教指導者の信仰生活をしてきた過去や預言者の与えた少なからぬ啓示をそうやって評価すると、仮にも本質的な価値ある実体験があったうえで人々の信じた宗教などの信念体系に基盤が置かれていたのであれば、信者諸君はそんなにいつでも誤誘導などされなかっただろうし、妄想と現実を取り違えることもなかっただろう。そのかわり祖先の行方は未知なる実体験に至り、制限された現代人の持つ概念とそこに基づいた実体験をはるかに超えていた可能性まであった、というのも、人々の進路が直情から意識へと移り変わって、改善する使い方や機能を人間自身に持ち合わせていたならば、そうなって然るべきだからである。

　この関連で私の思いだしたことがあり、あれがそうだったかもしれないという程度だが一般的な関心を呼びそうな書物から下記の一節を引用しよう、それは、『ウィリアム＝ジェームズ氏の思考と個性』・著者ラルフ＝バートン＝ペリー（The Thought and Character of William James、By Ralph

Barton Perry・Vol.II, pp.682-3. Quoted by the courtesy of Little, Brown & Co., Boston, 1935.）からで、特定の態度がそこに見られ、ウィリアム＝ジェームズ氏の知覚で実体験するところをペリー教授が著したものだ、すなわち

引用
言葉にするならば、まずジェームズ氏の感受性があげられ、私の意味することは氏の傷つきやすい感情や情動などではないがしかしその一方で、氏には鋭敏な**知覚**があり、それは膨大で豊かな実体験から受け取ったものだったこと、そして、こうした際立つ実体験やその根底にある衝動が氏の人生をひとつの全体にしていたことだ。…氏の心理的な文言を観ると、差別化された臓器感覚が検証された。…

高水準の感覚的才能とそれに伴う知覚の実体験があるのだから驚くにあたらず、氏の感じとしてそのような実体験が伝えられるなら本当に確固たる現実になっていても然るべきであった、にもかかわらずそうではなかった。

表立って口外されなくとも基盤となる前提があり、氏の形而上学では全てにわたって、自分だけがただ一人宇宙について語れるし最も感受性が高く宇宙と調和している者だった。形而上学でひとつ理解すれば現実はとても近い真に迫る見地にあり、例えば、耳を傾けると聞こえる「脈動は心臓の鼓動による」ものだ。氏の発言で、「適切な保障など何もないというのは、疑問を投げかけたこの存在がどんな現実に基づいた高次の御名に置かれようとも、流布され信じ込まされ浮ついた様相を呈す現実に我らが囲い込まれ泳がされているのとさして変わらないからだ」とわかったときに、氏は自らの最終的な信頼を人間の知覚器官に据え置いていた。

引用終わり。

上記の内容に特別な興味の湧いた私である、というのも医療関係者の知人にウィリアム＝ジェームズ氏に近い人物がいて、その取り計らいでジェームズ氏に十分な興味を持ってもらえたようで、私のワークに来られるように誘ってロンドンで一連のレッスンをする手筈になったからだ。残念なことに、予期しない事情によりこの計画はご破算になり、氏を生徒諸君のひとりに加える喜びと栄誉は叶わなかった。私には一生の後悔になった、というのもこ

の友人から伝え聞いたことから疑いようもなくかなりの援助ができていたであろうと思われるからだし、もしかして、広範な実体験へ導く特別な手段により修復され、信頼できる知覚の道筋に歩みだせたのであればと、言い換えるなら、多かれ少なかれ信頼に値しなかったところが、心身の道筋でやりなおして「高水準の感覚的才能」を意識調整の元で発揮するようになっていたならば、直情側から橋渡しをして、谷の向こう側にある意識的な生き方へと進む可能性もあったからだ。

　大胆にもこうした主張をする理由は特別な知識に基づいており、私の獲得したこの知識は進化へ向かう自らのテクニークに由来し、そうやってまず自分自身を訓練した後に、長期にわたる経験として生徒諸君に教えてきた。自らのテクニークが改良されるにつれてますます明確になり、この手順を施すと徐々に奥深い未知の世界へと歩を進めることになった、それというのも、そうして改善された状態に心身機能が置かれたとき、最終的にもたらされた働き方は前もって想定したものではなかったし直接的に結果（既知）へ至るものではなかったがその一方で、やっと効果が現われたころには非直接的に結果へ至る働き方により理知的な道で手段を吟味し、改善された状態が自己の使い方にもたらされ、（未知）の世界を進んでいたからだ。こうした結果は陶酔や自己催眠から生じたものではなく、また何らかの偶然のせいでもない、偶然の例として、接している外部からの影響がその個人やその他の人に及んでいるとか、元から有していたような何か生まれつきの才能（習慣的な反作用）のおかげだとか、つまり、才能をもった人にはうまくやって望ましい結果を生むこともあるだろうけれども、そうしたものではなかった。そんな事例では全てにおいて直情が勝っており、裏を返せば思い方や理知的な道筋に基盤を置いているわけではない、というのも「理知的に追いかけて既知から未知へ歩を進める」となれば、当該テクニークのように、その基盤を特別な意識の働きにおいた手段になるからであるし、そうした手段ならうまく生物学や生理学やその他の既知の法則にも当てはまる、言い換えると、当該テクニークでも一般学問でも観察にもとづいて事象の原因（要因）と結果（結論）の因果関係を検証することは可能であり、厳密科学の手法に則って行うと、デューイ博士の紹介文に見られるように「特定の原因（要因）があり、

それを用いて結果（結論）の説明がつくのであれば、確実に続いて示されうることがあり、決まった要因が実際に働いて決まった結果を生むことだがしかし、その他の結果にはなりえないはずだ」と。

今日、私の知るどんな人であろうと疑いなく、人類の進化を正しい方向に向けるために、不一致となっている直情的調整と意識的調整との間隙を自分自身で橋渡ししなければならないし、さらに、この橋は「理想的な理論と現実的な実践との谷間」にかけられるとおわかりになるだろう。過去55年間にわたる私の貴重な体験のなかでお手伝いしてきた男性も女性も、様々に歩む人生において既述した働き方になって、意識的で理知的な道筋へ変化し、改善した人間の知覚器官を伴った進路で、既知の（誤った）ところから未知の（正しい）体験へ移行するように、みなさん自身で自己の使い方を訓練なさってきた。加えてとても重要な必須事項があり、それは、一歩ずつ踏みしめる道をたどってやっと修復に向かうことであり、裏を返すと、信頼できるほどには修復されていない知覚器官のままであれば、人間の登録する実体験を検証しようにも適切に行えない。

信頼に値しない性質が感覚的評価に内包されていることは今日の人類を観れば一目瞭然であり、そうした性質のせいで、この先も著しく急速に増大する事例数を示しながら人々は悩み続けるだろうし、いわゆる「精神」に犯罪的な傾向を伴うだろう。ほとんどの人に受け入れられていないとすれば、信頼できる実体験に関わるにしても、前述した方々はどんな人であろうともいわゆる「精神的」症例にある方だったけれども、それと全く同じ仕組みにいる我々は賢明になるべきであって、「表面上の価値」となる実体験が他のどんな人にあろうともあてになどできず、言い換えると、絶大な信頼を置いて判断し結論づけるにあたって、こうした実体験に基盤をおくべきではないし、そこでもし仮に我らが適正な理性を手に入れ、信じても良い知覚器官が備わり、ある時点で信頼できる道案内による機能になり、そうして登録する兆しが訪れるまでは、そのままであろう。

まとめると、ここまで触れてきたようによく知られた論点を争っている科学者と宗教者がいて、そこで、科学者の取りざたしている過誤があり、それは欠陥のあるいわゆる「操作可能な証拠」であり、そうした体験は未知なる

宗教的信仰心に基盤があるとしており、その一方で、宗教信者の主張によると自ら数多く実体験しており、そんな証拠が客観的でないとしても、だからといって科学者風情にうち捨てられるべきでない、つまり、体験はそれでも本当だ、としている。

　私は真摯に訴え、偏見なしに熟考する方々への教育を推奨しており、それをやると手の内に、未知の体験となる改善された自己の使い方が得られる。これはひとつの教育方法であるし、平等に大人のためにも子どものためにもなり、内包される改善が本質的に生じるように、人間の感覚的評価に必要不可欠な訓練をして、より良い信頼のできる登録へ向かうものであり、どのような実体験になろうとも刺激が人にやってくる際に余分なものを減らしながら、その段階での傾向によって過ちへ導かれる動きが無くなる方へ行くならば、たとえ遺伝的に「高次の感覚的才能」とペリー博士が我らに伝えたウィリアム＝ジェームズ氏の所有物を備えていたとしても、うまくやっていけるかもしれない。

　確かに、直情的な反作用に頼っていても動物王国の必要性には間に合うがしかし、世界的危機にある現代社会で示され目の当たりしているように、それでは頼りにならずもはや人類の必要性に応じていない今、ここで人類はやり直し、実践にあたり望ましい理論を基にして自己改善し成長し進歩する。

　　　　於、ロンドン市ウエストミンスター区アシュレイプレイス街 16 番地

(訳註。1946 年は第二次世界大戦が終結してすぐのこと、焼け跡のロンドンで執筆していれば辛口の現代批評になるのも致し方ないだろう。)

ジョン＝デューイによる紹介文

ジョン＝デューイ博士

　当該原理と手順がアレクサンダー氏によって目の前に出され、それが決定的に求められている現代社会だ。おかしなことにこれこそが理由となって人々には難しく、理解も受容もされずにいる。なにも難解なことを教えていないし、氏の解説は単純な英語で構成されていて特別な専門用語はないにもかかわらず難しいのは、誰もが掌握するつもりでいるあらゆる力学において、実際の実演なしで当該原理の操作にあたろうとするためだ。そしてさらに、まるで私が思い知った個人的体験のように、意味全体に夜明けが訪れるとしても、ひとつずつゆっくりとしか起きず、そこに新たな意味付けが次々と開かれていくからだ。さて私の蛇足など何もせずとも、明確で完全な解説をアレクサンダー氏自身が差し出しているのだから、私が自分に生じたことを最も使いやすい形にして巻頭を飾る文言とし、試みに解説すると、そこに横たわる難しさはあるし、把握したくとも氏の原理に付いて回る。

　主な困難は、既述したように横たわる事実として、これがそこまでひどく必要とされているから存在する。見かけの矛盾をここで発言したが、これはほんの一例で、悪循環はたびたび話題にされ全体に関わる紙面が本文に観られる。当原理がひどく必要とされているというのも、あらゆる問題が関わってくる個体としてのヒトとそうして指揮されるヒトの人生とにおいて、ある欠陥を伴う低級な感覚的評価や判断基準が存在するからであるし、これが我々自身と我らの行為につきまとい、我々は誤調節された心身機構（メカニズム）にいる。まさしくこのように偏向した意識があり、我々がそれを持ち込んでから解釈や理解しようとするアレクサンダー氏の紙面となれば、そのせいで困難になり、氏の文言もそこにある実在や原因や結果なども分からずじまいだ。あまりにも慣れ親しんだことがあると、我らはそれを当たり前とする。そのように形つくられて、氏がいかにも明らかに見せたように、我々

の基準とする正しさができる。その影響は我々のあらゆる観察や解釈や判断に及ぶ。それが特定された一要素であり、これに侵されながら我々はあらゆる行為や思考をしている。

　要するに仮定として、特定の結果をもたらすアレクサンダー流のレッスンによって変化を受けたヒトの感覚的評価になり、そうして供給される新水準になったときに限り、そのおかげで古い状態と新しい状態との比較ができるようになり、確実な力学となる氏の教授法が初めて骨身に沁みるだろう。ただし、こうして包括的に観察するアレクサンダー氏の教授法があるにもかかわらず、これこそが実践できず、どんな人であろうと、氏のところに赴く際に何か他の考えを第一に携えて恩恵にあずかろうと、何か特定の苦痛除去や治療法を望んでも、それでは叶わない。かなりの度合いになるレッスンで実体験を受け取った後でさえ全くありうる話だし、人によって称賛し、氏の手法に対する単純な見地から特定の利益享受ができたというけれどもそこで、その人の認める利益には変化した感情状態や異なった人生観が含まれるにも関わらずそのようにおっしゃる。もし仮に生徒が到達した地点において、寄与する自分の全面的な注意を**手段**に向けていられるならばアレクサンダー流であるし、注意を結果へ向ける代わりにそうなっているときに限って、まさに生徒は深い理解による継続した影響を自らの感覚的評価に及ぼしている。

　さて、我々が調子はずれの感覚的意識で自身を測れば見当違いに進むし、そのせいで我らは基準を持ち得ないまま判断し、そんな学説や手法が教授され、そうやって扱われる個体があり、ヒト種になる。我々はふらふらしながら、信頼をとってつけたような一般理論に置くのか、信頼を証拠に置き特定の利益を得られるようにするのか、その間で揺れ動く。我らはふらふらしながら、極端に信じ込むか、完璧に疑うか、その間で揺れ動く。片方で、最大に準備された受け入れ態勢によってあらゆる主張がなされ、ヒトの問題を全部解決する万能手法があるとされたならば、その時には、証拠を伴うし個人の改善や治癒があるはずだ。もう片方で、一般大衆の見てきた数限りない万能薬は行ったり来たりを繰り返してきたからヒトは当然懐疑的になるし、現実としてどんなに新しく異なった原理があり、それで人間の健康が発達すると云われても信じられない。この世界に今ありとあらゆる体系が存在するのも、改

善されるべき病気群を人間が肉体に受け継いできたからで、例えば、ある体系の訓練によって姿勢矯正をしたり、精神や心理や霊的なヒーリングを受けたりするわけで、そうなると、例えばたまたま起きた情緒的な波により大流行になっているものを除くと、全く正当な提案による根本的な真実が存在するとしても、不慣れな原理で呼び起こされる感じになればおそらく、そんな人がひとりまたひとりと、大方の物事へ理知的で敏感な対応をする人でさえ陥る別の領域へ踏み込んで、「なんでも治ります」系があふれかえる。「どうすれば」とおそらく、「アレクサンダー氏の教授法を取り上げて、他の体系と区別できるのか」、「どんな確信があるのか、何か一般の体系以上のものとしてうまくいく人もあるかもしれないが、きっとその他の人にはうまくいかないのではないか」などとお尋ねになるだろう。仮に返答すると、特定の有益な結果がアレクサンダー氏の教授法に存在することが指摘されたなら、思い起こせる事実があり、圧倒的に証拠の挙がるこうした種類の事柄を作り出すことは可能なのかと、他のあらゆる体系にお尋ねしたい。論点はそうして決定されたから、さらに続けると、どんな価値がこうした結果にあるのか、そしてどのようにその価値が判断されるのか、とお尋ねする。もしくは再びひとつの疑問として、理論的に結果の裏側まで、大半の体系も入念に考え抜かれたうえでの主張であり、そこに科学的もしくは霊的な背景があるのか、と。どんな基礎的な再考察があるのか、つまりそこで、特定の原理や結論の導かれたアレクサンダー氏の教授法と比べて他の体系は異なるのか、と。

　公平な質問を以下に載せて、私なりにおおよそそれなりの最善を尽くした紹介文にして提案するのがよろしかろうと、つまり、いくらか簡単な基準を示せばどんな計画でも判断できそうに見える。確実に、以下の質問群で示唆される道によってそんな基準を見つけられるように願いたい。ひとつの体系があるとして、まずもって治療や治癒など目指すところは回復であり苦痛が既に存在しているところでそれがなされるのか、もしくは、そこに根本的な予防をする本質があるのか、どちらなのか。それから、どちらかというと予防的であり単なる矯正的なものではないとして、それは、特定された範囲になるのかあるいは全体に及ぶのか、どちらなのか。取り扱う「精神」や「肉体」を分離しお互い別々にするのか、あるいは、扱われる統合が人類の個体

に生じるのか、そのどちらなのか。扱われる際には、ある部位なのか、観点として「こころ」と「肉体」なのか、再教育する全体の存在なのか、そのどれでやるのか。目標にするのは無難な結果であり直接治療で症状をなくすのか、あるいは、扱われるのは特定の**原因**であり、悪い状況におかれた現在はそうしたやり方をしているところにいかなる有益な結果が確保されうるとしても、現れは自然の成り行きに従う、つまりそのほとんどが言うなれば副産物かもしれないから、根本的な変化が起きるようにこうした条件付けをしている原因をなくすのか、そのどちらなのか。その計画は教育的なのか、あるいは非教育的なのか、どちらを特徴とするのか。当原理の基礎となる論点が予防的で建設的だとして、その操作にあたり何らかの自動安全装置を準備しないのか、あるいは、元より準備されているのか。それはすぐ簡単にやれるのか、それとも、要求を強いるものであり知的かつ道徳的な活力を持つ人の懸念なのか。後者をしないならそれは何なのか、結局のところ、それにしても計画の論拠を最終的に手品や魔法などに置いて問題から救われても、確実にその他の問題（固執・抑圧・怠慢・やる気なく安定せず知的調整をしないなど）が置いてきぼりになるのも原因を取り扱わないからであるがしかし、そこでやり直し、方向付けした操作により異なる経路に進みながら変化して、悪い兆しを認知するにしてもずっと精妙なところでやれるようになるのに、それを全く受け入れないのか。どんな方であれ上記のような質問を携えた心で読むアレクサンダー氏の著作となればまず難なく区別するだろうし、こうした原理を基盤とする氏の教育的手法と、いわゆるその他の体系とを比較したり取り違えたりするだろうか。

　どんな健全な計画であっても証明は必須であるし、健全さを測る際に具体的な結果と全般的な原理と両方を観なければならない。我々があまりによく失念するところだが、そうした原理と事実を分離しないで逆に、関連する原理と事実の双方で判断しなければならない。さらに、どんな理論や原理に最終判断を下すとしても、そうした結果を導く操作がなされたのか、立証実験の観察によってどのようにそれは働くのか、以上が明らかにされなければならないうえに、正当に、ある主張を科学と認知するためには、そのやり方で供給される手法により証拠が挙がり、観察可能になったものが結論として存

ジョン＝デューイによる紹介文

在しなければならない、以上を言い換えると、こうした手法にしっかり保証された観察結果があって、その源流は特定の原理になければならない。そこで私が迷わずに断言すると、ある時点で判断されたこうした水準とはすなわち、ある原理が働いた結果としての価値ある確実な結論であるから、アレクサンダー氏の教授法は科学的であるし、最も厳密な意味の言葉だ。接点で両者の要求に応えている。言い換えると、アレクサンダー氏の計画は最も過酷な要求にも応える科学的手法だ。

　こうした原理や理論がアレクサンダー氏にあり観察結果をもたらすような操作が発達してきた、と同時に、原理と理論と観察結果のいずれもたいへん接近した相互関係にある。それぞれが進化を続けたのも、実験的手法である手順のおかげだ。これっぽっちも、氏の苦心によって作り上げられた理論が自画自賛のためであるはずがない。こうした事実に失望する方々もたまにおられるようで、そんな「知的な」人は潜在意識で習慣に陥り、依存的に特定の道具である専門用語に浸かっている。しかし本理論においては、一度たりとも、運用にあたり必要とされる手順の働きを逸脱しなかった、つまり、実験的に確認された結論を逸脱することがなかった。注目すべき敏感な観察力が働いて、氏の指摘するこうした実際の変化がもたらされるときには、ヒト個体が反応するような手段によって氏は働きかけており、そこで、次々変化する相互関係となるようにヒトの習慣的反射を取り扱い、指摘に及んだ反作用が生じるほかないように確立され悪習慣になっていたならば、そこにはさらに手厚く、より明白に有益な結果が得られる以上に働きかける。いずれにせよこうした好ましからざる反応を扱う上で問題設定をすれば、言い換えると、ある問題が見られるのは何らかの手法で誘発されてこうした直情的反応になっているうえに何らかの感じが付随して起きているとすれば、もしそこで、抑制できたらどうなるだろうか、さらに一連のやり方の代わりとして、こうした行為が呼び起されて運営される際の基盤が正確な感覚的評価に置かれたらどうなるだろうか。あらゆる段階は道筋において分析され形作られるのだから、あらゆる変化状態や結果が示されるだろうし、肯定的であろうと否定的であろうと、好ましかろうと好ましくなかろうと、働きを手段に置いた発達中の実験的手順に依れば、ずっと発達し続けるだろう。使用するのは

こうして発達する手法であるし、もちろん、そうして継続的に賄われる新しい材料を観察し完全に分析する。この道筋においては同時進行で発達する原理と結論と双方が使用され、手段としても相互精査されるから、そこには文字通り終わりがなかろう。アレクサンダー氏の用いるこの手法がある限り、一本道でおそらくいつまでも完成に向かう。どこまでも続くから、ある段階で終わりを迎えるような完成ではなく、いかなる正規の実験的な科学手順と同様に、付随する理論や支える事実とともに、終わりがない。最も顕著な要素としてアレクサンダー氏の教授法に誠実さや自制が存在しており、氏は一度たりとも運用する形式を逸脱したことが無く、必ず、実際にやって見せることのできる事実に立脚している。

　明確に続けると、特定の結果が得られるアレクサンダー氏の教授法はその立脚点を全く異なる次元に置いているし、もう一方で、何かを得ようと様々な体系が大流行になったとしてもほどなく廃れて、そこにまた別の波となる流行や受け狙いが来るだけだ。おおよそ大急ぎで主張する方々の体系においては、彼らの指摘による「治癒」や他の特殊な現象を証拠とし、それが成り立つような正しい原理があるとしている。売薬でさえいくらでも能書きが提示されている。しかし特定の理論や具体的な事実となると、こうした事例においてまず正真正銘の繋がりをお互いに持ち合わせているものなどない。あるひとつの結果を「良い」ものとして選択的に取りあげて喧伝する一方で他の試みはなされず、そこに見つかる他の結果に見向きもしない。「良い」結果に飲み込まれた全体像だ。手法として何らかの結果を提示できるものなどないし、もしあったとしても、結果はそうした原理にあるおまじないか、あるいは、結果は必然的に全くよその原因によるものか、そのどちらかだろう。

　それにしても必須事項があり、科学的手法の成り立ちとして結果を大雑把に捉えるやり方はない、すなわち、科学的手法の成り立ちには厳密な手段が要るし、その手段に結果の生じる詳細がある。科学的手法の成り立ちは道筋にあり、道筋にある原因（要因）を使った解説により結論や結果が導かれること、そしてまた具体的な追試によって示され、原因（要因）が実際に生み出して特定の結果になるけれどもその他の結果にはなりえないこと、そうしたことが必須だ。たとえ話としてひとりの科学者を取り上げると、片方で、

数ある具体的な事象が生じたのはその人の試みた実験の後だとしながら、同時にもう一方で、数ある一般的な原理や理論を入念に考え抜いてからさらに進めた結びつきにより、こうした二つの事柄に連関があるとし、その結果、こうした理論的原理の当てはまる現象であるとしたならば、その人は単にあざ笑われるだけになるかもしれない。明確に科学的手法は始まってさえいない、つまり、明確にその人の提出しているものは他でもないこじつけだと、されるかもしれない。

アレクサンダー氏がこれでもかというほど拒んでいる論調があり、それは、「治癒」やそれに類する形式となる注目すべき事象だ。氏の嫌がったことは、記録としてこうした事例を遺すことにまで及んだ。然るに仮にも、氏が全身全霊を捧げて成し遂げたひとつの実践がひとつの原理に基づくものでなかったとするならば、ここでひとつの実践とは科学的な意味を持つ用語なのだから、それでは、氏はあっという間に自分こそ時の人として奇跡屋の商売人になっていたであろう。氏は同時に念入りに遠ざけて、作りこんで無理やり提示した専門的な科学用語による哲学や解剖学や心理学などをやっていない。然るに、こうした学問もそれ自体が安易であるゆえに確かな手法であるかのように人を引き付けている。結論としてこうした誠実性や完全性を備えながら、大きな公算があったとしても脇へ逸れず、副次的問題である名声やうわべの成功など気にもせず、アレクサンダー氏の実証した新しい科学的原理が存在し、尊厳をもって調整にあたる人間行為にとても重要であるのは、どんなものであろうと、今までに発見された分野で外界の自然界にある原理と同じだ。それどころか他にも、氏の発見による必然から完成へ向かう次の発見があるし、そのように扱われてきた非人間的状態が、仮にもこうした発見や発明によって終焉を迎えないのであれば、我々の奴隷状態や救いようのない道具状態はそのままではないか。

科学者なら十分に気付いていることで、たとえどんな広範囲に徹底して立て板に水を流すように理屈を並べたてた人がいても、どんなに断固たる指摘をして特定した結論を事実としたくとも、それだけではその人に資格は与えられず、推論にすぎない結論を事実と認定するには、ある時点でその人が実際に観察した事実をあげてその人の知覚を活かして働きを示すまで、保留さ

れる。尊敬を伴って際立った人類の指揮にあたるならば、誰一人として、アレクサンダー氏以前には考えぬいた者さえおらず、どんな種類の感覚的観察が必要なのか知らず、検査したり実際に稼働したりする理論も原理もなかった。ましてや思想家で、この領域において進化するテクニックを用いて、そこで必要になる知覚素材を確実に使えるように調整下に置いた人などいただろうか。主論点が暗示や無意識や潜在意識に向いていたならば、それこそそんな説明は逃避であって、ここで云う科学的な仕事ではないし、その裏返しで、ある体系が純粋な肉体訓練に置かれている場合も同様に怠慢であり、熟考のない手段であるし、ほどなくそんな人らの誤りが観察され分析されるだろう。

　どんなときでも、必要をなんとなく感じてちょっと具体的な確認をしたり見直したり意味付けをしたりするのに、我々なりに考え判断し自分自身や自分らの指揮にあたろうとすると必ず、我々の陥るところがあり、まるでアレクサンダー氏が極めてくっきり指摘している文言のように我々の既存の感覚にある何らかの「正しさ」にはまりこむ。それにしてもここで意味に具体性を持たせるなら、正しさとは何か我々の感じで**慣れ親しんでいる**ものに過ぎない。従ってそんな悪習慣にいる限り、我々は再教育を必要とする、というのも、悪習慣に浸かった知覚に自己を置いて自分らの行為をなす我々は単なる反映として悪い心身習慣を示しているからで、そんなやり方を内側でやっているからだ。これではもちろんまるっきりひとりの科学者のようなものだというのも、その人の道筋で理論づけられ導かれた信念がいわゆるコペルニクス的地動説になるとして、その頃そこで、検証しようとこうした理論づけをもって主張し、厳密にそんな観察に対してどんな追加も改変もせずに導かれた人類はプトレマイオス的天動説にいた、そんなものだ。科学の進展を宣言する論拠は特定の発見にあり、ある状況における新たな観察や、再試行によって旧式の観察が異なる状況下で見つかるところなどに観られるが、これを言い換えると、手法として発見され**なぜなのか**わかったし、上記の科学者のように、我々は元より依存していた観察力のせいで誤りに導かれていた。

　何年も研究した後でアレクサンダー氏の手法を実際に操作できるようになった私がここで掛け値なしの事実を示すと、それは氏の採用したものであ

ジョン＝デューイによる紹介文

り、我々の考えや信念に対して、自己と自己行為とに関して、全く同一の手法で実験され、生産物となる新しい知覚的観察を用いて精査しながら、手段となるように発達する思考を用いたもので、そんな源泉から大いなる進歩が生理学にもたらされたし、別の言葉にすると、もしかして他のどんな計画におけるどんな使い方があったにせよ、そこでなされるやり方は特定の感覚的評価におかれた我々の態度や行為によって作り上げられたものであり、もしかしてその中で発達したテクニックにより創られた新しい知覚的観察により自分自身を見直せていたかもしれなくとも、もしかして完全に信頼のおけるやり方によりこうした発見がなされていたかもしれなくとも、それでも私は何も聞き及んだことすらなかった。

　何らかの計画において直接的な論点による「意識的調整」（単に登録を悪い状態に置いただけ）が今までも存在してきたし、言い換えると一部では、こうした意識はないがしろにされ、完全に依存的に入れ替わり肉体訓練や姿勢矯正になっていた。しかしながらアレクサンダー氏の発見した手法があり、丹念に厳密に調べる相互関係として二つの要素とされてきた肉体及び精神があっても、これを同一の全体として扱い、そうして生産される新しい感覚的意識によって新しい態度や習慣になるものだ。ある発見が存在し、そこで起きる全体は全て科学的な発見であるし、そうしてうまくやるにしても、我らは元通りになるどころか、人類の使い方を促進し建設的に成長し幸福になる、そのための発見だ。

　誰も否定しようとさえしないだろうし、我々自身が関与する媒介であって、どんなものだろうとやろうとしたり実際に行われたりすることは自分らがやっている。言うまでもない。しかしそこに最も難しい対応が存在し、最も身近にあり我々自身がいつでも慣れ親しんでいるところになる。つまり、こうして最接近した「何か」を厳密にすると、自分自身や自分らの習慣であり、いつものやり方が媒介になって条件付けされたものであり、そうしてやろうとしたり実際に行ったりしている我々がいる。現代科学を通して我々は熟達し、素晴らしく広範囲に使える事柄を道具として達成へ向かいながら、そうした結果の足元に知らん顔している他の事柄がある。そんな結果とは、普遍的な状態である混乱や不満やもめごと以外の何物でもない。そこではある一

つの要素が第一の道具として使用され、あまたある他の道具の中でもそれはすなわち、自己であるし、言い換えると、我々自身の心身に陥りやすい性質がある、それなのに、基本的な条件付けによって我々の働かせている媒介や活力について、その全部が究明され中心となる道具が判明していたわけではない。だから高い可能性などなく、こうした失敗に説明がなされて一体なぜなのかわかったとしても、修める肉体能力において、我々の自己をあまりにも大きく修めている自己自身があるから、ある時点で我々が悟るまでは、自己を整備不良にしたままの方向へ歴史や運命を進める人類だ。

　今までに一度たりとも、私が思うに、このような鋭い意識が存在したことなど果たしてあったのだろうか、失敗に至るあらゆる外的矯正法がなされている現代であると、失敗に至るあらゆる矯正法や力学が外側から個々の人類に及んでいると、わかっていたのか。それにしても一つの事柄が存在し、教授法によって必要性に立ち返った個体になれば、つまり人類が究極的な媒介になれば、どんなものであろうとも人類及び社会全体で成し遂げることができるし、指摘により必然的に正された道を進めば、つまり究極的な状況を迎えられれば、どんなものであろうとも人類集団は手にいれることができる。もうひとつの事柄は発見であり、具体的な手順によればこうしてあらゆる偉大な課題も遂行可能だ。さらにこうした必須項目は、アレクサンダー氏こそが成し遂げた。こうした発見で当該手法の手順が完成されたし、他でもなく、関わってきた大人のうちにひどい協調状態の方々がいなければできなかった。けれどもこの手法は、治療方法ではないし言うなれば、ひとつの建設的な教授法だ。適切な領域に応用すれば、若者や成長する世代とともに、人生のできるだけ早い段階において正確な水準に置かれた感覚的評価で自己判断する可能性が生まれる。ある時点を迎え、理知的で健全な集団が新しい世代として確実な協調作用を示すようになったあかつきに、我々の確信するように、初めて男女に未来が訪れ自分の足で立ち、満足のいく心身均衡を備えることができるし、そうして出会う心構えで落ち着きを取り戻し幸福になれば、その一方にある恐怖や混乱や不満などの不運で不遇な環境はきっと遷り変わるだろう。

日本語版での注意点

池田智紀

　この翻訳の原本に用いたのは、Constructive Conscious Control of the Individual・2004年版 Mouritz社発行 ISBN0-9543522-6-2、だ。
　まず編者であるJMO＝フィッシャー氏による覚え書きを抜粋し、紹介する。なお、抜粋した文中では本書をCCCと、『人類の最高遺産』をMSIと省略している。

　以下抜粋。
　…アレクサンダー氏は『建設的に意識調整するヒト（CCC）』を第二巻として、つまり、『人類の最高遺産』の続編と考えていた。
　…アレクサンダー氏がCCCを開始したのは1919年で、改訂版『人類の最高遺産（MSI）』が出版された1918年の直後である。…CCCはジョン＝デューイ博士の影響にあり、博士は注意深く推敲し、原稿をアレクサンダー氏と共に見直した。
　…アレクサンダー氏は普段からしり込みせず、挑戦的な考え方や信念を避けずに指摘し、人々の持つ理論上の欠陥について述べることから逃げなかったがしかし、CCCにおいて氏がはっきりと示さなかったものがあり、いくつかの特殊な考え方や信念となる論点が背後にある。例えば、…モンテソーリや進歩主義の教育者…パブロフ博士や博士の手法の条件付けもまた…触れられていない。…CCCは成功し、永遠に残る一冊となったが、もしかしたらその理由は全著作の中でアレクサンダー氏が本書を最も好んでいたからかもしれない。

アレクサンダー氏の概念で感覚的評価とは

　…CCCにはさらに感覚的評価と表題が付けられ、これが本書の主題となっている。表題が付けられた四つある各部の始まりに、「感覚的評価に関連する○○…」とある。
　…「感覚的評価（sensory appreciation）」はアレクサンダーテクニークにおける基本

概念である。他の概念同様、それ自体に特別な意味がある。決して、知覚（perception）と同意語ではない。

…MSIにはこの用語の同意語として、筋感覚とか「体調の感じ」とか「感じている気がする」とある。CCCの中でアレクサンダー氏はところどころ、記述を「感覚的評価（「感じ」）」としており、それによって示しているのはその二つが同意語だということだ。…同時に、アレクサンダー氏のほのめかしていることがあり、それは区別であり、「感覚的評価」と「感じ」との間にある。氏の述べる感覚的評価は、要するに、一つの道筋であり感じを先導するものである。

…「感覚的評価」の意味は経験に左右されるものであり、またアレクサンダー氏の著作の意図は道標だから、理論体系が経験に取って代わるわけではない。

…アレクサンダー氏の概念で感覚的評価とは、関連する行為により引き起こされる感じとして私達が体験し、非常に独創的で鋭い知覚を持つと予見されるものである。

…アレクサンダー氏の理解によると、複雑なこの相互作用は知覚や概念や感じなどにあり、経験から生じると、そこで実に新しい発見になる、と、当時の基準ではそうなった。科学的な進歩により認知され、感覚神経系は統合されていて、残りの有機体と調和しながら全体として働くとわかっており、この側面において、CCCにはそれ故に、現代の読者は驚かないだろう。しかしながら事実として、知覚－概念－感じの活動は使い方と機能に依存し、当然の推論として、その意味を私達がこの世から抽出するところもこうした活動に左右され、そのメッセージは新たな夜明けであり、CCCの初版は1923年であった。

実例

…CCCの中身に最も詳細な例として、どのように応用するのか、テクニックを行為に適用するところで、手を後ろから椅子に置く、というアレクサンダー氏の記述がある。どうやらこれは警告を含んでおり、アレクサンダーワークを剽窃しておきながら自分のやり方として広めようとする泥棒予備軍に向けた対抗措置のようだ。この手順に対する特許権取得は成立しなかったものの、この解説は少なくとも著作権によって守られた。

…「実例」の章にある予防的に指導していく命令（「緩む首」・「頭が前に行くので上にいく」・「長くなる脊椎」・「広くなる背中」など）は相変わらず根本的にテクニックの必須要素であるし、こうした指令を検討しながら説明している。こうした方向付けの

発展にはかなりの期間がかかったし、記述により指示を出すとなると、そこに危険を伴い、アレクサンダー氏は印刷物にする前から躊躇していた。

…同時発生的にCCCの中で、アレクサンダー氏の最終的に言及した特別な指示が記述に見られる。その指示にも最後に少しだけ触れており、「ある姿勢で機構的に有利にやる（position of mechanical advantage）」（最初に言及されたのは1907年）と云われる。

…アレクサンダー氏の教授中に継続して使った指示がCCCにある、とはいえ、氏は様々な指示を目の前の生徒に合わせて変えていた。氏の変更で、「リラックス（relax）」から「楽に（free）」としたし、もっと後には、教師達に伝えた指令として、「首をリラックスさせる」とか「首が楽に」とかを避けるように告げていた。言い回しの変更は状況によるものだった。それでもやはり唯一の手段として、結果へ向かうものだった。このような言い回しの使用がこの章でなされても、それ故に、タイトルが指し示すように、実際に起きた事例にすぎない。

抜粋終わり。

原本にあるこのフィッシャー氏の覚え書きの中には、綴りの変更などテキスト上の覚え書き、初版（1923年）と第2版（1946年）での変更点の一覧表、出版社の変遷などがある。また付録では、当時の新聞や雑誌に寄せられた本書への評論が数多く掲載されているけれども、過去の版との比較が有益となる英国版とは違い、日本版で価値があるとは思えない。従って、割愛した文章は以下の通りだ。

付録から、
　A．1924年2月8日付の『スター』に載った、ホーレス＝ソログッドによる評論
　B．1924年2月20日付の『ヨークシャーポスト』に載った評論
　C．1924年2月25日付の『スコットマン』に載った評論
　D．1924年3月3日付の『エディンバラ・イブニング・ニュース』に載った評論
　E．1924年5月17日付の『ランセット』に載った評論

F．1924年5月24日付の『ブリティッシュ・メディカル・ジャーナル』に載った評論

　G．1924年8月17日付の『ニューヨーク・タイムズ』に載った、ハワード＝ディヴリーによる評論

　H．1924年10月2日付の『ボストン・メディカル・アンド・サージカル・ジャーナル191号』に公開初刊と共に載った評論

　I．1925年2月の『パブリック・ヘルス・ナース17号No.2』に載った、キャサリン＝B＝コッドマンによる評論

　J．1925年6月25日付の『タイムズ・リテラリー・サプリメント』に載った評論

　また原本にはアルファベット順に用語とページ数が載った索引があるが、これも削除した。

第一部
感覚的評価に関連する人類進化上の発展

不適切な潜在意識で指導や調整をしながら急激に変化する文明社会に臨むと

　関心をお持ちになった読者には耳馴染みのない方もおられるかもしれないし、命題として前著『人類の最高遺産』で触れたように、私のお願いしたい指摘をしておくと、論点として提示した内容とは、人間の進歩を満足いくように文明社会でやっていくつもりでも、相も変わらず拠り所を潜在意識（直情・本能）による指導や調整に置いているようでは不可能だというものだし、別の言葉にすると、その理由は文明社会にあるから、すなわち、ある計画を進める人生上で環境が変化し、これが次々と引き続いて生じて慌ただしくなり、未文明化状態のままではいられないからであるし、人類は引き続き依存状態でまさしくこのような潜在意識による指導や調整に置かれているので、その結果として、直接的であろうと非直接的であろうとじわじわ助長され、不完全で不具合な使い方の人間有機体になっている。

　そんな影響によりこうして急激な変化にさらされた生物がおり、それまでの経験は緩慢でしかなく、徐々に変化する環境において未だ潜在意識的な指導や調整にあったので、逃れることなどほとんどできず、害になるしかなくともたくさんの本能(註1)に従い、最終的にこうした変化によって生存のためになんとか切り抜けてきたかもしれないがしかし、その一方で、こうして新しい本能がいくつ発達したとしても、生物が**すぐに**やろうとしている間は、そこで出くわす新しい要求が文明社会にある以上、そんな本能は全く的外れになる。

　こうした度合いで的外れは増加し、時間が経つにつれひどくなり、ある時点で、観察力の鋭い少数者が気付いて、緩やかであるけれども最も深刻な衰退だとわかるまでそのままにされるがしかし、衰退は、残念ながら人々の認識では身体的衰退とのみ捉えられているので、ここでこそ、考慮されなければならないことは心理的な力学による人類の発展であり、そうすれば人々の試みとして正しい準備で採用される「身体訓練」になるだろう。

　誰しも懸念する緊急の現代的問題であるこの論点に関心をお持ちなら、前

述箇所において、横たわる事実を示したし、人類は今までも今もやれないままであり、順応するにしても自分自身をすぐに十分に合わせながらますます急速な変化の含まれるところで計画的な人生を送ること、つまり、いわゆる文明社会での暮らし、これが上手くいかない。おそらく一般的に認められると思えるのだが、その結果として、人類の試みで順応する自分自身がそうした計画に沿って暮らすことなど、まるで、人々の兆候に出ている今日において、全体にやらされてきた結果を身体器官で示す人類種がいるし、そうして適応するはずの器官はあらゆる日常生活において不満足かつ全くがっかりするものになっていると見える。必要に応じて目にする新聞紙面で、そこに記録された犯罪や偏向した人間の思考や行為はあらゆる側面に及んでおり、「試行錯誤」手法により我らの指導者が彼らなりに努力し改革しようとしている政治や社会状況や工業や宗教や教育などで確実に安心したくとも、かなりの失敗となる我々の計画で暮らしているところから、欠陥のある各種制度が部分やまとまりを形成していると知るだけだ。

そこで達成へ向かうなら、正しい結論として、懸念されるように人類が随分な失敗をしている地点から、順応した自己の充足する地点へ移行することになり、こうして変化する状況にある文明社会で必要となるのは実験により比較しながら進化する道筋を得ることであり、未開状態のものと操作するにあたり文明状態にある今日のものと、双方を調べることになる。

ここに私の思いがあり、明確な知覚で私の使う用語を示すと、それは**心身**(psycho-physical) だ。この用語、**心身**の使用により、本書でも私のワーク全体にわたっても示唆している不可能性がある、要するに、分割して「肉体」と「精神」を別々に操作しようにも、そんな我らの概念で働く人間有機体などありえない。

前著『人類の最高遺産』において「私の見解ではこの二つをよくよく考えてみないといけないし、完全に相互依存しながらかなり接近して絡み合っているので、なんとなくこうした言い回しになる以上のものだ」と述べた。このようにして、私の使う用語**心身行為**（psycho-physical activity）で示唆するものは全人類が現しているものであるし、**心身機構**（psycho-physical mechanism）で示唆するものはその道具、つまり、そうした表現を可能にする道具だ。

　心身行為はしかしながらいつでも同じになるとは限らない、つまり熟考すると、そこに含まれるものが同量の作用と反作用になる道筋であると想定してはだめだ、というのもこれが私のお見せしたいところで、歴史的な段階において人類発展の覆いをめくると、そこに現われる人間行為があり、特定の段階において示される優位性はいわゆる「身体」的側面に置かれていたけれども一方で、他の段階において示される優位性はいわゆる「精神」的側面に置かれていたからだ。

　私が仕方なく使っている言葉に「身体」と「精神」とあり、ここでも全体の論点でも出てくるけれども、他の言葉が今のところ見つからないせいであって、適切な表現で心身行為の印象を示すにしても、現在置かれている様々な段階において、いかなる意味においても「肉体」と「精神」が分割できるからそうしているのではない。私の願いとして、それ故に明確にして、いつでも私の使う用語で「精神」的とされるところの理解へ向かうなら、そうして著されるあらゆる道筋や兆候があり、そこで全般的な認知をすると全部が「身体」的なわけではないとわかり、その逆も同じで、用語で「身体」的とあるなら、そうして著されるあらゆる道筋や兆候があり、そこで全般的な認知をすると全部が「精神」的なわけではないとわかってほしい。

進化の道筋はどうなっているのか、未開状態と文明状態と比較してみる

　第一に重要だから記憶しておくべきことがあり、動物や未開段階における進化[注2]過程にその道筋の関係する発展があったとしても、そんな道筋の作用はとても緩慢だったことで、これを別の言葉にすると、なるほど専門家は自信をもって我々に示しており、数百万年に及ぶ進化の道筋によって作られた動物たちが居ても、未開人を語るには足りない。ひとつまたひとつとその後の段階においても発達しながら、結果を実体験してきた創造物は、その道筋で満足のいくように、新しく様々な必要の生じるところで種としての進歩を

遂げるために、未開状態から文明状態へと移る間に積年反復するような実体験がおそらく必須だったのだろうが、確立へ向けてそうした部分やひとまとまりにおいてわかったのは本能であり、それというのも潜在意識的な段階で発達したのだから、継続的な反復の必然で確立されようともそれは、本能的な精緻さである。

　従属する根本法則により自己保存していたので、動物や未開人の日々に取らざるを得ない使い方になっていたし、自らの機構へ確保する飲食物の必要に応じながら、自らの生存を続けるためのもうひとつの試みで防ぐ設計をして共通の敵に向かった。その進化的な道筋に関連して様々な経験を積み、その必然から生き延びて発展する有機体となり、そうして安全に進んで、相対的に望ましい組み合わせで人間行為をする、言い換えると、適切で正確な使い方をする心身有機体がひとつの**全体**になり、一緒に適切な使い方が同時進行で様々な部位にも及ぶ、そんな有機体になる可能性があろう。(註3)

　その意味付けをすると、創造物の到達した発達段階がそこにあるかもしれないことで、その段階を開始点とみなせば文明社会の興りとなろうがしかし、今までに受け取った機構での機能は潜在意識的であり拠りどころとする指令は本能的であったし、そんな本能の作られた実体験があり、それが得られた初期段階に関連する進化的道筋の概略を示している。この初期段階における要求で生物がどうだったかというと、生物の出会う充足を潜在意識的な使い方となる機構に含んでうまくやれた、その理由は、生物の環境はほとんど変化せず生物の必要も実質的に同一ですんだからであるし、そして、こうして相対的に静的な環境におかれているなら生物の出会う必要にも満足いくようにやれたからであり、緩やかな操作となる力学で指令していた。

　しかし次の試みとして、生物の応えるべき要求は文明状態で求められる高水準へと、さらなる高い水準に発展する潜在能力へと進んだ。こうして生物に最大の努力を要する事案が発生し、事実をあげると、生物の環境は変化し続けながらどんどん急速に展開されたから、こうした変化のせいでさらなる急速な発達が新しく必要になった。そんな反応をそんな刺激に向けた結果を示すと、こうした新しい必要性によりずっと急速な反応にしなければならず、以前の経験がどんなものであったにせよそれ以上に速くないと追いつけない

というのも、継続して成長や発展をするなら、文明計画の元に含まれる増え続ける必要性があり、要求に応えるのもどんどん速めながらこの事案となる反応を刺激に向けることになるからだ。

　加えて、以下にきわめて重要なところを示すと、ある要求にこのように従った心身の道筋全般はいわゆる精神的な道筋にあり、これを相対的に使ってこなかった生物の場合では、運命としてこちらの道筋を急速に増やしてやらないといけない一方で、ある要求に従った心身の道筋全般にはいわゆる肉体的な道筋もあり、そちらを相対的に高く発達させてきた生物の場合では、運命としてそちらを減らす方へ向かい、そちらの側面での活動を実際にだんだん限定しながら、時間経過とともにそのように進むしかない。こうした実体験で示唆されることは、うまく満足いくように新しい要求の生じる文明状態に適応することになるだろうし、そこで、**必要不可欠となる人類のなすべきことは、習得した新しいやり方によって方向付けながら調整した機構になって心身有機体をひとつの全体にすることであり**、機構群を未開状態に保持していたところから、必然的に向かう方向は高水準に協調する自分の使い方になり、そうして確実に創造物の日常的な食糧を得ながら、そうして上手に偉大な「肉体」的要求に沿うように、そうした状況で暮らすことになる。するとまた示唆されることがあり、どこかの時点で、自らを進化的に発展させるために人類種は達成しなければならず、心理的な力学の橋渡しをして、潜在意識的なところから意識的な段階における調整へと乗り越えていかねばなるまい。

　こうして変化し、潜在意識的段階から意識的段階における調整に移れば、そこに含まれる知識により、人類側から**手段を吟味することになり**、ヒトは指揮にあたり意識的で理知的な方向へ指示したり調整したりしながら、自らの心身機構におけるあらゆる行為を可能にするだろう。仮にこんな知識が手に入ったならば、人類という創造物にも機会が訪れ、うまく満足のいくようにだんだん増える要求に応え、絶えず変化する環境に応じて指揮にあたり、持続的に成長したり発展したりする有機体自身を素晴らしい心身の道具として内包しながら、それ自体で潜在能力を満足いくようにやりながら、こうした要求に対応できるだろう。

残念ながらこの道筋において理知的に「手段を吟味すること」に関連つけると、そうして得られた「結果」などなかったうえに、見たところ適切に確立された習慣はひとつもなく、人類創造物はこんな心理的力学における自らの発達をずっとやれないままでいたとしてもよいだろうし、他にも仮に、考え抜いて「手段を吟味すること」により自分を発達させていたとすれば、未開状態に置かれた人類は導かれてひとつ十分によく考え抜かれたこんな「手段を吟味すること」に関連する満足いく発達を遂げていたはずであり、文明状態に置かれることになった人類種はその時も深い理解によって、要求を強いられた人類は文明状態においても必ず異なり、多くのやり方でこうして強いられた人類が未開状態で見せているものと差異を示すはずである、（がしかしそうはなっていない）。

それゆえに、希望的にはこうした変化により潜在意識的なところから意識的段階にある調整へ移っていても然るべきだったにもかかわらず、明らかに人類は未到達で、そんな進んだ次元に進化しておらず、そこでもし仮に、こんな進化を遂げていたのなら人類はとっくに結論を導いていられたはずで、というのも、実体験によって示されるように、進んだ文明状態における状況はじわじわ変化を続けてますます複雑になっており、人類は根本的な心身手法により適応した自分自身という点で、このように変化する状況でも全く同じままにあり、付随して不満足でがっかりする結果を迎えているからであり、そこを私は言及している。

複雑さ及び複合した文明生活

人々が試しに、関わりをもつ困難な文明生活に対して声をあげるなら「いやはや人生はとても複雑だ」となろう。この意味は、仮に、人々の意識に上る著しいストレスや緊張があったとしても、皆さんが前もっておおよその部分を容認しながらこんな境遇に留まっている以上、結局は生活信条をお持ちで、増え続ける複雑さは自然な結果であり文明社会の暮らしに付き物だ、となるのだろう。何が人々の失敗であり認識されていないのか示すと、こうした状態は結論として、自分自身や他者の病的な深層心理に従って結果をすぐ

に得ようとする試みで克服しようと困難に向かうのは進展した文明社会にそぐわない、ということだ。こうして引き続き示されるのは、どんなわがままを平均的な人類が発達させてきたかであるし、あらゆる形式においてかなりの度合いを成功裏に努力して正当な主張を自分のためにしているつもりのヒトの身からでた錆だ。こうした事実はしかしながらほとんど顧みられておらず、まるで、到達するヒトの側面に意識がなければそれ故にやれそうもないと見え、そこでもしかして、ヒトが目覚めて自分自身の個人的な欠点を知るならば、目覚めにより導いた自らの試みで到達し、望ましい次元で意識や合理性に従って、ヒトに備わる信念が起きてくるかもしれないし、そんな自分に対し、

　過ちは、親愛なるブルータスよ、我らの星にあるのではないが
　それにしても我ら自身にあるのだよ

と云えるだろうし、複雑さが文明社会の計画に存在するせいではなく、その反面、我々が不合理な態度で要求しているせいであり、言い換えれば、そんな態度に関連する継続的な依存状態で潜在意識的な指導や指揮をする我々がいて、「結果をすぐに得ようとする」試みによりこうした要求に対応しているからだ、とわかるだろう。

　蔓延する状況にストレスや緊張が見られ、その原因は上記にあるような試みのせいであるし、害は有機体全体に及び、徐々に増加した速度がそのまま続くならおそらく蝕まれ、我々に備わった生命力は損傷し、最も深刻な形態となる有機的錯乱や筋感覚的倒錯を現わすかもしれない。実際に言及できそうな危険な段階として、そんな倒錯や妄想状態へとっくに到達しているかもしれないし、それというのも現時点で、この試みにより解決しようとするあらゆる問題が人生に起きていて、まるでそこで必要とされるのは複雑さのように見え、単純さを手順に見いだすことが少ないからである。我々の到達するひとつの段階でさえ、そこで最も単純な「手段を吟味する」ように達成するためには、最大の困難を伴う。たいへん興味深い事例をここで関連つけて示すと、それは教授する中で起きた。科学的に博識な有名人がいて、ずいぶんな困難を持ったまま何日にもわたりひとつの単純さに悩んでいたし、実践的な問題を精神構造上の懸念とご自身の再教育に置いていらした。この方の

来られたレッスンで、ある朝「今わかったのですが、何が問題かというと我ら全員です。このワークは貴殿のものですが、我らには単純すぎるのです」とおっしゃった。

　実は、複雑さが不必要に入り込んだ行為を暮らし全般でやっているのであれば、そこで等しく、その複雑さは我々の築き上げたものであり、個人的な試みで完遂しようとしている側面にあり、例えばそんな側面に教育（取り上げたこの言葉に最大幅の意味を持たせると、何かを覚えることや何かするのを習得することなど、どれだろうと）があり、どんな道筋だろうと自己指導もある。あらゆる行為で懸念とされるように、何かを覚えたり何かするのを習得したりする際にはそこで求められる心身行為があるし、そこで、その水準となる効率性をこうした側面におく拠り所を示すと、全ての事例において、ある水準で生物が満足に動けるかどうかに依拠しており、心身という自己の働きでこうした行為をする。協調不全を示す子どもや大人ではおそらく届かないだろうがしかし、ある水準に効率的な機能があるし、愉快に動き満足いくように協調する子どもや大人はいる。前者の実体験は困難だが、そんな困難は後者に見られない。

　実例に協調不全の子どもや大人が認められた、深刻な混乱がその人の精神構造に出ていることもある、別の言葉にすると、機構的な働きをする構造上でその有機体が故障しているならば混乱や困難はそれ故に避けがたい。もう一方の事例として、満足いくように協調している子どもや大人においては、機構的な働きをする構造上でその有機体は混乱していないけれども複合的であり、その意味を示すと、たとえそこに観られる無数の要素や手段があったとしても、関連しながらお互いに（まるで様々な部品から成り立った機構を持つ自動車のように）うまく働き、その行為に用いられる数多くの要素は（まるで運転中の自動車や他の機械が順調に動くように）一体であり単純である。満足いく心身行為の拠り所は精神機構の構造にあり、それは複合的であるけれども、その機構から生じた働きに混乱はなく、ある時点でその機構が故障しない限りはそのように働く。

　さて例として、単純な行為である書き方を挙げよう。実例から平均的な悪協調をしている生徒を選べば、そこに観られる確かな妨害要因があり（詳細

な解説は後ほどする)、こうした書き方の習得にかなり混乱した先行きが見込まれる。どんなに専門的な教師がいたとしても、その生徒は所持していないし、心身の道具があれば自分でやれ的確に利益となる指示を下せるのだが、そうはやれない。最初の試みが運用されると覆いをめくられ、欠陥となり、次の試みでも新しい欠陥があるだろう。各々の要求によって教師は何かするように伝え、各々の指令で何か他のことはやらないように伝えながら、意味付けをひとつの構築におき、一連の特定な心身行為で向かう与えられた目的、すなわち書き方の習得がなされようとする。ここで意味付けをするならば、たとえその「結果」が手に入ったとしても、その結論を**一つの全体として**捉えるなら満足のいくものにはなりえないかもしれず、それというのも、なにもなされないやり方のままで、再教育を全般的な基盤に据え置いていなければ、修正するべき悪協調状態の絡んだ使い方に支配された機構が働いて行為に至って書くかもしれないからだ。努力して克服しようとしても妨害要素が懸念され、その教師の組み立てで仕向けられると、生徒は混乱した手順で得ようとして、特定の「結果」へ行かされる。なぜなら、行為に至り書くところで必要なのは正確な方向へ調整する使い方であり、指や手首や腕をある水準で成功するように持って行きながら特別な拠り所となる協調した使い方に依り、そうした機構を**全般**に及ぼすことが要るからだ[註6]。

　協調した使い方にある有機体、この意味は、満足いく調整をする複合的機構である。理知的な計画に暮らす人類種は喜びのうちに協調した使い方をするし、全体の有機体においておおよそ云えるのは、妨害要因として例えば我々の紹介してきたようなものがあっても、克服されないものなどなかろう。手に入れた指揮により生徒は満足いく精神機構に沿った有機体となり、言い換えると、生徒は手に入れた心身の道具を必ず用いて素早く吸収し、教師の指示をもらうだろうから、そこで、教師の指示が正確であるならば、それを吸収した生徒はやれるようになって、理知的に「手段を吟味する」し、望ましい「結果」へ向かう時には、そうして得られた単純で簡単なやり方が際立ち、全てうまく達成されるだろう。

認識や充足に必ず要るものとそこに関連する進化的発達

　前述した私の試案により示唆した緊急問題があり、そこに関係する進化的発達を人類種において鑑みるならば、これが急を要する問題であると皆さんも認知されるだろうから、ある考察として、心身で「手段を吟味すること」によりこうした発達に役立つところを現時点で示しておこう。

　満足行く進化的発達に求められ、たゆまぬ歩みによりヒトは心身行為をある段階から次の段階へ培い開発する。第一の欲求や必要性は上記の繋がりにあり、ヒトの欲求や必要性に刺激されて発達へ向かったそんな心身の潜在能力があり、それで可能になった創造物が向かうのは、満足いくように求められた道筋であるし、必然的に充足し必要性は満たされるだろう。**適正な発達をすると、こうした潜在能力に含んで満足いく水準ができ、協調した使い方が有機体に及ぶ。**

　明らかに、ある人が満足して現在の立脚点にいて、そんな進化段階に留まるのであれば、自分の考えや意見や暮らし方などでその人には望むべくもなく、必要にかられて変化する状況に身を投じる気もなく、意識的にも潜在意識的にもその人は満足だと思っている。あらゆる進歩において、しかしながらそこに伴う発見を受容するなら、そんな考えや原理や暮らし方などはその人に新奇である。どんな人でも、決まった欲求に依存し、影響を受けたとしても過去の心身経験のみを利用し、いやだからと探索したり意識的に求めたりせず、得られるはずの新しい経験を拒む人であるならば、何も期待できず、どんなものだろうと本当に成長する進化段階へは行かない。

　そのような場合に現われる妨害の原因があり、例えば、狭い展望・状況の緊迫・心身の変化を怖がりすぎる・不合理な側面で指導や調整をするなどのあらゆる傾向に邪魔されて、主題に関する概念・見え方・受けとめるどんなものであれ外界から自分に今起きている実体験などが歪み、こうした実体験の総計が全体の実体験になり、その人の遺伝（再現される種の本能）に加えて自らのかなり偏狭な個人的実体験をもとに日々の生活を送っている。

　そのように確立された心身状態を上記に示した意味があり、無数の偏向を

組み合わせた潜在意識的な人類種がそんな自己の使い方をしている日常生活であれば、そこで、ひとつの結果に多くのヒトは遅かれ早かれ気付くことになり、現象は何かの欠陥になる。おそらくたった二十分の一ほどでさえこうした欠陥の未だ到達していない側面に意識があるのだから、その人の居続ける危険地帯の内側で心身の欠陥に自覚がないどころか、欠陥で妨害しながら自ら成長をしないように全てをしまい込んでいる。

注意散漫が認められたなら、ある欠陥に関連した自己保存方法がある

　欠陥群に対してヒトが目覚めるならば、そのうちの一つに干渉があり、自己が急ぎの行為により外界へ働きかけるところに生じ、例として、読書や、その人の試みで習得する何かがあるときや、習得して何かをやれるようになりたいときなど、そんなところで実は特定の欠陥がずっと認知されてきたように邪魔をしているし、他の何よりもここでの関連においてこんな欠陥が問題であり、この人の無能さによる言い分では「心を込めて」特定の仕事に取り掛かり即座にやるつもりでいる、別の言葉で、この欠陥は通称「注意散漫（mind-wandering）」として知られる。

　さて、何をもって「注意散漫」とするのか。試しに回答すると、この質問から我々の始める熟考によって、心身の道筋において懸念される指揮や調整があるとわかり、人類種の内包するあらゆる重要な側面での自己保存方法がある。

　事の発端からして、あらゆる成長や発達は確かな結論に違いなく、ある形式として意識に上る 必要性から成りたっている。なぜなら、こうして成長や発達をする創造物が存在しているからであるし、今までも常に関わってきた新しい実体験があり、その体験に含まれる新しい行為があったからだ。こうした行為群｛反応を何らかの刺激（もしくは刺激群）に及ぼすこと｝の結論は意識に上った何らかの必要性（単数もしくは複数）から成り立っていて、そんな行為群は内側からも外側からもその有機体に関わって現れたり認知されたりするし、そんな必要性を必須とする進化的道筋がある。

そのように認知された必要性とは象徴的な状態で意識に上った必要性であるから、そこで重大な行為（単数もしくは複数）は反応であり、こうした意識に上る必要性（単数もしくは複数）に応じて、そこに含まれる新しい実体験となる側面へ指揮や調整が行われる。道筋にある進化の拠り所は、ずっと繰り返されたこんな第一義的な実体験や体験群に置かれていて、こうして反復された結果、確立されたひとつの使い方（というか用語としては習慣や本能）になるので、そうして満足するように必要性や必然性に対処している。

関連する理論から、意識的行為を初期段階にある創造物の発達に観るならば、我々の思いおこすことがあり、ある時期の両眼を例に取りあげると、必要性があったはずだ。十分考えられうることであるし、こうして意識に上った必要性の高まりの後、そこで成長し発達する器官において視覚となり、数千年あるいはそれ以上の年数の働きが起きた。もうひとつ十分考えられうることで、眼の発達時におそらく必要とされた意識的努力があったし、おそらく年数を重ねるごとに瞼を開くのと同様に閉じるようになり、そうやって反復しながらこうした意識的な努力を続け、何週間も何か月も何年もしてからやっと素地ができて、こうした機能によって瞼を習慣的に潜在意識的に動かせるようになり、そうやって発達し素晴らしい水準においた使い方になった今では上手にやる創造物となった。

ほぼ疑いようもなく自己保存（最も広義の言葉として）は最も根源的な創造物の必要性から成り立っていたし、それというのも、まず真っ先にこの創造物自体が保護や防衛を必要としているからであるし、試しながら満足いくように特定された必要性に対応する際に自己保存が要るからだ。

こうした必要性を自己保存に向けて、求められるように満足いく指揮や調整がなされているところに付随して、上記の側面に我々の見つける野生動物や未開人の備えがあり、さて負う役目として、特定の環境で得られる野生動物や未開人の事例においても同様にそうした反応はどんな刺激に対してだろうと必要性から生じており、その反応により満足いく側面へ指揮や調整がなされたであろう、言い換えると、ある反応のおかげで創造物はやれるようになり、働き方を自分に対して最も満足いく「手段を吟味すること」において確保にあたり、それを必須とした「結果」、自己保存を可能にしたのだろう。

およそ我々の気付いているように、驚くほど鋭敏な使い方にある有機体を示す野生動物や未開人がいるし、各方面で手慣れた側面にある行為に関連しながら自己保存している。文明社会の創造物には見られず、全然同じような水準で鋭敏に働く有機体になっておらず、そんな側面にある行為に関連した自己保存になっている。言い換えると、文明化された人類はうまく同じ水準でやっておらず、効果的な方向へ調整する未開人や野生動物のようにはいかず、欠落したままこうした適切な水準にいない人類種に現われていること自体が一つの欠点であり、何らかの側面で行為に及ぶと、つまり、私が既に述べたようにある側面で何かを習得したり何かすることを習得したり、しようとするとこの欠点はあまりにも頻繁に認知され、「注意散漫」と云われる。
　さてそうして存在する密接な関係が以下の二者間にある、つまり、欠点と、認知された「注意散漫」及び欠点それ自身が体現しているものとの間で、深刻な弱点となる反応によって刺激に応じ、行為（単数もしくは複数）して自己保存するところだ。この関係を明確にさせるために我々はただじっくり考えれば、心身の道筋に内包されるこうした二つの欠点に気付き、どちらの事例でもこうした道筋は同一だとわかる。
　欠落の根はこうした二つの欠点の奥に潜んでいて、この欠落により、適切な水準における指揮や調整などのない人類種となっていて、それ自身に体現されている事例に、広い側面における自己保存方法が挙げられ、別のところにある特定の側面には、何かを習得したり何かするのを習得したりするところが挙げられる。
　ある行為による自己保存方法があり、それは特定の反応で刺激（単数もしくは複数）に応じて結論を導く根本的な必要性から成り立っているので、満足いく反応の拠り所となるのは満足いく指揮や調整のなされた心身機構であるし、その働きで行為（単数もしくは複数）をしながら自己保存している。
　ある試みで何かを習得したり何かやるのを習得したりするならば、自然な反応で刺激（単数もしくは複数）に応じながら結論に向かい、願望や必要性から何かを習得したり何かするのを習得したりすることになるから、そこで、満足いく反応の拠り所となるのは満足いく指揮や調整のなされた心身機構であるし、その働きで行為に移り、何かを習得したり何かするのを習得したり

することになるだろう。

　そうなるとおそらく、この道筋を内包する行為において自己保存する方法が懸念され、あるいは、何かを習得したり何かするのを習得したりするときも厳密に全く同様になり、そして引き続き、この側面にある自己保存の指揮や調整が不満足だとして、そんな反応で刺激に向かえば、懸念のある必要性に対する自己保存方法となり、不満足になると見受けられ、別の言い方にすると、同一の法則があるので、たとえ、ある側面で何かを習得したり何かするのを習得したりするつもりでも、指揮や調整が不満足であるならば、そんな反応でそんな刺激に向かえば懸念されるように、そんな願望や必要性の関わる行為により何かを習得したり何かするのを習得したりするつもりでも同様に不満足になるし、こんな不満足な反応が体現される日常生活でこれほどの欠点があまりにも広がった我らの時代に、「注意散漫」と云われる。

　現在到達した地点を我々は考え直さないといけないし、根本概念から繋がって我々の作り出すこんな特殊な兆候になり、その名称を「注意散漫」という。

　ある人は決意し、何かを習得したり何かするのを習得したりする。この概念を内包するこんな決意により即座に始まり、一連の行為をする心身機構を内包しながら関連する指揮や調整が起きるし、ここが命運を託すほど大切で、満足いく結果に向かうこの事例における特定の能力で何かを習得したり何かするのを習得したりするためのものだ。

　ある時点でひとりの人がうまくこうした関連つけをやっているならば、おそらく意識されないほどこうした欠点である「注意散漫」にはいない、というのも、その人がうまく試みているという意味付けをすると、その概念による行為を実行するときに内包する働きに従って、満足のいく**手段を吟味**し望ましい「結果」を得るからだ。そのような事例では、行為する心身機構を含んだその人の試みがあり、その結果に満足のいく指揮や調整がある。

　反対側に、ある時点でひとりの人がうまく試みをやれず、何かを習得したり何かするのを習得したりするのに失敗する試みになる意味付けをすると、不整合な概念による行為を実行しており、ある感じに沿ってこうした概念に内包される働き方をすると、満足いく**手段を吟味する**ことにはならず、望ま

しい「結果」にならない。こんな事例において、こんな行為をする心身機構を含んだ試みとなれば、その人の結果は不満足な指揮や調整にあり、結論は**誤指揮**された使い方をする心身機構となるのだからそれ故に、この人はできないし、確実に心身機構を操作して満足いく**手段を吟味すること**により得られる望ましい「結果」には届かない。上記のように、全体の手順となる試みで伝達される点の数々を繋いで線にした伝達経路は信頼に値せず、結論に欠点を伴い、そうして達した特別な意識にある普通人は無能な不注意状態というか、「専念」するべき仕事に手が付かず、言い換えるとそれ故に、「注意散漫」である。

　実のところ、非効率な使い方をする機構のせいでそんな状況にあるのだから、厳密な描写をすると「注意散漫」という用語にはなりえない、というのも、観察できる現象は有害かつ誤指示された行為や反作用にあり、関連する道筋は一般的な言い方にある「こころ・意 (mind)」に限らず、**表裏を通して心身有機体全部**に観られるからだ。目の前に現れたそんな協調不全に関連して、信頼に値しない気になる感じ（感覚的評価）が懸念となるし、不満足な指揮や調整が一連の助長をされ、次第に衰退した反応をする人類種が刺激に応じる側面で自己保存している。

　ここで関連する重要事項に留意すると、野生生物は、主な拠り所を知覚する感じの側面にある指揮や調整に置いていたし、そうした生物は知覚する感じ（感覚的評価）をかなりあてにして、行為はそれに従って指揮や調整を受け、関連して、**増大する**反応で刺激に応じて自己保存していた可能性がある。

　文明化された創造物もまた、主な拠り所を知覚する感じの側面にある指揮や調整に置いているけれども、知覚する感じ（感覚的評価）をヒトにあてはめると今では害になり信頼に値しないので、そんな行為がそのように方向付けられ調整されるとますます関連を深め、**衰退する**反応で刺激に応じながら自己保存するようになる。

　こうして全部を示すと、全般的に衰退する心身へ指揮や調整する力学が人類種(註9)に働いている、つまり、衰退を裏付けする事実として、人類はずっと潜在意識的な指導を拠り所としながら努力を続けてきたので、そこで出会う要求が文明計画からのものであっても、同じように本能を拠り所として生き延

びてうまくやっていくつもりだけれども、その拠り所に有害な指導方法があり、不正確な知覚の登録（感じ）から成り立っている。

　体験に次ぐ体験が人類種の行為にあって、少しは満足しても大半の体験は不満足になるから、その創造物に満足する瞬間があったとしてももう一度不満になるためにしか役立っていないとして差し支えないのだがそれでもなお、様々な結論へ試みて達成しようとしている、これを言い換えると、心身の実体験に現在は内包されていなくとも信頼できる観点はあるし、どんな試みになろうともヒトにはどうしてもやらないといけない未来の要求があるし、そんな文明社会にいる。

　ある時点での状況をこのように現わしている人類種であれば成功はまず望めない、これを言い換えると、実に失敗こそがほぼ確実な結論となり、たとえ、ヒトが身を捧げながら達成する目標を掲げていても、時間を必要なだけかけようと思いながら確かな成功へ向かっているつもりでも、ダメだろう。当然の結末として、ヒトの実体験は単なる失敗というよりひどい失敗になると遅かれ早かれヒトのたどり着く熟考になるし、ひとつの原因か原因群を含んだこんな実体験の熟考に対して特別な関心を持つ我々であるのも、実践的に常に、誘導されたヒトは同一の結論に至っているから、すなわち、ヒトの失敗は「注意散漫」のせいであるからだ。

　では続いて、ヒトの憂慮するべき事実を詳しくみよう。ある人の準備で何かを習得したり何かやるのを習得したりするように進めているなら、その人はその位置づけで「注意を注ぎながら」自分の作業に取り掛かり、一致する概念でこうした言い回しのようにやるかもしれない。しかしその人がしばらくして気付くと、自分が「注意」を「自分の作業に」置いておらず、もっと別のことにとらわれていて、まるで何か他の動きを考えているかのようになっている。その人はそれゆえに、進んで特殊な努力をしながら、まるで「注意を置いて」いるかのように元からの課題を手掛けているだろう。

　そこで高い確率で、人類の今まで一度も熟考してこなかったところで、「手段を吟味」するように求められ尽力することになるだろう、というのも、もし仮に熟考してきたのであれば、人類はおよそ気付いていたはずだからであるし、事実としてヒトは持たざる者であり、内側で自分の調整をするような

手段を吟味して特別な努力の類をやれば明らかに満足のいくようになっていたのに、そうはなっていない。どの程度そうなるにせよ、こんな事実は残され、さて、あらゆる努力で「注意を置いて」自分のやることをしているにもかかわらず、この道筋におけるその人の想念で「注意散漫」ばかりが繰り返され、それに伴う結果を相当な回数で反復した体験の後に、その人は確信を持つようになり、原因があって失敗するのだが。それは自分の**無能さ**のせいで、「注意を置いて」自分のやるところにあると知る。

　想像していただければ、心身的な大惨事だ、と上述したようにおわかりだろうというのも、その意味付けがあるからで、人類種の達したこれほどの危険な段階に関連して、特定の働き方をする自らの心身機構があって、そんな反応で刺激に応じる時には、ある必要性から沸き起こっているとしても非効率で気まぐれになるから、そうして生まれる状態は混乱する。

　深刻なほどのこんな無能さで人類種は「注意を置いた」自分にしていると広く認知され、それから、こうした認知の行き着く先でほぼ普遍的に採用されている集中(註10)といわれる対処があって、「注意散漫」に向けられている。残念ながらこうした治療方法があり、私が後ほど著すようにそれ自体が最も有害な妄想として心身兆候に出るし、そのうえそうして採用されると、どんな配慮もないまま取られたそんな効果は有機体全般や心身の道筋に含まれ、「集中するように学ぶ」ことになる。

ある考察で、特定の機構に置かれた人間の心身有機体やそこに関わる行為となる習得方法や何かするのを習得することなどを観る

　前述の文言で示唆したように、ある側面で何かを習得したり何かするのを習得したりする（実にあらゆる心身行為に関連する）にあたって重大な問題があるけれども、解決へ向けて我々が進むのであれば、高水準で心身機能する使い方になり、我々の出会うところで満足いくように、絶えず増える要求のなされる進んだ文明社会に対処できるようになればよい。というのも今まで観てきたように、ある水準における機能で働く心身行為はどんなものでも

拠り所を特定の概念に置いていて、その概念の影響する指揮や調整はその機構に内包されているので、最も大切な寄与になるよう熟考し、このように極めて重要な案件となる概念を持つならば、そこに繋がる理解によって我々の望むものを習得したり何かするのを習得したりするようになり、続いて繋がってそんな心身行為を手段とすれば、我々のたどり着く自分の概念で懸念とされた習得方法や何かするのを習得することもきっとやれるようになるからだ。

　我々がそれ故に続けて考察する機構は心身有機体であり、関連する行為はいわゆる何かの習得となる。

　第一に、あらゆる形態をとる心身行為において、刺激が存在するのは間違いない。考察にあたり、ある反応でこうした刺激に応じるところで読者諸君に思い出して欲しいことは、私には不分離な「精神」と「肉体」での操作（体現）になることだし、そんな私の概念にあるやり方（「手段を吟味すること」）で機能する人間有機体になる。というのもどうしたら我々に証明できるのか、ある反応でどんな刺激に応じようとも、完全に「肉体」的だとか完全に「精神」的だとか決められるのか、と思えるからだ。

　まず片方に置くものを通常の考慮で純粋に肉体的な側面（その実行が「肉体的」な行為）になるものとすると、その水準における機能の拠り所は以下のようになる、すなわち、

（1）ある度合いにある正確さの概念に沿って行為の実行がなされているところであり、それから

（2）ある度合いで協調する働き方になる指導や調整があり、それをするための命令か指示が下されているところであり、その機構に含んで運用する行為になり、そこで必須となる正確な手段を吟味することにより、行為は実行される。

　もう一方に置くものを通常の考慮で純粋に精神的な側面になるものとすると、その水準における機能の拠り所は以下のようになる、すなわち

（1）ある度合いにおいて信頼できる感覚的な指導や方向に沿った使い方をするところであり、その機構に含まれ伝達される刺激によって第一の反応が起きて、向かう先は心身の道筋における重要な概念だ、それから

（２）**ある水準で協調の届いた使い方をするところであり、それが全体の有機体に及ぶ。**

仮に最高の水準まで、いわゆる身体機能の到達がなされたならば、**協調した働き方をする筋肉系に一貫して協調した指導や指揮や調整があり、その道筋はいわゆる精神的であり内包する行為や反作用は心身統合体に生じている**から、適正な水準において常に活発な機能をする有機体であるに違いない。

同一の道筋に私の準備した実演は後ほどするとして、仮に最高の水準まで、いわゆる精神機能の到達がなされたならば、**こうした道筋を協調した働きで進み、それを含んで協調した使い方をするのはいわゆる肉体的な自己であるし、内包する行為や反作用は心身統合体に生じている**から、適正な水準において常に活発な機能をする有機体であるに違いない。(註11)

明らかに、それ故にいかなる人間行為も完全に「肉体」的であるとか完全に「精神」的であるとか言えなくなり、裏返せば、あらゆる人間行為はどんな側面においても心身の行為である、つまり、**ある水準におけるヒトの機能はいわゆる精神と肉体の双方にまたがっており、決定される由来はある水準において協調した使い方をする有機体全般にわたり、その水準でそんな協調をした使い方が決定されるところで、その役割を担う由来として、その水準において協調して働く心身の道筋があり、そこが懸念である。**

さて心身行為は単なる反応であり、反応を向けた何かの刺激（や刺激群）があり、それを受け取る回路は知覚から成り立ち、知覚とは聴覚や視覚や触覚や感じなどのことだから、その本質は、結論となる概念やそんな反応や心身の反作用から成り立ち、そうした決定のなされた由来は、その水準における心身機能に現われている。

続いて、**その道筋における概念があり、あらゆるその他の形態をとる心身行為のように一つの道筋を通ってその経過が決定される由来は我々の心身状態にあり、ある時点における特定の刺激（あるいは刺激群）を受け取るとき**のものだ。我々全員が知っており、人類の概念は現在や将来の経済状態やその他の状況に置かれているから、生活によって完全に人それぞれで、ある時点で言うなれば快適で幸福な「精神の枠組み」にいる人もあれば、何というか「不機嫌」な人もいる。繰り返すと、その概念は具体的な集積であり、災

難だったり思いがけない幸運だったりする暮らしから成り立ち、人によって全く異なる状況にいるわけで、恵まれた良好な健康状態の人もいれば、衰弱して悪い健康状態の人もいる。(註12)

影響として、感覚的評価が概念にあり、あらゆる心身行為に及ぶ

こうした拠り所となる道筋に概念があるし、この概念は全般的な心身状況における要素として最高位に重要だ。というのはもし仮に我々の取り組みのように、あらゆるところでいわゆる精神的な道筋の主な結果は知覚体験から成り立ち、それが心身の作用や反作用に及ぶとするならば、おそらく明らかになることがあるし、そこで、我々の概念にある**どのような働きにより異なる部位からなる機構が行為に至るのか**というと、日常生活において**我々に影響する主要因の由来が知覚の道筋（感じ）に置かれているから**、となる。そうなると、我々の受け取る刺激の経路は何か聞こえたり何か接触したりするところか、もしくは何か他の外部機構にあるかもしれず、別の言葉にすると、あらゆる事例における本質は我々の反応にあって、**それが実際の動作であろうと感情であろうと見解であろうと、依拠するのは関連する行為で作用や反作用をするところであり**、その道筋に懸念となる概念を伴いながら、そんな知覚や他の機構とともに頼みの綱を「感じ」に置き、この感じを我々は体験している。こうした関連行為を取り上げ、私のワーク全部を通して**感覚的評価（sensory appreciation）**としている。

感覚的評価

以下に感覚的評価（sensory appreciation）を示すと、赤ん坊は動物と同じくこの要因に依拠しながら案内にするつもりで自分で最初の潜在意識的な試みをするし、そうして使う様々な部位からなる機構でうまくいくとそんな行為の拠り所ができ、子どもの感覚的評価にある程度の信頼性が起きてくるから、私は声を大にして言いたく、あちこちに我々の見つける欠陥や奇癖な

どがあり、子ども達が非常に幼く初めてハイハイしたり立ったり歩いたりするときでさえこうした不具合が現れ、その理由は、そんな直情的（本能的）道筋にある子どもは信頼に値しないからだ、となる。 私の意図は本書の全編で試みて、明確な実証をこうした文脈で進めることであり、その基盤は結論として教育実践から成り立ち、そのうえかなりの長い年月に及んできたものであり、言い換えて同様にお見せするのは、覚悟して取り掛からなければならない様々な事例において、直情的な道筋が信頼に値しないところであるし、そこで、修復するように感覚的評価を差し向け、そうした水準で信頼性を取り戻し、適正に機能するようにあらゆる心身の道筋における拠り所を立て直すことだ。

　包括的な理解によって感覚的評価を示すと、感覚的評価の甚大な影響は善悪を織り交ぜたところからなり、そのように発達する生物となるだろうし、感覚的評価により将来の進歩が人類にもたらされるかもしれない、そんな存在であるが故に最重要であり全てに先立つが、それにしてもとりわけ教育に関心を持つ者にとって、その意味は学校教育においても最も広義な用語においても一番重要だ。

　感覚的評価に、我々の観点ではずいぶん広義な重要性を持たせていて、一般に云われている以上になる。しかしさしあたり現時点で間に合うように述べるなら、最も限定された意味としても感覚的評価に含むのはあらゆる知覚体験であり、伝達経路にあたる回路は視覚・聴覚・触覚・感じ・平衡感覚・運動感覚などにあり、そうした確実な働きで心身の作用や反作用をする全体が有機体にある。

　例えば、我々が腕を持ち上げるとか脚を動かすとか、あるいは他のどんな動きであろうと胴体や四肢でやる際に、我々はそんな指導の由来を主に自分の感覚的評価においている、言い換えると、大半の人はやり方を自分の気にする感じに任せている。これを応用して、質感を調べようと布地を指の間に挟んだり、大きさや重さや距離を測ったりしているし、実に、これを応用した働きを「肉体」的な機構となる道筋に置きながら聴いたり視たり歩いたり会話したりしていて、あらゆる他の行為も日常的にやっている。

人間と命なき機械と比較して際立たせる

　感覚的評価の機能を明らかにするようにしばらく立ち止まってよく考えるとして、人間有機体を生命機械とするか、もしくは、その機械的な道筋をよくある無生物機械とするか、そんな風に比較してみる。信頼性はどちらの機械にもあって、依拠する水準は制御や推進や作動などをする機構にあり、制御する要素を第一の基盤としながら他の機構的要素を備えて、働きを協調したり最良の成果を出したりするように実際的な使い方がなされている。

　それにしても全く重要な差異が我々の観点にあって、生命を宿すものと命のない機械との間に横たわる特定の質や機能を比較して顕著なのは制御機構だ。命のない機械の制御機構は制限されていて、由来となる特定の形式は本質的にそれ自身の組成に基づき、由来となる特定の状況は他の機構に及び、これなしでは操作不能になる。生命機械すなわち人間の心身有機体において、その制御機構は素晴らしい心身の道筋に置かれていて、由来となる手段は、おおよそ無制限な使い方となる様々な単位の組み合わさった全体にあり、そうして動きがもたらされ、その結果、ある瞬間には正確な使い方になり、また別の瞬間には不正確な使い方が指揮されるかもしれない。

　こうした心身の道筋は必須要素であり、満足いく人間発達において、我々は感覚的評価と呼ぶ。機能が適正であり、こうした感覚的評価の及ぶ広い範囲で操作をするならば、我々の能力で達しうる最大の潜在能力を発揮するし、依拠する水準に信頼を置けるだろう。ここまで来れば明らかに大方のお気楽な傍観者諸君もおわかりになるだろうし、もし我々がずっと発展し満足のいくように続けるならば、我らの感覚的評価に沿って働く機構に懸念となる動作を伴って自分の胴体や四肢で行為する生活が、信頼できる方へと移っていかねばなるまい。

信頼に値しない感覚的評価は普遍的な欠陥である

　残念ながら、我々が証明するとしても実践に基づいた場合にのみ可能とな

るし、実行するどんな人であろうと、大人も子どもも、ヒトの感覚的評価は我らの時代において多少なりとも信頼に値しないうえに、大多数の状況はひどい妄想にある。

　さて、『人類の最高遺産』の読者ならおそらく確信しておられ、この論点について実演など要らないだろう。ただしお読みでない方もあろうし、労を惜しまずに手助けを頼めるお友達がいらっしゃるなら、検証により自分自身で光を当てた事実を得て、ご自身でしっかり確認されたらいかがだろうか。

　引用

　…とある事例において、ある人物はしつこい動きで自分の頭を後ろにやる、つまり、いつでも試みにより自分の肩を後ろにやるときにそれをやる。頼んで、その人に頭を前にやりながら両肩はそのまま静かにしていてくださいと伝えると、またもや発見されるのはまるで規則のように、たとえその人が自分の頭を前にやって欲しいとお願いされたからやったとしても、その人は両肩も一緒に動かす。頼んで、その人に頭を前にやってくださいと、教師が支えてこの人の両肩をじっとさせている間にそうしてやってもらうよう伝えるとまるで規則のように、前へやる代わりに、この生徒は頭を後ろにやる。実践的なあらゆる事例で、生徒が大人だろうと子どもだろうと、こうした試みで運用するこんな単純な要求に十分な対応ができないし、その責は生徒が有害な干渉をしながら全般的な調節や使い方をする有機体及び四肢にあるし、そのせいで信頼に値しない感覚的評価になっている。

　…同じように、生徒がお願いされてつま先を外へ向けようとする場合に、私の実体験では、かける体重をかかとに置きながらつま先側を持ち上げて外へ向ける代わりに、生徒はまるで規則のように、投げ出した体重を母指球に置きながらそれでもなおつま先側を持ち上げようとするか、そうでなければ、その人の動きでかかとをお互いに近づけるようにやり、つま先を外へ向ける代わりとする。指摘しながらあれこれこうした誤りを生徒に伝えると、その人は、まるで気付きがあり妄想的な感覚的評価のせいでこうした間違いになっているかのようなそぶりになり、すぐさま見下ろして、自分の足を試しに見ながらどのように動かせば正確にできるかやろうとする。

　…もうひとつほとんど誰もやれないことを示すと、こんな単純な依頼として、口を開いてくださいと伝えると、頭を後ろに投げ出さない人はおらず、それに伴う考えがあるとすれば、まるで上あごを持ち上げて下あごから離すかのようだ。こうして示されるように皆さんは

何もじっくり考えたことなどないので、心身の使い方が筋肉系や他の機構で懸念となり、こんな行為になっていると知らない。もし仮にじっくり考えたことがあったのであれば皆さんはお気付きになっていただろうし、潜在意識的な道筋でずっと操作を続けるとそんな支え方で口を閉じた状態をやることになり、そこでの結論として、手始めにすることは素因となるこうした道筋を無効にすることであり、そうしてもたらされる類の弛緩により、筋肉緊張の含まれていたところが許されて、アゴを落とすようにしていたであろう。実に、よくアゴの落ちる事例は白痴に観られ、その人はたいていぽかんと口を開けているし、もうひとつ別の例を出すと、常識的に、ボクサーが頭に一発食らった勢いで十分に吹っ飛ばされマウスピースが外れるほどであったとしたら、その人のアゴは落ちて、それ自体よくあるようにそうして落ちたままかなりの時間が経過するだろう。私が依頼し、生徒に許してもらいながら私が動かして、その人の下アゴを離しながら上アゴから遠ざけようとすると、生徒はたいていますます直情的に緊張し、そのまま下アゴをその場所に保持しようとする。私が何度も指摘しているように、膨大に積み重なって浪費されるエネルギーがあり、その中にはこのようにいつも不合理な緊張がある。

引用終わり

　大抵はおいでになってから初めて直面する事実であるし、感覚的評価はほとんどの現代人で多かれ少なかれ信頼に値しないものだと知った皆さんはひどく当惑されるようで、とりわけ、皆さんがお気付きになるように、こうした根本的要素を示す人間行為を現実的にずっと無視し続けたままの専門家や指導者がいて、教育やその他の分野において、彼らの試みで努力し修繕する文明計画になっているという事実がある。(註13)

　真実として、我々はやったこともなければ、十分な配慮をこうした重要課題に置いてもいない。我々の行為は単なる思い込みに基づいているうえに大抵は潜在意識的なやり方をしていて、もし仮に、我々の持つ可能性に感覚的評価（感じ）のようなものがあったとしても、それを実に当然のように間違いなく信頼できるとしている。

ある考察で人類の発達を三段階とし、そこに関連して衰退する感覚的評価を観る

　ここから苦心してお届けすれば読者の目のあたりにする事実となって、人類種が懸念される進化段階に置かれているとおわかりになるだろうし、ある時点で、心身の状態に現われているならば、そこに徐々に衰える感覚的評価の示唆される原因があるかもしれず、このように衰えた体感による感じになったり他の全ての知覚に及んだりするところを示そう。(註14)
　私なりに枠組みをじっくり考えた末に、人類の発達を三段階に分けた。
　（１）この段階において、人類の指導は主に感覚的評価でなされ、
　（２）この段階において、人類の発達する能力で抑制する特定の分野があるにはあるけれども、いわば「身体的にふさわしい」ものにすぎず、
　（３）この段階において、人類が既に深く発達させたこうした抑制能力は特定の分野に及ぶけれども認知もすんでいて、ある低水準に「身体」的な健康状態があり、そこに救済策が求められているとわかっている。

第一段階、文明社会以前の段階：水準として感覚的評価に信頼を置いて満足していた状況が続いていた頃

　我々が誰しも十分に気付いているように、より高次の水準に置かれた感覚的評価（関連してあらゆる知覚体験になり、それを内包する全体の心身行為があり、それを必須とする健全な暮らしがある）があり、それをまず未開社会で観て、対比して文明社会で観る。この段階を我々が熟考すると、満足いく状況で未開生物の存続する由来は一定の使い方をする機構にあり、限定された側面における行為があり、そこでの懸念は食べ物や飲み物や安全な住処であったし、生命の防衛が向けられたのは人間や他の外敵に対してだった。そういった状況下、つまりこの進化段階においては、潜在意識的な指導で満足いくように出会い、自分の目先の必要性に対処していた。その生物は無自覚であった、すなわち、**手段を吟味する**ことで自分の働く機構を簡単にして

日常行為するところに無自覚であったし、それでも問題にならないこんな段階があった。

　要するに初期において、その水準における協調作用やそれに伴う感覚的評価は男女両性において相対的に高く、それに必要性は未開の実在にあったけれども、そこではさほど強く求められておらず、持続的な適応が要るほどではなく、急速に変化する文明生活での要求とは違っていた。

　実に、身体が協調し発達した未開人は動物のようであったし、そんな動物に日々遭遇しながら届いた時代は健全な状態にあり素晴らしかった。というのも、仮に我々が正当に信じてよいとするならば、直立二足生物は遺伝的にその先祖にあたる四足生物の十分に発達した健康な有機体（つまり確実にほとんど疑いないこの論点）を備えているからであり、我々の推論として、そうして到達した人類の段階はある状態でかなり高次の健康にあったと見做してよさそうだからだ。(註15)

　そうして緩やかに発達した数千年の間に、こうした人類種が確実かつ徐々に積み上げてきた使い方で発達したのはいわゆる肉体的な側面であったし、環境の変化はめったに起きないか、変化が確実に起きた時でも比較的に緩やかだったので、行為全般にわたる構成は日々繰り返す全く同じ一連の動作から成り立っていたし、そうして動作する水準における困難は全く同じまま残された。

　しかし、いわゆる精神的な側面における使い方と発達はかなり限定されていたというのも、ある環境において主な日常努力をしていた中身は狩猟から成り立ち、動物や鳥や魚を捕まえて日々の食物供給としていたからで、要するに、行為に本能を向けて確実な指導としていたので、獲物になる動物と同じだった。

　こうして相対的に高水準での使い方や発達が「肉体的」な側面に置かれ、関連する発達が有機体全般に及んでいるならば、実体験として病気と健康を行ったり来たりすることなどそれ相応に少なくなって当然だけれども、そこで仮に、未開人が何かの折に病気になったり怪我をしたりすると、ほぼ疑いなく適用すると思われる救済策として、何か特別な薬用植物の葉や根を知っていることが所有する治療的な質の決め手になっただろう。(註16)

こうした行為は、潜在意識的な反作用で刺激に応じた結果であり、知覚に上った病的な存在から成り立っている、とするならば、それと全く同じやり方の行為で求める日々の食物があり、潜在意識的な反作用でその刺激に応じる結果は知覚に上った空腹感から成り立っており、そうなるとこれを続けている間は、**人類の所有する機構的な有機体に働く機構的な正確さがあったとしても、直情（本能）的な手順を採用して自分の目的へ向かっている**。「特定の」治療方法はこうした環境においてずっと健全で当然な要求とされていた。というのも、単に自動的に緩やかに発達する潜在意識的な道筋はいわゆる本能（直情）であるから、本能に指導を任せた人類が日々の暮らしでうまくやっていられるならば、同じ様に、病気になった時もこうした全く同一の神秘的だけれども制限された道筋で案内された人類の必然として特別な救済策をとるなら、媒介する唯一の部位は自分の有機体でその時点までに高度な発達を遂げたところ、すなわち、感覚的評価になるし、その意味付けをすると、本事例においてヒトの知覚する味覚や嗅覚の働きは協調し、胃や消化器官での道筋はうまくいっていただろう。(註17)

　このように観ると、ある人が健康であろうと病気であろうと、いずれにせよ潜在意識的な指導になる本能（直情）を信頼して現実的に変化のない基盤で日常を過ごしているので、その結果、そうした関連にひとつ信頼に値する感覚的評価があるとして、それ故に人類には不要となり、才能を伸ばしてより高次にある指導的な道筋へ進まずともよいことになる。

第二段階、初期文明社会の段階：理知的な抑制の発達により「終わりの始まり」を迎える本能が支配する調整要因

　時が過ぎ、理性の光の下に生物の愚鈍さや制限された存在が照らしだされると、事実として、生物の取り組みによる粗雑な武器や粗末な住居などの出現を挙げてもよいだろう。こうした理知的な道筋に命運を託して成長や発達をするなら、一貫して無数の操作からなる進化的構築物に支えをもらいながら、そこに含んだ新しい多様な体験が懸念されるとしても、進歩する方向は更なる高次の段階になるだろう。一歩ずつ進んで変化しながらその生物の成

し遂げる環境とするならば、実践を理知的抑制においてこそ初めて可能になり、範囲として確かにしっかり定められた限界はあるにせよ、熟達したり修正したりしながら向かう自分自身の目的があり、目的となる欲求や傾向はそこでの知覚機構から成り立ち、その知覚機構上にそれまで生物の依拠してきたあらゆる判断や指揮が刻まれているだろう。

そんな発達や使い方をするこうした理知的道筋により、顕著に、原始的人類は分化し、下等動物と分け隔てられるけれどももうひとつ顕著に、こちらはより一層重要でこの観点から人類の進化史を捉えると、こうした「終わりの始まり」において、支配的な直情（本能）を調整要因としていた人間の行為は、そうなると、こうした時を経た人類にとって、もはや満足いく暮らしや動作をするにあたり潜在意識的な指導のみでは立ち行かなくなる。

では、どのようにして人類は新しく目覚め、道筋を理性に置いた働きを新しい側面に及ぼすのか見ていこう。初期段階において人類が抜け出て、野生状態から離れるところでどんな変化が生じるにせよ、そんな環境ではそれにしてもゆっくり少しずつの変化だから当然、要求される新しい発達において、より高次の指導的な道筋はそれ相応に軽くなるだろう。文明化が進むにつれて、それにしても初めは緩やかだったところが急ぎ足になってきて、時と共にますますそうなるから、人類はますます新奇で未知なる状況に立たされ、そこで必然となる要求から、人類はだんだん応用を増やしながら自分の理知的道筋を進まなければならなくなる。これはまさに正反対となろう、つまり、何が起きたとしても初期における未開状態では、我らが観てきたように、状況的に求められてかなり高次に発達するいわゆる肉体的側面があるけれども、いわゆる精神的側面は少ないからだ。綿密な考え方がそれ故に新しい状況を迎えた文明社会において求められ、人類の使い方や発達をかなり急速に増加する「精神的」側面に置くことになり、比較すると「肉体的」側面は少ないだろう。さらにほぼ疑いようもなく、こうした段階を踏む人類は不満にならず、結果はこうして変化する道筋から成り立つので、継続的な授受にあたり、内部からも外部からも多くの刺激の向かう「精神的」行為になり、「肉体的」行為は少ないだろう。人類が遠くまで歩んで未開状態から離れれば離れるほど、より頻繁にやって来るそのような刺激となり、ますます急か

される要求に関わりながら新しい状況を切り開くことになるだろうし、それに伴う結果として人類はどこまでも発達するしかなく、自分の理知的道筋で常に抑制して大自然の欲求を乗り越えるが、そこで、出会う要求は日の浅い発展途上社会のものである、つまり、必要とされ調節を施すことになる複雑な提案は進展途中の文明社会に生じている。

　人類の現在到達した段階があるとしても、人類はもはや自分で置き去りにした古い環境に慣れ親しみながらそちらの制限された体験に沿って適応していた自分から、こちらの小道へ移り、自らの新しい体験で必然的に拡がることになり、そこで直面する最大の問題とは実体験をしてきた進化的な発展が潜在意識的基盤に置かれていたことである、すなわち、その問題とは自分を適応させることであるし、素早く環境に応じるにしても、継続的に変化しながらますます速くなる環境において、そこに含まれる新奇な心身体験がある。

　人類が自分で順応するならばもちろん、こうした新しい状況に応じながら自分の感覚的評価をそれでも多かれ少なかれ信頼するだろうし、そうでなければ人類は生き残っていないだろうがしかし、それでは単に全く同じやり方であり今まで通りの自己順応手法かもしれず、これを言い換えると、盲信する潜在意識的指導にある本能とは、それがまかり通っていた原始的な先祖らが特定の環境にいた頃のものだ。このような初期過程はまるで以下のように見える、つまり、文明社会を過ごす中で人類の前提を潜在意識に置いていると、人類に備わったあらゆるやり方で何か新しい手順となる日常作業をする際に、例えば、のこぎり引き・鍬起し・剪断などやさらに職業生活でも、時の経過とともに、含まれる作業にどんどん窮屈で困難な姿勢が増える。

　我々の記憶に留めておくとよいのは、しかしながら、こうした初期段階において人類はあらゆる正当化をしながら思い込んでいることであるし、たとえ、ヒトの受け取る外側や内側から来る刺激があり、運用する何か新しい任務があり、実行する幾何かの新しい進化があり、採用する何か新しい姿勢で運ぶ特定な作業のかけらがあるなどしても、ヒトが全ての可能性を達成できるのは、自分の目的を損ねることなしにやれたときに限るだろう。我らに見える限りではまだ何も生じておらず、人類の疑念が湧くところまで来ておらず、自分の感覚的評価が信頼に値しないとか、自らの水準における協調では

不満足になるとか、適応する自分の機構でやる新しい動作が**特定の**やり方になっているとかして、ヒトは故障したまま**全般的な**やり方をしており、そのように誘導されるとだんだん全体に衰退する可能性がある。あらゆる動作においてそれまでは、例えば、狩猟や闘争に明け暮れる野生の日々で人類の慣れ親しみ信頼する潜在意識に案内された感覚的評価があったからと、こうして全く同じ案内による自己の使い方をするヒトが、引き続き信頼しながらあらゆる新奇で多彩な職業を文明社会で行っているかもしれない。

こうして示すと、たとえ人類の発達させた理知的な道筋にいくらかの発明があり、粗野な武器や道具などをもたらしたとしてもしかし、初期段階における発達では、文明化状態にヒトの順応が追いついておらず、こうした理知的道筋で指揮にあたる自分の心身機構において特別な使い方をする自己により様々な動作をする日常生活になっていないだろう。人類の理知的道筋においてこうして限定された自己の使い方にあると意識もされず、どんな感じとしても肉体的な欠点を知らなければ、まずもって人類がそのつもりになって受容することなどありそうになく、ほんのわずかな潜在意識的ヒントも自分の本能からなり、そこでどんなやり方をしようと影響する新たな環境やそうして新しく体験する文明社会を過ごしていると気付かず、別の言葉にすると、人類は既に失ってしまったのに、ひとかけらの充足した「肉体」的な使い方や発達を種の喜びとしていた数えきれない年月のせいで、その時に人類が引き継いだからと、疑いもせずに手渡しする継承者をずっと担っている可能性がある。

もし仮に人類が理知的にこの問題を解いていたのであれば悟っていたかもしれないけれども、自らの本能の基盤は非常に限られた経験にあり、その経験が得られたのは非文明状態だったから成長は緩やかで変化は少なく、そうなると、こんな本能では予期できず、直面する要求を満たすような生活様式をとるにせよ、その中での成長がずっと急速になり、変化がずっと頻繁で思いがけないものになるとやっていけない。ヒトがもうひとつ悟っていたかもしれないことはたぶん、本能の利用は徐々に減り、旧式のやり方において、最終的にだんだん当てにならなくなることだ。**もしかしたら続いて明らかになったことは、人類が直面したところで満足いくように求められ、新しく変**

化する環境に応じるために、人類の持たねばならない働きは新しい指導や指揮であること、そしてまた、構築へ向けてこうした新しい指導が素早く必然的に要求されるところで、人類は理性を必ず必要とし、本能（協力者として緩やかな発達にあった）を交替して、理知的な使い方をする自らの心身機構とすること、としてもよいだろう。言い換えると、人類の悟ることがあるならば、自分の原始的な心身に備えるものを開通させなければならず、潜在意識的なところから意識的な段階へ移って指導や調整をすることになるだろう。

　数世紀の経過とともに拡大する活動領域へ、使い方は人類の理知的道筋を進んだ。不幸にも人類はずっと制限されていて、こうした使い方で自分の理知的道筋を熟考して関連付け、「原因と結果」や「手段と目的」の繋がりをもって、人類の動作する外界で社会的にも肉体的にもやってきた一方で、うまく適用していないところがあり、つまり、こうした理性を熟考して関連付け、「原因と結果」や「手段と目的」の繋がりをもった応用を自らの心身有機体ではやってこなかった。同時に、特定の使い方にあるいわゆる肉体的機構は徐々にだが確実に干渉され続け、この部分的な要因は変化にあり、ある水準で日々の使い方をするところが相対的に不活発になっているせいだがしかし、主な理由は、上手くいかないのに自分の本能で対応している要求があり、そうして強いられた動作により新しい暮らしを送っているからだ。

　結果として失敗に終わる人類の本能に向き合うとしても、新しく様々な要求のなされる文明社会に対応するところでうまく表現されず、それ自体すぐには気付かないかもしれない。というのも理にかなう推測をすると、人類は未開状態から抜け出したといえども、本能の働きはまだ満足いくものであるので、変わる必要性はほとんど無く、治癒的な措置がなくとも比較的高水準の健康にあるからと云えよう。それまでに、いわゆる肉体的自己がずっと高次に発達しているならば、それを指導や調整の要素にした人間行為になるだろう。ほぼ人智の力を越えるほどである、と現代において悟るなら、そんな実体験を数百万年にわたって積み上げてここで云ういわゆる肉体的発達をした。その実体験で人類の手にしたいわゆる精神的側面は微少であったと比較できる。

そうなるとこの先、こんな落ち着きのない好奇心旺盛な生物に授けられたすばらしい潜在能力や発達をいわゆる精神的側面ではるかに大きい割合にして、いわゆる肉体的側面以上にやるならば、継続的に進展する方向はいわゆる文明社会でますます急速になるところへ向けられるだろう。しかし仮に、人類種の本能に備えがなく、このように突然な心身上の急変に対応できず、そんな顕著に重きを置いていわゆる精神的側面を扱えないとするならば、その結果として、人類の到達する新しい段階で息切れし放心し見失い、まるで途方にくれてしまったかのようになり、段階的な心身の実体験で部分や塊を成していた人類初期の成長をなくしてしまったかのようになるだろう。(註18)

第三段階、後期文明化へ向かう段階：認識された深刻な欠陥は肉体的衰退と呼ばれる

ついに到達する時代には、人類史において相当数の人々の気付く深刻な欠陥があるだろうし、そこで採用される「肉体訓練」が修復方法になっているところから証明になり、人々の認知に上るこんな欠陥は**肉体**的衰退と云えよう。こうして認知されたように、全般にいつの間にか健康を害するものが多かれ少なかれ人類種について回り、ある時代に始まって以来ずっと様々な段階における文明化の道筋に見受けられた。

私の記述で「ついて回る」と、よく考えた末にそうしたのはその通りだからだ。もうひとつ私の記述で、そうなるべきでもそうするべきでもなかったところを上記したのも、もし仮に、人類が認識していたのであれば、こうした感じとなる欠陥は信号であると、ヒトの到達した心理的な契機であると、人生上で捉え、時期が熟し、ヒトの来るべき大いなる遺産に向かう、すなわち移り変わりながら、潜在意識的であり動物段階に置かれた成長や発達から、より高次へさらに高次の段階へと理解（意識的で理にかなったもの）が進み、そこに関連する使い方を自分の心身機構にもたらしていたはずであるからだ（が、そうはなっていない）。

残念ながら人類は未認知で、ここが本当に重要であると知らず、こうした危険信号は事実として残されたままだというのも、人類はずっと試みを続け

ながら自己の指導を潜在意識に委ねているからで、それにしても、こうした試みはとっくに明白な失敗で、そのようにそれ自体で証明されているのだから、伴う信号は間違いなく「一目瞭然」であるのに、まだやっているわけだ。

　確かにいくらか考慮する個所はあるかもしれない。こうして認識された衰退はいわゆる肉体的側面にあり、どんな既知の実体験を人類がしてきたとしてもそれを超えていて、そこで、もう一方にひとつ異なる感じで得るものがあるとするならば、ずっと増加した使い方や発達をするいわゆる精神的道筋になるかもしれない。それにしてもこの論点で私が明らかにしたいことは、こうした不均衡な発達が懸念されるところにおそらく協調不全の道筋が作用してきたこと、すなわち、この道筋は実に極端に正反対な協調作用であり、それをずっと、一部の例外を除き、ヒトは我々の時代まで続けていることだ。実に、その始まりからこうした道筋では、文明化に伴う傾向として拡大する視野をいわゆる精神的な行為へ向け、縮小する視野をいわゆる肉体的行為へ向けることになったであろうし、そこで潜在意識的な指導や調整に基盤を置いていたならば、この道筋の意味するものはさしあたり、より遠くまで発達するようにいわゆる精神的側面を差し向けることになるけれども、その対価を払ってひとつずつ均等に分割するならば、ますます徐々に衰退するいわゆる肉体的側面になり、そこについて回る衰退があり、そんな水準に置かれた感覚的評価になるだろう。それにしても記憶しておかなければならず、こうした相互作用や相互依存をする機構と潜在能力が有機体にあり、その道筋にいわゆるヒトの生活があるのだから、どんな衰退であろうともいわゆる肉体的側面で生じるならば、やがては、深刻な影響がいわゆる精神的側面に及ぶのも間違いない。拡大する領域でいわゆる精神的行為がなされるからといって必ずしもその意味が、成長する健全な「精神的」行為になるとは限らない。(註19) これは証明済であるし、人類の実体験した文明化において、今までのところひとつの主張を裏付けるものは、1914～18年及び1939～45年に起きた。(訳註。第一次・第二次大戦だ。)実に、この道筋で文明化が手渡しされるところに有害な干渉があるし、そうした協調不全な道筋において、満足いく成長をしようと、人類の心身有機体を依存させるのか。

　もしそうであるならば、続いてそんな時代に人類は突入し、こんな文明化

状態で、ヒトの成長をこんな潜在意識的な基盤に置いて、向かう先は不公平かつ不均衡になるし、こうした不均衡な発達が顕著な開始を告げる新時代に人間の存亡がかかっているだろう。顕著な開始を告げる干渉があるならば、そんな協調不全な状態にある使い方をする自分の機構をひとつ全体としているし、それにしても、とりわけそうした筋肉系の協調不全によって、あまりにも必然的に自らの「肉体」的健康状態が決定される。

干渉があれば、協調不全な使い方をする心身機構になるので、関連して低水準の感覚的評価になる

　未開状態において直情的な指導や調整がなされると、そんな関連の協調状態で使用されるヒトの機構となるので、それに伴って信頼できる気分になり、感じ（感覚的評価）を案内にしているだろう。こうした旧い本能的（直情的）な案内に従えば、今まで見てきたように、次第に道を見失う局面に至り、新しい状況下で有益性の無くなる方へ行き、そうなれば、多かれ少なかれ不均衡になるけれども、人類はずっとこの位置づけを信じて疑わず、信頼をおきながら、まるで未開の日々のようにしている。そこで必然的な結果を迎えると、干渉を伴う協調状態において、そんな使い方をする心身機構になると同時に多かれ少なかれ持続的に低下する水準において全般的機能をしたり感覚的評価をしたりしながら、その害は強迫的に進み、その由来を事実として自分自身で盲目的に潜在意識的な案内をしながらあらゆる問題の関連する使い方を心身有機体に及ぼしているところで、人類のずっと依存している気分になり、その感じでずっと衰退し続けた結果は現代人の外見に現われ、おそらく最も協調不全な状態で起きる形式となり、そのように人類種の知る人類史上におかれる。

　我々の容易に理解できることがあり、どれほど、こうして徐々に邪魔され協調不全にある人類の心身機構が要因となって数えきれない不愉快で不安な症状を顕著に自らに現しているのかということや、そして実に、こうした衰退に人類種がとうとう到達した地点で必然的な救済策が今にも望まれていることであろう。現代人は直面した状況で新奇な実体験をするし、そこで求め

られ、人は単なる反応でなくひとつ**素早い**反応をすることになろう。この問題は込み入っており、事実として、人類種が自分に切迫した要求をしているところで既に悪い協調状態にあれば、得られるものと云えば、その理由として、そんな素早さとは人類の実体験で得られる素早さになるから、言い換えると、素早さを今まで知らなかった人間有機体はそんな習慣的な反作用に確実な信頼を置いているから、いやはや、ほぼ無謀なやり方で刺激に応じているわけだ。

従って仮に、このようにしつこく切迫した要求がなされ、人類の見つけた救済策で自分の病気に向かうとしても、我々のいともたやすくはまりこむ混乱があり、必然的に伴う自らの初体験から強いられ、かなり軽率な決断により新しい問題となる心理機構を呈する、言い換えると、問題はそのうえ正体を現さず、それ自体に人類の気付かない状態はある時点まで、つまり人類の達する進行段階で心身がひどい協調状態になるまで、そのままだろう。我々の想像に難くなく、こうした体験は何度も漠然と繰り返され、（1）増大する感じとしてうまくいっておらず、（2）切迫したSOSに求められる救済策として、（3）慌ただしくデタラメな反応をしており、そこで悟ることは、乱れた状況が含まれていても指揮されず、働き方が理知的な道筋にないこと[註20]であろう。

皆さんの記憶にある物語にカーライル氏の反作用があろうし、類似の環境下において、必要性に応えようと友人のヘンリー＝テイラー氏に対して行ったもので、要するにどのようにしたかというと、耳にしたとたん、友人の病気に混乱し慌てふためいて薬瓶をひっつかんでカーライル氏は飛び出したわけだが、その瓶を氏は信じており、奥方の手助けになったからといかなる熟考もなしに、実際に友人のかかえていた問題どころか何ひとつ知らず、何がその薬瓶に入っていたかも知らなかった。もしかして、ある男がこのような造詣で暮らし、いわゆる進歩した文明社会において行為に及ぶ心理的瞬間にこうした不合理なやり方をしているならば、きっと我々が驚きもせずに見つけるのは、貧弱な潜在意識に案内された人類が初期時代に直面した問題である自らの衰退に慌てふためいたことであると同様に、不合理なやり方で見つけようと「治療」へ向かったところだろう。我らの判断できる限りにおいて、

人類が潜在意識的に採用するのはこんな形式の「治療」だろうし、それは本能の刺激で祖先が過去に行っていたものだと悟りもせず、こうした形式の「治療」ではもはや間に合わない周辺環境に人類の暮らす責務があり、ずっと変化の求められる文明社会であるのに、どんな熟慮もされない結末として、そうした変化を自らの有機体に及ぼしている。

　そんなわけで、ある早期段階における進化の形式に「治療」を探した原始人がいたし、この形式はいつでもひとつずつ**特定**されていて、本能に案内された人類の選択により特定の果実や根部を役立てて何か特定の苦しみや痛みに応じていたのだから、人類が現在も続けていることを我々の判断できる限りにおいて例えるなら、より低次の進化状態にあった先祖たちのように、そんな関わりで、ある**特定**のやり方をして自分らの苦難に携わっていると云えよう。こうして認められるように、自分の水準で健康になろうとすればだんだん低下へ向かい、自分の筋肉系における発達もずっと衰退に向かうのであれば、人類の定めは、自分でダメにしている健康状態**から生じる**衰退を筋肉系で発達させることになろう。それにしても人類の見解で、この衰退をある衰退が自分の筋肉系で起きているだけと見做しているならば、ある衰退が全般的な心身協調に関わるとは見做しておらず、そこに自分の感覚的評価による干渉があり、すなわち、そんな全般的調整をする有機体に伴い誤配置された生命器官や内臓があり、それを原因とする深刻な圧力や焦燥があり、結末として不愉快な警鐘を鳴らす無数の症候群になる、と知らない。(註21)

特定の救済策を選ぶと、逆に全般的な悪状況を生む

　負債は限定的範囲にすることで生じ、特別な働きがヒトの理性的道筋にあるとしても、それを狭めて思い込みによる結論に至り、自分の全般的な欠点の原因を特定の筋肉の欠点としているならば、そんな狭められた間違いだらけの観念に導かれて、直接的な考えで筋肉発達させる手段をとり、**特定の**訓練をする行為を**特定の**回数やりながら、目的を発達へ向けて**特定の**筋肉に及ぼすことになるだろう。やがて明らかになるように、こんな道筋では満足いくように阻止できるはずもなく、ここで衰退は**全般的な**協調不全や誤調整や

誤配置になり、私の解説してきた通りだ。

　実例紹介として、いわゆる「重量挙げの概念（ウエイトリフティング）」を救済策にしているところから始めよう。これは未熟な救済策であり、実に、これではしっかり特定の段階へ進化するつもりでも、本能では不均衡になり、理知的な道筋の働きは未だ制限された側面のみになろう。この時代の筋トレに取り入れられたのはずいぶん粗雑な形式であるし、体育会系諸君によりたいへん激しい訓練が実行されている。こうした稚拙な機械的訓練に成功した人は他にもいて、そこまで激しくなくとも、そこでさらに増えた数々の機械があれば当然のごとく流行になり、熱心な人々が筋力増強に励んでおられるだろう。こうした特定の形式で筋肉発達するには、通過する数多くの段階があるけれども、明らかに、その結末は未だ不十分である。いずれにせよ、人々の熟慮による「正しい」救済策など今のところ発見されていないのか、あるいは、急速に衰退する心身状況に置かれたヒトの今日では手に負えず、最高に満足できる筋トレ用マシーンなどの救済策を編み出せないでいるのか、そんなところで少なくとも確かなことは、あらゆる懸念に気が付くように、この結末に落胆状態で据え置かれていることやこの衰退が継続していることであり、あらゆる努力で阻止しようとしているにもかかわらず出来ていない。そこで改変手法が施される。スウェーデン式教練は流行になったし、他に異なる種類の訓練者もおり、ダンベルを使った行為で筋肉緊張させる動作はあらゆる種類に及び、上手な体験になるように姿勢術・柔軟体操・造形舞踏・深呼吸・「ラジオ体操」などをやり、他にも特定の様々な手法がなされているにも関わらず、明白な考えがなく不満足になっており、さて、この研究の向かう「偉大なる未知あるいは未認知なもの」は継続中だ。

　別枠に属する人々がいて、自信ありげに自分自身を文明の決して意味しないところにある生活様式におき、それこそが人類のためであるという決意を事実にして、彼らに見える光を長い「肉体的な闇」にあてた結論から、**そんな救済策を「自然回帰」し「素朴な暮らし」をすること**、としているようだ。そうなると我々に得られる全景は、こんな単純で低次の進化にある人類が実際に回帰しようとする場面になるし、初期の勝利は自分らの有史以前の祖先のものであって、それを、もし想像するならば、あらゆる経験が有効になる

としても無変化で緩慢な発達の中で出会うものにすぎず、目の前にした能力は潜在意識的段階に置かれているのに、そこへ彼らはあまりにもくどい執着をしていると分かりそうなものだ。絵にすると、原始人は粗雑だけれども自然に囲まれ、好奇心ではあるけれども興味深い学習によりヒトは進化しそんな状態を乗り越えたが、しかしここで、全景を文明社会の人類に置いて回帰しようとする環境を有史以前の祖先のものに戻すなど笑止千万であり、仮にそれが悲劇まで引き起こさずとも、そこに含む概念はあまりにも無作法なので我々の知的尊厳を損ないかねない。

確実に間違った判断による人類の選択があり、「肉体訓練」を救済策として根本的欠点に向かうところだ

　ここで私が強く申し述べたいことは、長期間にわたる全面的な調査を通して、いろいろな救済策が人類の衰退に向けられるところで、人類の看過してきたことであって、確かに最重要な要素が本件に存在するにもかかわらず、その要素を今なお見過ごしたまま、今日の多数派はそんな研究で健康になったり全般的に向上しようとしたりしている。

　第一に、人類の完全に見過ごしてきた事実は、知覚機構にあり、そこに人類は過去ずっと完全に依存し案内を任せて全般的な行動をしてきたところがもはや登録を正確にやれなくなり、もはやそれゆえに頼りの綱を感じへ全面的に委ねるわけにはいかないことであるし、言い換えると、本能（直情）による潜在意識的な指導に任せながら、満足いく行為で普通に動作して暮らそうとしていることである。まさに事実があり、ある期間にわたる「肉体訓練」をよく考えれば必然的に明白になり、不全が発達して非常に深刻な度合いに達するのも間違いないし、そこでこの理由に再び触れると、そうして漸進的に失敗するような知覚の登録によってずっと案内され続けたヒトは、満足いく自己の使い方で動きながら暮らすつもりでも、最終的にもたらされるものがひとつ進んだ段階で誤協調をする人間心身有機体になるからだ。

　明らかに不合理であるから、それゆえに期待などできず、「肉体訓練」のどんな種類でも、作用は、どんなに持続して根本から改善するつもりであろ

うとこうした不満足な状況におかれ、ある個人がこんなことをやる際に、指導の由来を同一の不完全で狂った感覚的評価に置いているとは、その**拠り所に導かれた根本からまさしくその状況になったのだし、その状況を改善したいと願ったのではなかったか**。おまけに、ある期間にわたって実践する「肉体訓練」がこうした状況にあれば、確実に助長されて元からの誤協調は進行し、その人は、確実に出会う何か新しい大変しんどい心身問題を自分で引き起こすだろう。こうした問題は実際に生じているうえにますます入り乱れてきたので、私はここで釘を刺しておきたく、たとえそんなことが完全に見過ごされている現代であるとまでは言えなくとも、そんなことは本当に重要であるし、それをほぼ全面的に誤解した多数派の連中は気付きもせず、ヒトは未だに助長しながら既に誤調整され傷ついた機構に沿った困難な道で現代生活を送っており、そのとき依存している案内を不完全でときには妄想になる感覚的評価に任せている。

　第二に、「肉体訓練」を救済策に選んで自分の衰退に対処する際に人類の考慮していない事実があり、それは、身体は非常に精密で高次に協調する部品から成る機械だという事実で、そうなるとそこで、数多くの働きが原因となって、筋肉の弱体化とは別のものが関連して自分の衰退状況を生んでいるかもしれず、これをさらに言い換えると、その訓練自体に相互関係が含まれず、どんなやり方であろうと必然的に有機体に応じてないのであれば、実際の動作をしている暮らしでも、休息期間がずいぶん重要な部分を占めている日々（ある論点を常に看過している「身体文化（体育）」の愛好家諸君だ）でも、うまくいかない。

　我々の疑問であるし、なぜ人類はこんな重要な論点を見過ごしたのかと問えば、その回答で照らし出され、我ら自身の問題が現時点で数多く存在する。疑いようもなくその理由は、人類が目的を限定しひとつの手法で「治療」へ向かうからであり、つまり、予防していないからだ。私の言葉で論評すると、人類の注意は固定化され「結果」のみ（自分の「肉体」改善）を探し求めている、その一方、理知的な**手段の吟味**をやっておらず、「結果」はもたらされようがない。

　仮に人類の思いつく表現により、自分の身体を非常に複雑に構築された機

械であるとしていたのであれば、ヒトの目にする自分の衰退した状況におけるひとつの衰退があっても、筋肉系の発達に限定されるとはしなかったであろうがそれにしても、衰退が全般的な心身協調に観られるなら、そこに付随する干渉を含んだ全体調整によるものであるし、有機体は全般的に低下する水準で機能する。もし仮に人類がそのとき気付いていたのであれば、自分の衰退は単なる症候群に違いなく、何かうまくいかない働きが機械的に起きているならば、**全体でその機械に必要とされる再調整があろうし、それをやっておけば働きは協調し、またうまくいくようになる**、と思ったはずだ。

　ヒトがそこを扱うとなれば、まるでその扱いを何か他の機械のように、例えば時計の故障状態のようにするかもしれない。仮にある人の時計で、とある日30分進んで次の日に完全停止したならば、あるいは、短針の動く速度が長針と同じであったならば、その人には信じられないから、この時計の指す時間で乗りたい電車へ向かうことなどしないし、この論点をさらに進め、この人が時計を直そうとするなら、なんとなくこねくりまわしたりはしないだろう。その代わりその人は時計を専門店に預け、全体に職人の知識で正しく働く機械に戻してもらおうとするし、職人はうまくやって、どんなに古くなったり壊れたりした部品があっても再調整してその機構を復活させるだろう。時計屋はそこでおそらく提案し、**予防手段として**定期検査してはいかがかと、そうすると使用状況を管理でき、必要に応じて故障部品の修理をしたり新しい部品へ取り換えたりできると告げるだろう。こうした手段により理知的な努力がなされるなら、予防になり、この先そのようにずれた機構の時計が示すあてにならない時刻案内は起きないだろう。(註24)

　我らは驚かないし、それにしても人類は非理性的であり、同じやり方に関連つけてこうして衰退する自分の機構に応じていない。人類は理知的な道筋に関連つけた手当てを自分の機構や全般的な健康に施しておらず、どんなものだろうとまるで同一の度合いではなく、関連つけた機構を外界の自然で扱うようにはしてこなかった。人類の決断において、自分の発見したひとつの「肉体」的な欠陥に向けてひとつの救済策を見つけなければならないとしたので、ほとんど疑いもなくちょっとでも人類の概念に「救済」案が浮かんだとたんに、他の可能性にある考察は排除され、いずれにせよ、原因（単数も

しくは複数)が「肉体的」衰退にあるのか、そこに心身の原理が含まれるのか、あるいは、(もし仮にこの原因が発見され) **手段を吟味すること**で望ましい「結果」(救済策)を確保されうるとしても、無いことにされる。この決断は端的に、結果として潜在意識からなり、それゆえに非理知的な手順からなり、ということは意識的な理性の反映ではない。我々がすでに指摘したように、異なる結果などおよそ期待できず、こんな初期段階の人類発達を鑑みると、今日、この20世紀においてさえ、問題は心身の不和であるのに、接点を過去と同じ原始的な「救済」の外観においた理論に基づき実践されている。

人類の意識による理知的な道筋があり、それが応用される関連付けに外界での行為があるけれども、関連付けは自己の心身有機体には及んでいない

ここで根深いがしかし不愉快な事実に真正面から向き合わねばならず、その事実とは、文明社会における人類は決して発展するように自ら(つまり、自分自身)を扱っていないことであり、人類は進歩した事項を自分自身の外側に置いている。たとえヒトが理知的な**手段を吟味すること**で調整し目先を変えて、自ら使用する様々な力学を自分の発見した外界に及ぼすことができたとしても、ヒトは未だ応用していないから理知的な原理のない自分自身の有機体において懸念がある。ヒトのかじ取りでは、こうした最高傑作である心身機械をずっと敏感かつ精巧な働きにして、最高に複雑な人工機械を凌ぐにあたり、潜在意識的な指導による感覚的評価に任せてきたし、気付かないままに、こんな感覚的評価の行方は我らが見てきたようにますます信頼できなくなり、これ見よがしの進歩をする文明社会となった。[註25]

我々全員のよく知るように、言葉による冒涜があり、ある知識として、その行為のなされるところにこうした分野がある。しかしそんな言葉の未適用なところに、私の気付く範囲で、関連してそんな使い方をする心身有機体としての人類種がいる。それにしても冒涜にはならないのか、経験してきた文明社会の過去二千年間にわたり、人間は心身有機体を指揮し利用し行為する暮らしを潜在意識的で無意識的な計画にずっと置いてきて、それに伴う結果

として、歪（ひずみ）と欠陥が助長され固定化されたのだ。調節すれば素晴らしい心身機械になるとしても、それがずっと害になるほど干渉されたならば、まるで協調不全な役割が大部分を占めながら、そうして現実に作動するこんな機械となり、こうした干渉の結果として、低次な水準を全般的な機能で示す有機体となる。

昔々、身体や四肢は人類を「形成する型」であったし、彫刻家や画家に霊感を与え、喜びや尊敬を持って「美しい物事」とされ左右は整っていた。我らの時代では、しかしながら、圧倒的多数の人々の有機体を描写するなら、多かれ少なかれ不格好に誤調整され左右が不揃いだ。ぎこちなさと見苦しさに変遷すれば優美さと詩的な動きはなくなり、均整の取れた四肢は不格好になり、心身機構の働きは有利どころか不利に向かう。

要約すると、我々の見てきたところで、ヒトが「肉体訓練」を選んで救済策とし、その目的を自分で認知した肉体的衰退へ向けていながら、どれほど見過ごしているかであって、それでは確実に重大要因が抜け落ちている。第一に、ヒトの除外した観点こそ事実であり、自分の発達させた状態を信頼できない自分の感覚的評価に置いていて、それ故に、もはや信頼できる案内による心身行為をしていないことだ。第二に、ヒトが思いもよらず、自分の身体はある協調状態に置かれた機構だと知らず、それゆえに誤誘導されながら特定の救済策を選んで特定の悪状況に応じているとしても、そこでその代わりに、広い視点から全体を眺めた全般的な線に沿って、**予防の原理**を用いるならば、その原理によって、ある状況の協調状態が全体の心身機構で修復され維持されうることだ。とりわけヒトは適用しておらず、自身の問題に一つの偉大な原理として、私の主張する人類の満足いく進歩を文明社会において拠り所にしてこなかったけれども、それを逆に言い換え、当該原理に沿うようにすれば、**よく考えぬいた理知的な手段を吟味して結果を獲得することができる、**となれば、表側に旧式の潜在意識的な計画が出ていて、こちらの働きはあてずっぽうにやりながらすぐに「結果」を欲しがるものだ。

我々のこうして得た明確な理解に根本的な道筋があり、それは道半ばであり、初期の日々から人類種のやってきたものであるけれども、今日でも道半

ばにあり、大多数の人々の間で、確実に心理的な瞬間において未だ行為が同様のやり方にあるならば、自分らの先祖がいわゆる暗黒時代にやっていたものと相変わらず、そこで直面する同様の問題に対して、未だ働きを潜在意識に置きながらすぐに「結果」(「治療」という考え)を得ようとしているし、その代わりに、まずよく考え理知的に**手段を吟味**すれば自ら欲する「結果」を手にすることができる(予防する考え)のに、こちらはやっていない。

確かに本当に何らかの部分修正はあちらこちらで起きている。私は喜んで認め、我々のうち少数派の人々が実際に試み分析している自分自身や他者の事例があり、そこで病気や不具合が懸念されている、がしかし私が後ほど紹介するように、彼ら全員の試みにおいて「治療」を起こす手段をある**特定の**救済策に置いており、その代わりに、対処するそれぞれの問題を**全般的な**基盤に置くようにはやっていない。

これを同様に当てはめると、様々な形式のいわゆる精神ヒーリングとしてクリスチャンサイエンスや自己暗示やニューソートなどがあり、最近の流行になっている。こうしたものは単なるひとつの反動であり、初期の考えによる「身体文化(体育)」への反発だがしかし、こんな反動をする生物は全て潜在意識的な調整を受けているように、こうしたものは反動にすぎず、ある極端からもう一方の極端へ行く。というのもまるでそのほとんどで、我々の試みにおける進路は潜在意識的な段階にあると見えるからであるし、我々の傾向で動けば極端からもう一方の極端へ移り、そこでうまく認識していなければ、危険に陥り、ある時点で我々が比喩的に頭をぶつけて、何か不測で未知の力学となる大自然に立ち往生するまでそのままだ。我々はそのときたぶん自分の足跡を後戻りするがしかし、やり始めてもやみくもに別方向へ行くだけなら、ある時点で、我々の到達するもうひとつの極端(ある道筋で結局は補償のやりすぎ)になるまでやって、その時に大自然が再び急にやってきて我々はもう一度止まれと号令をかけざるを得なくなる。我々の進路を潜在意識的な指導下にとると、これを言い換えて思い起こせば、ヒトが藪の中で迷うと、そんなヒトの気付いていない信号があり、自分が感情的にかき乱されていないのであれば、その信号により自分の観察をせずにはいられなくなる、というのも、さまよいながらぐるぐる回りになる長く悲しい実体験の後

に発見する自分自身の立ち位置は元の開始地点になるからだ。責は、こうして習慣で慌ただしく極端からもう一方の極端へ移るところにあり、すなわちひとつの習慣として私が指摘したように、まるで手渡しで潜在意識による指導や指揮のなされるところにあると見えて、こんな傾向に沿えばまさしく、通り道は狭くて危険な脇道になり、その代わりとなる立派で幅広い真ん中の軌道を通らず、従って我々の計画による文明化は明らかにかなりの失敗に終わる。

有害な概念、心身有機体を分離すること

　未だに一つ別の観点に置かれた事例を私の強い**意図**によりここで紹介するのも、それが典型的にあらゆる誤りを示すからであるし、ヒトの作り上げてきたそんな誤りは自分で問題解決するつもりで暮らしている文明社会において、頼りの綱を潜在意識的指導に預けているところにある。こうして採用された「肉体訓練」や様々な手法となる「精神療法」を特定の救済策として人間の病気に向けるならば、ヒトの作り出した恣意的な試みは分離となり、心身有機体をぶつ切りにして自分の定義した身体・精神・魂にする。^(註26)
　さてバラバラに扱うならば、どんな有機体であろうと部位に分けることで機能を満足いくようにやろうとすることになり、これは不合理な主張であり、同様に不合理なのは、例えば、期待する最高の結果を他のどんな機械でもバラバラにして得ようとすることであろうし、つまり、変速機系機構を取り出して内燃系や操作系機構と分けることである。
　おそらくこうした不合理な概念の根源があり、感情的に混乱した状況が起因となって大方の不合理な行為や信念に至り、全般的に見つかる関連付けは恐怖となり、何らかの形態を示すだろう。混乱した状態に放り込まれたヒトがまず試みて見つけようとする「救済策」があり、それで心身の衰退に応じようとすれば、自然な結び付きで関連付けられ、根源的な恐怖となる。というのも恐怖はいつでもヒトの道連れだったからだし、ごく初期の時代から、そんな恐怖が健全であろうと不健全であろうと、恐怖の拠り所にはそうした状況が含まれていて、これを言い換えると、どの事例でも形態として病気を

示しており、その病気に対して低次な進化にある生物は「救済策」を発見できなかったことになる。第一の法則としての定めで、ある生物が別の生物をエサにするのは当然なことであり、衝撃となる新しい経験群があり、無知なまま大自然の単純な法則にさえ気付かず、必然的にこうなった。逃げ場はなかった。どの生物でも、ヒトであろうとそれ以外であろうと、生存にあたり常に予想される攻撃があり、大自然における外敵からのものだった。我々の小さなカナリアはそのずっとずっと前の先祖から籠（かご）の鳥であるのに、これを見ると、未だにあちこちを心配そうに素早く見渡しながら一粒ずつ種子をついばんでおり、ごく初期の種属のようだ。

　容易に理解できそうで、どんな結果が雷で引き起こされるか、例えば、雷鳴を初めて耳にした素朴な生物はまさに自らの生存の拠り所として、適切に反作用してこんな刺激に恐怖を示し、さらに想像するとその生物の脅える様子まで見えてくるようで、初めて稲妻の閃光を目にすればそうなるだろう。疑いようもなく、ごく初期の段階からヒトは反作用をこうした恐怖に向け、まるでそうしてずっと、隠れ家を超自然に求めるかのようにしていた。実に、文明社会の人間は長年お祈りなどしてきていないし、中には祈る行為をバカにする者もあるかもしれないが、ご存じのように、船が難破する状況などに出くわせばひざまずいて本能的に祈るだろう。こうした事例に恐怖の司る信念があり、旧い原始的な潜在意識が支配者となるがしかし、人々はおそらく、ひざまずいてもそこに気付かない。

　そうなると原始人もそうだったかもしれない。呆然とするほど恐ろしい雷鳴や稲光があれば、原始人は縮みあがり顔を手で覆い、ぶつぶつ意味不明なつぶやきをおそらく「何ものか」に向けただろう。しばらくして恐怖の発作が収まってくると、その原始人は自分の顔から手をのけて、そこで想像できるように、初めに目に留まった木や石を脅えた目で見つめてからひとつの印象を持ち、ある力（ちから）で自分は救われたのだと、何かすさまじい運命から逃れたとするだろう。ここから発展して木や石でできた偶像を崇拝したり様々な宗教的儀式になったりしたことは我々にも馴染みがある。

　我々のたゆまぬ熟考により、あらゆる移行段階を経てこうして発達したとわかるがそれにしても、時代が移りキリスト歴（西暦）以降に、どんな形式

で原始的恐怖が現在もそれ自体を顕わしているか見えてくる。

　こうして我々の見つけたように、たとえ人類の恐怖が修正された事例に雷鳴や稲光が挙げられるとしても、さらにその他の脅威にヒトが今では馴染んでいたとしても、深刻さは相変わらず新しい不慣れな領域に存在する。そしてさらにこうした根源的な恐怖である未知の世界にもまして、新たな形式となって恐怖はヒトに襲いかかり、そこに関連して偏った発達を助長する人間有機体になる。というのも、偏った心身発達に内包される不満足な均衡状態があらゆる側面にわたれば、不満足な均衡状態に常に関連して恐怖を生むからだ。我らが観てきたように、人類が門をくぐってからというもの文明社会における人類の発達は速度を増し、いわゆる精神的側面において進んだ一方で、いわゆる肉体的側面において実は衰退した。ヒトがこのように構築した自己の内側に、二つの力学があり、まるで一方の作用が他方を押さえつけるかのようになっていたら、ある時点でほぼ、ヒトの発達は二つに分かれた実体として「肉体」と「精神」を隔てるかのようになされたことになる。そうして衝突する要求となり、こうした「分かれた実体」の引き起こす干渉が心身の均衡に及んだので、そこで生み出されたヒトの状況により内側へ向かう恐怖がある、と私は言及するし、これは今日あまりにもしょっちゅう「神経異常」と呼ばれている。[註27]

　こうした新しい恐怖がある、つまり、**実際には恐怖が自己からなる**、とすると、徐々に大きくなって、ある時点でその存在が認知され切迫した問題になるのだから、ヒトが解決をこうした問題へ向けるところに我々の直面する概念があって、それを眺めると、最も有害なものだと、仮にも、熟考する関連をヒトの進化的な発展においてみればわかる。

　そんな概念を提示すると、この概念で分離された人間有機体となり、部分の呼称は魂・心・体となる。人によっては熱心にこうした分離をやるつもりであり、従順に、自分勝手かつ不合理な概念に沿わせて発達させようと、各々の三つの部位でその呼称が魂・心・体となるものを特定し、それどころかさらに階級区分まで作って、まるで、こうした部位間でこんな最終手順を取れば回復になるかのように、「習慣的な思考」やそれに関連するその他の領域に対応するつもりでいる。確実に人によっては信念を持ってこうした分離を

やっているが、そんな人々にとっても、その知識となる道筋は大自然のものであり、そうして指示する地点では身体の役割がとりわけ重要になっていなければならず、そうなると関係性は他の部位に対してそんな繋がりの中で、体・心・魂とされていなければならないことになる。

　読者は、我々の主張としてここまでにお知らせしてきた以下の事実がおわかりだろう、すなわち、

(1) （ある事実として）規則群は道徳や社会やその他の指揮のなされるところで既に確立されており、キリスト歴（西暦）と称する時代において、この結果は人間の概念から生まれたものである、そうなると

(2) 人類に責任があるというのも、こうした概念それ自体が生産物としてそんな心身の実体験から生まれたものであるからだし、そこに含まれる潜在意識的な試みを受け継ぎながら非常に低次な段階にある進化的道筋から、つまり我々の呼び方で文明以前の段階から、高次の段階へ、つまり我々の知る文明社会の段階へ向かうところにいて、そうなると

(3) こうした過渡期において人類の使い方や発展は、いわゆる精神的側面における進行がかなり大きな比重を占め、比較していわゆる肉体的側面では小さくなり、その理由があって、いわゆる肉体的側面において、人類の使い方や発達は既に到達した高水準にあり、そこで起こり得る将来的な発達はそちらの側面において（発達がそうしてわかれば）それほどは大きくならず、未発達のいわゆる精神的側面ほど進行しないからだ。そしてまた、新しい生活様式において相対的に減る方へ要求される前者（肉体的側面）があり、増大する方へ要求される後者（精神的側面）があり、

(4) そんな側面が文明社会にあって、新しく増大する使い方や発達がいわゆる精神的側面でなされると、それ相応に次第に減る使い方や発達の少ないいわゆる肉体的側面となり、比較するなら、そんな初期時代に人類は野山をほっつき歩き日々の食べ物や他に要るものを求めていた。

(5) こうして新時代が始まり、そんな実体験をする生物は人類と呼ばれた。そこで始まった干渉が、協調した使い方や発達する心身有機体にもた

らされた。
　全てこうしたことから認められ、ある地点に至るまでは、いわゆる肉体的な道筋がかなり高次に発達し、そうした成り立ちで導いたり案内したりする要因により人間は行為したとわかる。だとしても、かなり短い期間において相対的に未使用であったけれどもずっと急速に発達し相互依存する道筋において、いわゆる「心」の掲げられた高い地点は「身体」が人間経営におかれた以上に高次になったし、単なる入れ替えによる懸念として、喜び勇んで「魂」が持ち出されると、「魂」についてヒトの知るものはさらに少なく、ほんの少しわかったつもりの「心」やその作用と比べてもずっと乏しい。
　まさしくそんな概念で分離や階級区別された「体・心・魂」となるし、そうして示される存在は通常の性的刺激を上回り、それが広がるときっとある状況で均衡を崩し、どこかがやりすぎの方向に行くだろう。我々に学習可能なところで貧弱な身体は不名誉であり、観点を「肉欲」におくと、それ自体が自然な結末として協調不全から生じているので、仮に、我らの判断基準を特殊な規範や慣例に置き、それが定式化されたとすると、主な結末にこうした不均衡な状況があるし、まるでその現れ自体が性的側面で起きたかのように見えるだろう。そうでないならなぜこの側面を特に選んで非難するのか、よく見れば、上手に必要性や欲望を生殖系で満たすことは重要であり、同様に、満足に必要性や欲望を消化器系や呼吸器系で満たすことは重要であり、どれも健全な個人や種のためであるとわかるし、結論として、満足に感覚的な要求や必要性に応じるこうした三つの体系が普通に健康で節度のある使い方にあって乱用が無いのであれば、理にかなっているではないか。有害な過食と唯一同等になるのは有害な暴飲であり、そして、確実に最終分析がなされたら、乱れた性的行為の激しくなる由来は過食か暴飲のどちらかまたはその両方にある。ヒトあるいは動物を粗食条件に置くと、明らかに特定の欲望となるやり方を性的交渉に起こさない。実に正反対が証明され、そんな法則を示すだろう。
　まさに、こうした考えで「分離」された人間有機体は純粋に独善的な概念で形成されていて、当てはめようとするうんざりした前提があり、人間は、たぶん全力で正直で従順な魂を組み合わせて作りあげた規範により、自分自

身に向けてがんばって満たそうとしながら、そんなところでよく考えて必須要素とした要求から宗教的理想を掲げている。

　こうした誘導で必然的に恐ろしく堕落した概念に至り、それが原因となり、男女とも実際に肉体を痛めつけたり切りつけたりすることをまるでひとつの道筋にして、天国に至る通過儀礼の真正な原理とする彼らの地に臥す存在になる。

　しかし限界までは、破壊的な作用をここまで詳細に吟味する道筋で示したけれども、まだ達していない。この道筋は、いわゆる教育の進展に連れて、この原理で階級区別のなされる有機体内部において助長され大きくなる。同時進行で助長された教育により、ある思想が培われ、不整合な知識が特定の側面における要素となり、間違いなく決めつけが起こり、ある人を区別し、無知であるかそうでないかをはっきりさせるべきだとされる。とある男が立派なお手本になったり、とある人がずいぶん蘊蓄（うんちく）のある常識人とされたり、さらに理性的な知識人とされたりするかもしれないがしかし、もしかしてその人が精通していないと判明し、あらゆるやり方で採用された課程が大学や専門学校や短大などにあるこの時代に取り残されていたなら、その人の分別は無知だとされうる。

　次の話題に続けると、あらゆる事項のうち最も愚かな概念の形成される由来は潜在意識に調整を受けた人間の関与する教育にあり、概念として同類なものは、ある思想による階級区分、言い換えると、多かれ少なかれ拡大する侮辱、となるし、いくら才能があってもこれは存在し、階級区分により無知とされる人々がいて、とりわけ仕事上の要求でいわゆる肉体的なものが多くなりいわゆる精神的自己が少なくなる（つまり、教育専門家の観点からはそうされる）人々への扱いがあると同時に、全体に理不尽で大げさな称賛の与えられる人々の仕事があり、こちらの職業を結論付けると、そこでの要求はほとんど例外なく「精神」的とされている。(註28)

必要な統合と単純明快さ

　我々はただじっくり考え、以下の事実を悟り、どこまで遠く人類が旅をし

てきて、元来の基盤としていた基礎的な生活から離れたのかを知らなければならない。というのも既に示唆したように、開始点では統合があったはずなのに、そこで、理性に奇妙な欠落が生じることを許し、有機体にそんな人類の過ちとなる分割を起こしたからだけれども、有機体の満足に発達する唯一の可能性は不分離な心身統合体にある。

　私の最近行った議論に、上記や他にも同じような事柄があり、その相手だった科学者は次のような質問をしてきた、「どうして我らは見過ごし、こんな重要な点を長らくほったらかしにしてきたのか」と。返答として、私の拝借した言い回しは現代の慣用表現であり、「人生はあまりに複雑になった」と。私の見解として、我々にはここを核心部とする全体の問題があり、思い切って預言するとまず、我々の難問を解明するつもりで恐ろしくこんがらがった繋がりにある我々の現在のあり方を何とかするより前に、我々は完全な**一旦停止**をしなければならず、それから振り返り、意識的で・素朴な生活で・信頼して統合に根差したあらゆる事柄をもとに・行為をひとつ実践的なやり方におき、関連する特別な法則や原理を含ませなければならない。

　真っただ中にある世界的悲劇においてこんな我々が証人となった現代であり、悲劇はまるで増大へ向かっているように見え、一方の減少へ向かうどころかその激しさは増し、休戦協定が宣告されたりそんな働きをする調停者がいたりしても、確実に、当然ながら各個人が立ち止まるなら、つまり、私の意味付けに最大幅をもたせるなら、何度もじっくり考え、あらゆる詳細まで想定した知識について、とりわけ「心理的な」知識について、その由来が一般的な教育、つまり宗教や政治や道徳や倫理や社会や法律や経済などの訓練にあろうとも、自己に問い直しながら真っ直ぐな疑問を投げかけると、「どうして私はこうした事柄を信じているのか」、「一体どんな道筋にある合理性から、私はこうした結論に至ったのか」となろう。

　仮に我々が公平で率直に自分自身を扱いながら、観点を、自らの大事にしてきた考えや理想に置いたならば、その解答は第一に明確な衝撃を我々に与えかねず、人によっては、実に、ほぼ卒倒する一撃になる。というのもこの真実に触れると、我らは、大方自分で想定していた知識が本当の知識ではないどころか、あまりに頻繁にご自慢の真実は妄想にすぎないと知るからだ。

たいてい我々の目覚める事実があり、概して自分の大事にしてきた思想や理想は捏造品であり、いかなる道筋であろうと合理性に程遠いと同時に、それは不合理な道筋にある衝動と呼ばれる不均衡な感情や先入観であり、すなわち、無数の考えや理想の関連する心身状況が助長され、信頼できない感覚的評価の役割によって誘導されてきた。

必要とされるのは代替手法であり、全側面で予防へ向けた原理を全体的な基盤とする、つまり様々な「治癒」手法をある特定の基盤に据える

これまで見てきたように、信頼に値しない感覚的評価は過去も現在も続いていて、その関連で全般的な衰退が生じ、そんな水準で不健全な人類となっている。結果として、ある事柄を決意するにあたり人類の概念や思考は過去も現在も制限され、その由来をこうした信頼に値しない感覚的評価に置きながら未だにそちらへ向かうヒトは、従来通り、誤った結論や決意を土台にしており、そこに新しい問題が次々と立ちはだかる。他の何よりも、我々に見つかる際立った実例があり、誤った概念の行先は不均衡な判断であり、その判断に関連する信頼に値しない感覚的評価があり、人類が選んで特殊な「治療」法をやりながら「結果をすぐに得ようとする（end-gaining）」原理に従っているところになり、要するに、「身体訓練」よりひどいものはなかろう。それは、人類の誤った推論によって相当な価値を置いた原理であり、予防や「治療」を許可しながら無理やりこちらを選んでいるがしかし、見向きもされない「手段を吟味する（means-whereby）」原理があって、こちらの中身にこそあらゆる予防的手順がある。

我々の手に入れた証拠に同様の不均衡な判断があり、あらゆる他の領域で企て改善しようとしてもヒトの懸念を生んでおり、こんな誤った決意や見解による結末が不均衡な判断としてこうした側面に降りかかると同様に誤った人類が形成され、そこで選択した特定の「治療」法により自分の企てで阻止しようとする波があっても、全般的に衰退する。どの世代も陥ってきた全く同じ過ちはこうして繋がり、このやり方で積まれた荷重にさらなる過重が積

まれ、同じ分だけの必要性が「治療」法に向けられて増加し、さらに増え続ける配分となり、その調子でますます山盛りになれば、背負わされる人々は次世代に至り、こんな負担にそのうち堪忍袋の緒が切れるだろう。もしかして、この手法の行先がこうした望ましからざる状況になると一度でも見直す人がいて、その人に重要な任務を委ねて、継続するこの計画を文明化と称する我々について報告してもらうならば、たぶんその人は、貧弱で、潜在意識に指揮された人間で、慌てて乱暴な極端からもう一つの極端へ向かう途方もなく野蛮な20世紀の脅威だ、という文言にするだろう。そんな見直しで示唆される豊富な証拠により、低い水準でしか信頼できない感覚的評価にいる現代人とわかるし、そこを原因として人々は偏向しながら数多くの方向へ進み、結末として自ら妄想に陥る実体験をめくらめっぽうあまりにも多くの側面でやっている。大惨事の続きとなるこうした実体験は科学的に死をもたらす機械とわかるし、例えば、まったく同じやり方にある行為はまるで、子供に相当量の火薬やマッチを与えることだろう。歴史家はこの百年か二百年においてそれ故に提供できる証拠があり、そんな心身状態にある人々の20世紀に目に余る事柄があり、この観点において人々の進歩はほとんどなく、進化段階は石器時代の原始人とさして変わらないけれども、その一方で、歴史家の観る人間行為を1914〜18年及び1939〜45年の間に限って確証すると、最も懐疑的にならざるを得ず、人類が現代に発達させた新しい形態にある悪魔性や残忍性は群を抜いており、最善の努力にあった有史以前の人類は敵わない。

　もしかして我らが決断し、それにしても現時点で振り返って私の提案したようにやるならば、我々が見落とすことなどほとんど不可能な心理的瞬間を迎え、人類の実体験により疑いようもなく到達した拡大へ向かう深遠な考えを持ち、そんな原理によって予防し最大に応用しながら人類の必要性（あらゆる「肉体」的・「精神」的・「霊」的な側面において）に携わることもできて、まるで、そうして現わされたのも我々がこうして現時点で世界的危機に置かれたから、となっていたかもしれない（がそうはなっていない）。調査により示される数字があり、人間の活力を提供して予防と「治療」とをやっている20世紀において、あらゆる側面でおしなべて云えるのは9割が「治療」

を選び、残りは１割になることだろう。つまりこれは、数千年を経たと想定される文明社会で、食料を施すと表裏一体である。というのも、ある考えで探し求めて取り入れる特定の「治療」には起源があり、我らの観てきたように、そんな実体験は低次な進化型の人類種に属し、ある初期段階の人間発達により生じるからだ。そこに伴う人生観が狭く制限されている理由は、そこで典型的な企てをする人の性分により手に入れようとするものが目の前にぶら下がった「結果」であって、何の熟慮も包括的な課題も無いからだ。

　我々がそれゆえに直面する事実は今までほとんど気付かれておらず、我々の採用する原理で「治療」するとそこに関連して、「結果をすぐに得ようとする」手順になると同時に、それを基盤にして企てる修繕をあらゆる領域に及ぼそうとしており、その意味付けをすると、土台からあまりに多すぎるほど我々が後生大事にしている理想や信念体系が置かれ、今日においても全く変わらず組成は直情的な手順にある、つまり、我らの遠い先祖の捜し求めた「治療」法が何か特定の薬草や果実にあったのと同じだ。

　その一方で、計画に沿った暮らしをするなら、予防の優先される原理になり、そこに含む働きには目の前の「結果」を求めることなど置かれず、言い換えると、それを採用するにあたりむしろ広範囲に建設的な基礎を取れば、制限はなくなるし、人間的に言うと、生産物は意識的に確信され意識的に実行される計画からなり、端的には、その概念はひとつ高い進化型にある人類種のものだ。

実例１

　私が勿体ぶって読者にだらだらと明確にするための記述などせずとも、不合理な関連にあるならば、あらゆる手法による「治療」など不要だ。さて、三つの実例を出すとして、まずはいわゆる「肝臓治療」としよう。

　とある男性はなんとなく気分が悪くしんどく、この症状は一年かそこら続いていた。とうとう診察を受けたら、担当医師の云うには、肝臓がよろしくない、と。処方により、カロメル錠か何かそうした薬剤（訳註）を摂取しなさい、そして帰宅すれば確かにこれで全てがすぐ良くなるだろう、と云われ

た。「処方箋」をもらったし計画は単純明快だ。仮に症状が再発したとしても、やらねばならないことはただ単に処方された数だけ錠剤服用をすることだ。こうして採用され、全体の項目にこうした「治療」法が挙げられる。

(訳註：カロメル、塩化水銀（I）・甘汞、あるいは無機水銀イオンやアマルガムの総称。一般に溶解度の小さい無機水銀は、体内に入っても害は少ない。しかし、塩化水銀（II）のような可溶性無機水銀や水銀蒸気は有毒である。)

この時点における私のお願いとして、読者は判断を少しお待ちになり、私の立脚点を提示し証拠をこの方に差し出すまでそのままでいて欲しい。我々、すなわち20世紀の人々が誇る自分自身は自分らを理性的人種としているし、言い換えると、どの比率をとっても、我々の利用する道筋は理性的なところにずっと多くの側面を置き、祖先の居た数世紀前より進んでいるとしている。もしそうであるならば、どうして、この理性的な道筋のほとんど働いていない関連で問題が生じ、その解決に、我々の現在と未来の健全な存続がかかっているのか。

じっくり考えるとして、この方はどのように我らの取り挙げる理性を持っているのか、どのような繋がりを鈍い肝臓とカロメル療法に置いているのか、そこを観てみよう。実に理解できることがあり、それは、この状況で急性発作になれば、彼の従うべき指示は医師にもらったカロメル錠剤の服用であり、しばらくすればすっきりすると彼が考えたように、危機から逃れるようとすることだ。しかしどうしてこの重大案件はそこで終わるのか、少なくとも彼の個人的懸念は続いているではないか。この人はたぶん気付いていたし、問題はかなり長期にわたっているのに今頃になって医師のお墨付きが付き、自分の肝臓は著しく動きが悪いとされた。案の定、前々から薄々これを疑う自分がおり、そのように導かれた結論の論拠として現存する確かな症状群があるうえに、その知識には自分の座業中心となる生活や自堕落な特定飲食物の摂取が上っており、それを特に甘やかすように、決して信頼に値しない感覚的評価（この場合は特に味覚）に従ったために成るべくしてなった症状だろう。もしそうであるなら、誰かがこの人に期待することは何か知的な認知であろうし、本当の現状を示してもらうことにならないか。そうすれば何も要らず、特別に様々な言い訳などせずとも、彼にうまく取り組んでもらい、明

快な事実である自らの事例を示してもらえる可能性がある。しかし残念だが彼には思いも寄らず、危険な力学を超えられない。型にはまり、単に受け身で「治療」されるままに自分独自の病気にいるとなればこの二十世紀においても、この人の続ける行為は相変わらず「結果をすぐに得ようとする」原理に基づいた手順であって、それを許した祖先を四千年ほど遡れる。この人は一度も採用したことが無く、自分自身に対しても困難に遭遇した側面で心身を健全にするためにも、他の原理など何もなく、働きを即座の「結果」へ向ける原理だけをやってきた。こうした側面でこの人は一度も採用しなかったけれども、特別な計画によれば、筋を通し第一に常識となる**手段を吟味**して、ある「結果」へ確実に至るだろう。どうしてこの人は今こそやるべきなのか。彼は単なる潜在意識に乗っ取られていて、この人の内側をこうして関連つけると、その道筋に理性がない。

　興味深い事実としてそれにしても薬の信奉者がいるし、実はカロメルなどでは、いわば救われない自分の肝臓疾患を知っても、きっと次々とどこまでも他の薬を試し、たとえ数えきれない失敗になるとしてもやり続けるだろう。こうしてお見せすると、一つの狭い溝の内側にいる彼は用意周到に変化をもたらそうとして、実に合理的なつもりで、例えば、もし仮にカロメルがうまくいかなくても、ポドフィリンなら確実に肝臓特効薬になるとしかねない。がしかし、彼のしがみついている「治癒する考え」は石器時代のものであるし、その論拠は自分の信頼を薬物に置くところにあるのだから、こうしてとり残されるのは本当で、有害な習慣の最たるものとして彼の受け継いだこの習慣は種の本能だ。しばらく考えれば、こうして有害な本質の作られる道筋が浮かび上がり、上記に描写したところで、皆さんの手の内にあるヒトがたぶん進歩したつもりで、未だに、しがみついたまま原始的な手法による「治療」をしているとわかるし、そこでその代わりに採用する唯一の原理があり、ひとつ高次に進化した理知的な人類となれば、そこで確信し十分に耐えられる、つまり、偉大な理解に基づく原理で予防することができるのに、こちらはやっていないとわかる。もしかして、あらゆる人類の決意により自ら理性的道筋に沿っていたならば、制限されたこんな狭い溝にはまることもなく、夜明けが訪れたに違いないし、自分の肝臓疾患は特別な兆候であって、何かおかし

な機械系が有機体全体にあると知り、ある概念から生じる傾向により自分で原因を作っていると知り、自分で熟考しながらそこで指導や調整をする道筋を含ませていたはずだ。

　というのもある時点で、とある機械において、生命機械であろうと生命の無いものであろうと、進行した機械的欠陥があれば当然、機械の機能は最大ではないからであり、それでも継続使用すると、その機械でこの欠陥はますます顕著になり、そのうえ現実的に欠陥箇所が増えるからだ。明らかにその時は、第一に、機械的欠陥が認知されたらすぐに考えられうるあらゆる手段を用いて修復し、最大の水準へ機械的機能を戻すべきだ。これを成し遂げるためには、ある知識として動力・調節・先導・指示などをする原理が機構的に必要とされる。本案件は人間機構にあるから、心理機構的原理を知識に含まなければならないし、協調した使い方へ向けてこの知識の映し出す存在があり、感覚的評価が信頼できなければならない。

　というのも全ての事例、つまりいわゆる精神や肉体に不具合があるなら、現われている不全や欠陥はそんな使い方をする心身有機体にあるからだ。仮にもこの知覚登録に関連付けられたこんな有機体の継続する文明社会で、これが信頼可能ならば、いかにして、こうした不全や欠陥が助長されようか、満足いく協調をする人に生じるだろうか。そして仮にも、この知覚登録があまりに信頼できず騙されているので、ある人の助長してきた不全と欠陥が普通の行為となり生活に根差していたならば、いったい何が期待できるのか、ある結果として、ヒトの行為は治療や他の側面にわたっているし、仮にも、ヒトの継続する指導が全く同一の不完全な知覚登録に任され、そうして惑わされ続けてきたうえに今なお惑わされそんな人に毎度おなじみであるならば、どうするのか。[註29]

　時期として遠からず上記の事実は広く認識されるだろうし、そうすればそのとき明確にすぐさま我々は決意をして何とか除去にあたり、心身的な不全や欠陥をなくすべきで、そこで、第一にやることは獲得することであり、つまり、少しずつ信頼できる感覚的評価にする道筋において再教育や再調節や協調などをやり、建設的で意識的な指導や調整に基盤を置くことだ。

実例 2

　ここにある重要な論点は残念だが看過されており、あらゆる治療的側面で見過ごされた結果、一時しのぎで「結果をすぐに得ようとする」特定の手法が蔓延しており、そこで適切な描写をすると、これが見られる領域は外科分野になる可能性が高い。あらゆる物事の繋がってくるこの論点でしかしながら明確に致したく、私は不遜でないし、最高に評価できる外科手術が特殊な側面でなされている、つまり、適切な結果の生じうる高い技術に基づく手術がこうした側面で起きていると存じている。しかし私の望みを申し上げてよろしいのであれば提案させていただきたく、その提案は外科医の論議を将来にわたってはるかに有益にするかもしれず、人間性において、現時点の外科医の論議を上回り、もしかすると外科医の拡大する領域は手術及び、医師の見解に含むさらなる広範囲の計画で予防するところに及ぶ。例えばよくある手術に切除があり、盲腸や結腸で行われている。外科医の作業は切除であるし、こうした臓器における症例群で医師の見つける箇所にある状況で衰退が示され、それを正当化した医師の結論として、その現象がこうした臓器にあることを有害かそれ以上に危険であるとする。よく観るとそれ故に、ここに延長した側面を置けば、手術は確実に狭く制限された内側にあるとわかる。外科医が依頼されて検査し、ある臓器が機能不全だという医師の結論になると、この検査により、ある段階で衰退の見られるこの特定臓器がある、という見解に至って医師の行為で手術がなされる。

　こうした手法による処置下では熟考などほとんどなされない、つまり、単数あるいは複数の原因により全般的に干渉された機能が有機体全体に及んでいることや、ある干渉で引き起こされた**特定の衰退**が盲腸や結腸などに見られたとしても単なる一つの症状に過ぎないことは知られていない。さらに私の見つけた無配慮があり、ある法則となる事実を挙げると、手術がどれほど鮮やかな技術で行われたとしても、修復されていない水準に置かれていれば、信頼できる感覚的評価により必然的に再調整したり協調したりする使い方にある機構にはならず、適切な手段で生命活動を回復するために、落ち込んだ

内臓が原因になっていたところで、胴体をおよそ普通で健全な位置関係へ戻すことも起きない。

　この論点が影響を受けない由来は事実関係にあり、ある手術の完全成功という観点があり、成功裏に切除された臓器があり、ある状態で衰退して危険の迫る患者がいた、としてもこの論点は全く影響されない。患者の回復は手術によるがしかし、たとえそうであっても、ここに何が隠されているのか。患者は確かに解放され、危機となる致命傷から逃れたかもしれないがしかし、我々の未だに直面しているところに相変わらず「結果をすぐに得ようとする」原理がある。盲腸の病気でその盲腸が切除されたから、患者の回復は手術によるものだった。ところが以下のところで全く何もされてない、つまりこんな研究例において、こうした変化が働いて心身機構や全般的な機能において予防されたのではないから、継続して作動不全や機能不全があるし、それを原因とする特殊な苦痛から余儀なくされる処置も施されていない。こうした根本にある機能不全は継続するだけでなく、向かう先にさらなる不全があって、時間経過とともに遅かれ早かれ何か別の危険な症状（発症は機能不全増加による）をほぼ確実に伴い、ある時点で、同一の一時的救済策すなわち手術が、再び必ず呼びだされ、救いを与える新方向とされよう。認知したならば、こうした事実の横たわるところで外科医に待ち望まれる道が開け、偏狭な側面で治療的作業をしているところから、向かう先はずっと偉大な成果を果たすところになり、広く深い理解に基づいた側面で予防するだろう。

実例3

　別形態の治療法へ注目すると、こうした関連に精神分析がある。この手法に勤しんでいる一定の人々が近年いらっしゃるようだがしかし、たとえ「治療」法が求められていても、私には準備があるから実際にやってみせられるし、精神分析の基礎は全く同じ特定の「結果をすぐに得ようとする」原理にあって、あまり近代的な手法ではなく、その論点は誰かの代用品だ。描写する筋立に採用する事例を、とある人の悩みに何か不合理な恐怖があり、そこである精神分析家に助けを乞い克服しようとしているところ、としよう。我々

の想定として、一連の分析中に、長かろうと短かろうとその事情に沿って指導者と生徒が一緒にもつれを解し、そこで決意して、起源となる恐怖の根底として何かの出来事か連続した出来事を取り上げ、それが生じた過去に戻り、患者の過度の興奮による恐怖反射や確立された「恐怖症」をなくそうとするもの、としよう。というのも、その目的に向かう我々の描写により、ある「治療」法を示すためだ。いったい何をこの「治療」法が、それにしても示すのか。いったいどこに根本的な変化が横たわるのか、患者の心身状況にそれが起きるのか。

　解答できるつもりでこうした質問に立ち向かうその前に、我々の考慮に入れなければならない最重要な事実があり、そこで私の注目したものはまさに本書の発端であり、すなわち、いわゆる精神的行為はその全てにおいてひとつの道筋になるという事実であり、そこで指令のなされる由来は我々の心身状態において特有の刺激を受け取るところにある。もしそうであるならば証明になり、その理由は、ある人の陥った被害として何か不合理な恐怖感があるとすると、その人はその状況における全般的な心身機能でその際に受け取る刺激に対して、恐怖という反作用を示しているわけで、その反作用は低次にあり通常に満足いく水準に達していないからとなる。(註30) 一方で、その人の状況における機能全般が正常なら、その反作用は特定の知覚刺激に対する正常な反作用となり、不合理な「恐怖症」にならない。

　続けると、この患者は我らの描写によれば確実に低水準にあり、正常な心身機能に達しておらず、その時点で確立された「恐怖症」になっている、言い換えると、患者の状態が堕落した筋感覚に据えられるのは必至であり、その結果、協調不全や調節不全や信頼に値しない妄想的な感覚的評価になる。ここで再び疑問を呈さねばならず、いったい何ができうるのかと、「もつれを解す」手順を用いる精神分析家は治療にあたって、こうした深刻な欠陥が心身の機能全般にあるとしているのか、と。精神分析家には訓練があり、修復された感覚的評価を患者に与え、そうして協調し再教育する患者の心身機構を全体的な基礎とするのか、と。あるはずがない。心身状況で容認され確立された最初の恐怖症はそのうちに容認され助長され別のものになる。ここで必要とされる全てがそんな刺激になる。

こうした手法となる精神分析はそれ故に、まるで他の手法による治療と同様に、潜在意識を基盤とする事例であり、「結果をすぐに得ようとする」試みで「治療」を施そうと特定問題へ特定手段を用いるので熟考が無い、つまり、じっくり考えた必要から修復にあたり満足いく水準まで全般的に心身機能や感覚的評価を高めるものではない。

根本的不具合のある我らの計画による文明社会で、欠陥の生じるところを認知し、重要な原理で予防し、全般的な基盤を作る

　以下に認知し実践し、この原理で予防すれば可能になり、人類は発達し、ますます高次の段階へと進化を歩み、そこで開花する偉大な可能性が人間行為に訪れ、成果を挙げるだろう。私の描写で強調するこんな論点には以下のように少なくとも理由があり、私の願いとして強く申し述べたい個人的見解では、ある根本的な欠陥を内包した計画による文明社会は少なくとも二千年ほど続いているから、別の言葉にすると、あらゆる試みで改善や改良をしようとする側面において、健全な生物には懸念があり、人間の活力は今までもそして今でも浪費されているのも、主に採用した計画の基盤となる手法が特定の治療法に置かれているからであるし、そこで、別の原埋に基づいた予防がなされていないからだ。もう長いこと私は苦労して取り上げ、こうした点を視界に入れるように持っていった相談者がいらっしゃるし、そこで私の見つけたことがあり、こんな事例における新しい生徒さんに向かって私はとうに診断を下し、悪状況が現われたのだと解説し、実際の原因（単数もしくは複数）を示し、観てわかる実践的な手順を採用し、救済策としてそのような悪状況から抜け出るべきやり方を伝えても、さらにその後になって、よくある質問で「今までの貴殿の『治療』した事例に、私のようなものはありましたか」とおやりになる。その回答として私の指摘することは、自分が請け負うつもりの「治療」方法などなく、どんなものであろうと誰に対してであろうと、そんなものはやらないことだ。[註31] 私の観るところ被験者は目の前にある傷んだ機械にすぎないし、それはあたかも目に余るほどひどい使い方のなされた機構であるから、不完全な知覚による指揮や指令をするところに光を当

て、自分の経験則から「誰かに修復可能なこの機械で、機構的作用を改良し、新しく満足できる知覚的指揮や指令を構築し、健全な協調により心身有機体を全体に修復するのか」と自問する。裏を反すと、別のやり方で除去して特定の症状を直接的に無くすこと（「治療」方法）をやらないし、そこで、私の努力により生じ、こうして再調整する有機体がひとつの全体になれば、症状だった問題の消える道筋となるし、新しい状態が継続（原理を予防に置く）された時にはおよそ再発もない。こうして暗に、本件における生徒諸君の長い道筋がほのめかされているのも、この意味はひとつずつやり直すところにあるからで、満足できる新しい心身の使い方によって生徒は協調し、この道筋を基盤として理知的に進まなければならず、どちらかというと、盲目的に受けいれる原理は含まない。我々の対話を終了する時点で、私なりにじっくり考えてみると、どんな疑問であろうと未来の生徒さんに生じたならば、私のお願いとしてそんな方には拙著を読んで研究していただきたく、原理はそこに書いてある通りであるし、そのあとでもし、その方が理解し信頼できる原理とされるならば、私のお勧めとして、そんな方は私のところへおいでになり手助けを受けるべきであろうがしかし、それ以外にあろうか。本当に真剣にやって欲しくないことがあり、その方の訪れる理由が単にその方の信念として私の「治療」法により自分が何か治してもらえるから、とするなら来ないでほしい。私は潔く認め、どんなものだろうと時には結果として「治療」されることもあり、「治療」法と一般的に理解されているかのようになるだろうがしかし、事例として例外的な「治療」となるどんな手段を取ろうとも、つまり、一連の医療的治療であろうと、暗示や転位やその他どんな手法によるものであろうと、いずれにせよ付随してこうした「治療」法に数千もの失敗例がある以上は正当化などできず、理性的な人の試みや望みには、一連の「治療群」をこの線に沿ってやることなど存在し得ない。私の持論があり、それは、我々の迎えるひとつの段階で我らは発展し、そこであらゆる試みにより除去し、単数か複数の原因をなくす方へ行き、苦しみの介入しない範疇に焦点を当て、理性的に実践する手順でさらに広い視野となれば、苦しみは絶対に打ち捨てられる、そうなるに違いないことであるし、一方、我々がずっと以前に通り過ぎておくべきだった次元に無知や偏屈があり、それを

容認した人類種は喜んで利那的な考えで奇跡を持ち出すことだ。

　奇跡施術者がおり、そこで奉じられる「治療」手法の好き勝手な観点は二千年以上も続くけれども、こうした事実にもかかわらず、徐々に増加する悪状況や症状の複雑化が引き続き存在し、またそれゆえに呼応し、ヒトはますます必要として「治療」法へ向かう。

　私のさらに強力な見解は、事実として、人類の指導される由来は理知的道筋に拠らないので、関連した問題が健康面に生じるのも当然で、悲劇の進行する文明社会になっていることだ。1914年の危機が示したように、人類は開放した力学を自己調整できず、またそのせいで、数百万の同胞が地球上から一掃されたのだから、まるで人類には、簡単に用意した手段により自分自身を滅亡に向かわせるエネルギーがあり、過去に、指揮する先を有害な経路にして外界へ向けていたし、それにしても将来的に、指揮や調整の由来を理知的な道筋において、これを一番に採用して繋がった使い方をする心身有機体になるまでは、そのまま進むように見える。

　こうして恐ろしいほど繰り返される野蛮行為はしばらくなら中断されるがしかし、まるで白熱して燃えさかる石炭の表面に水をかけるようなものであり、別の言葉にしてひとつの道筋を提示すると、激しい度合いで熱を保った火種の表面が濡れただけでは、そのうち燃えはじめ再び炎上する。(註32)どの火種も我々の類推に現れる各個人の所持品であるし、扱いはひとりずつ個別になされなければならず、そこでもし我々の願う予防をするならば、また別のすさまじい突発を防ぐように、我々の扱う火種をあるやり方で燃えにくくして、まるで小石そのものに火をつけられるのかというくらいまでやることになるだろう。

　同様の処置により、各個人が生物種の基盤を建設的な意識調整に置くならば、そうして近づく進化段階は発展をもたらし、それが大衆となって押し寄せてももはや表に出ないほど、炎上する特性に関連した烏合の衆的な本能は減る方へ向くだろう。

　明確にその時、第一の尽力で人類は立ち上がり、深みにはまりもがいているところから抜け出し、多数者の現代的な信念により自分で自分を救えないとしているところから離れ、身を捧げ確立へ向かうことができるはずであり、

ヒトが信頼できる感覚的評価になり、その手段を意識的で理知的な指導に置いて予防するならば、繰り返される災難で今まで一連の行為をしていた男女がいて、そんな判断や意見で方針を出す基盤の多くを衰退した知覚による感じに置きながら理性なしにやっていたところは避けられるだろう。
　しばらく立ち止まって考えてみれば、たとえば、不合理の続く生活設計を基にした子どもは未来の大人であり、そうして容認され徐々に助長され、不全や欠陥の出る結果として、思春期に達するよりずっと以前に何か治療的手法による処置を採用せざるを得なくなるが、もしかして、その試みで除去にあたる不全や欠陥などは、理知的な生活設計に基づいていたのであれば決して容認されず外見にも現われないであろう。こうして理知的な生活設計に基づき、予防する原理を根本基盤においた子どもの教育があり、その意味は、開始点から予防的見通しを採用することになるし、そこでは、子供の健全さが懸念であった。
　この試みで扱う形式による教育の基盤があり、ある原理において予防すれば、矛先は数多い側面での論議に及ぶだろうし、おそらく余儀なく私のやり方で描写して提示する記述により、技術的に進化する手順を真っ向から捉えると、まるで、人々は盛んに固執して「治療」方法を出しながら、予防的な生活設計には見向きもしないかのように見えるだろう。しかし私はここで自分を解放して重荷を下ろしたいし、どんなに深刻な害が相変わらず延々と企てられ、通常の潜在意識に命令されたヒトの従う記述があり、そんな指示による何かの訓練や教練などの目的が除去にあり、欠陥や不全をなくすつもりであろうとも、そう願いたい。私が既に書き下ろした『人類の最高遺産』において、仮に、とある人がうまくやってこんなやり方で除去へ向かい、何か特定の欠陥や不全を減らせたとしても、その人の培う道筋に実に多くの別の欠陥があるし、そこで、引き続くものを私が明確にしたい理由はこうして一般に未認識な事実があるからだ。
　というのも、根本的な欠点を奥に秘めていれば、誰でも心身で起こす欠陥や不全や奇癖となり、それは不全でありたいてい妄想的な感覚的評価にあるので、ある時点において、そうした状況を修復しそんな感覚的評価（知覚登録）を再びいくらか信頼できる指導に戻すまで、**あらゆる訓練は積極的な危**

険となる**からだ。信頼できる感覚的評価はそれ故に必須要素となるので、我々の進める考察により、この部分でこうしたかけがえのない人間遺産の役割を担うことができるならば、どんな理知的で満足いく教育計画になろうとも果たされるに違いない。

　私はそれ故に身を捧げ、このあと本書で精査する部分の役割に感覚的評価を置いて、その道筋をいわゆる教育として、採り上げたこの教育という言葉に最大幅の意味を持たせる、というのも、明らかに悲劇的な証拠が我々の周辺に上がり、たとえ何かの影響が過去の教育にあったとしても、我々の巻き込まれた渦は急速に進行し、人間は心身的衰退に向かっているからだ。

　私の試みる実際的な描写で実演（デモンストレーション）するためには、確実に信頼できる感覚的評価を基盤に据えなければならないし、そんな教育により子どもも大人も、いわゆる動作に及ぶところ、つまり、習得する方法や習得される行動、あるいは、行為中にあらゆる動作をしている毎日の仕事や休息をしているところ、そこを観ていこう。

註１　用語「直情・本能（instinct）」を使って本ワークで示唆する確立された習慣は、祖先から遺伝したり自ら助長してきたりしたものだ。前著『人類の最高遺産』第６章から、「私の定義する直情（本能）とは結果であり、積み重なる潜在意識的な実体験を人類のあらゆる段階において自ら発達させ、そうして継続している我らは、ある時点で、単独であろうと集合的であろうと我らの達する段階が意識調整になるまでは、そのままになる。」36頁

註２　進化（evolution）。　本著の用語「進化」を使って示唆することはあらゆる道筋であるし、その道筋で促進された潜在能力によって生物は様々な段階へ成長し発達

し、うまくやって自らの試みで満足するようになり、そうすれば、様々な必要から常に変化する環境においても、到達する段階は建設的に意識調整する人間有機体になる。38頁

註3　適切で正確 (adequate and correct)。ここで私の使う用語である「適切」と「正確」に関連するやり方で使う心身有機体となれば、そこで理解され、用語の示唆する状態に置かれた心身機能は最良な状態になって、どんな時点でも作用する有機体はひとつの**全体**となっているに違いない。39頁

註4　結果・目的・目標（end, ends）。　私の判断によると、せっかくのご質問をくださった読者諸君ではあるが、『人類の最高遺産』に関して、かなりの皆さんがあまりはっきりと、何を意味して特別な表現としたのか、つまり、「手段を吟味すること (means-whereby)」と「結果をすぐに得ようとすること（end-gaining)」としたのかおわかりでない。努力を要するが私の意味付けを明確に適用するなら、どんなときでもヒトが手掛けて特定の「結果」（この「結果」を発達する潜在能力に向けるか、だんだん取り除いて欠陥や奇癖や誤った使い方などを無くすのか、どちらへ向かうにせよ）を成し遂げようとする際に、ヒトが手順の基盤に置く原理は二つあるうちのどちらか片方であり、そんな二つを私の呼称で「結果をすぐに得ようとすること」と「手段を吟味すること」とした。

　「結果をすぐに得ようとする」なら、その原理に含む直接的な手順を用いて、その部分から人の努力で得ようとして望ましい「結果」へ向かう。こうした直接的な手順に付随して依存が見られ、潜在意識的な指導や調整になり、それで行き着くところの事例として、ある状況に悪協調による作用が表出し、そうして不満足な使い方をする機構になり、徐々に増える欠陥や奇癖となり、今まで以上にひどくなる。

　「手段を吟味する」なら、その一方、その原理に含む理知的な熟考によって原因へ向かい、特定の状況が現われていてもそこで非直接的な原理を用い、直接的な手順の代わりとし、そちらから人の努力で得ようとして望ましい「結果」へ向かう。この非直接的な手順は心身の行為にあり、付随して建設的で意識的な指導と調整があり、最終的に満足のいく使い方をする機構になり、そうして確立される状況から必然的に徐々に発達する潜在能力になる。こうした状況になれば欠陥や奇癖や誤った使い方はおそらく表出せず有機体に内包されない。

　以上の関係にあるとぜひ理解していただきたく、本書の全編を通して私の使う特別な用語として「意識的な指導と調整」があり、それで示唆するのは、第一に、ある段

階に到達していることであり、ある手法によって到達するのは二の次だ。41 頁

註5　**協調・協調作用**（co-ordination）。この用語、協調が一般的に使用されていても、現代では狭く限定された意味におけるリラクゼーションや再調整や再教育などのことだ。この事実を鑑みた私は、考察して必要になる考えを足して、もっと幅広い意味にして使用するワークとした。

　私が使う場合に、**協調**という言葉はその概念においてもその適用においても、伝達する考えは協調する**全般**であり、**限定的な基盤ではない**。特定の協調作用がどんな特定の部分で有機体に観られても、例えば、筋肉系が腕や脚にあり、動きのもたらされる手段が直接的な道筋に依るとされていても、その道筋を進む間にしかしながら、新しい不具合となる使い方が有機体全体で確実に培われたり、他の部位で既に現われているものがもっとひどくなったりするだろう。こうした有害な状態を起こさないようにするならば、そこで、特殊な協調がもたらされる際の手段を非直接的な道筋に置き、そこに含んで初めから全般的協調をする心身有機体となる、言い換えると、統合した状況であらゆる要素がずっと作用しながら満足いく精神機構の使い方をすることになる。

　こうした区別により、特定化と全体化とはっきりさせて適用しなおした言葉使いであり、再調節・再教育・リラクゼーションなど、私の使う用語は本書において全般的な再教育のために用い、そうすれば特定の欠陥が根絶される道筋になる。43 頁

註6　前著『人類の最高遺産』に関連する記述がある。「どんな人だろうと注意深く思慮深い傍観者が観察すれば、動いたりいろんな姿勢をやったりしている子ども達が指・手・手首・腕・首・身体全般の様々な試みで直線や曲線を描いている時に、観察者が気づかないはずはなく、うまく協調しない部位が相互に絡んでいる。指でやろうとしている責務はおそらく腕の仕事だろうし、肩をまるめ、頭をよじって片側へ傾けているだろう。まとめると、エネルギーをまさに投影している部位があっても、その機構においてほとんど影響しないか全く影響しない行為により望んだ行為に至り書こうとしているのだから浪費にすぎないし、投影されたこんなエネルギーがしていることはたったのひとつ、ほとんど台無しにすることであり、そうして目標を鼻先にぶら下げている。」44 頁

註7　ある形式として意識に上る（a form of consciousness）。多くの読者諸君の同意しないところで私の持論をぶっているのかもしれないがしかし、おそらく見えてく

るころには、全てを必要不可欠とする私の論点があり、認知をするところに必要性があり、求められる新しいやり方があり、それは関連する環境に基づくから、そうなると、私の他の論点に影響はなく、信じるか信じないかという点などどうでもよくなる。46頁

註8　瞼を開く（to open the eyelids）。　私は十分気づいているし、もちろん光感受性やさらに眼そのものの発達などはずっと古く、瞼も無い頃に遡るだろう。47頁

註9　人類種（the human creature）。　実際にヒトのときたま見せるものに満足いくような限定的方向や調整があり、何らかの特定行為がなされているけれども、それでこうした主張が論駁されるわけではなく、言い換えると、実に、単に私の論点を増強するのに役立つだけであることを、なんとかして本書に著そうとしている。

　こうした関連性を見てきたというのも、自分の専門的な仕事をするうえであまりにもしょっちゅう起きる事柄があったからで、ある人がよく考えた末に心身における実体験に全く満足しているとしても、その時、私が専門家として知る現実は不満足だ。そのような事例でなんとなく満足いく実体験とされていても、妄想か有害な実体験にすぎないし、部分としてその人の問題があり、感じや考えで自分は正しいとしている時に、その人はその実、間違っている。なんとも、その体験は本当に不満足なものなのにその人はそれを知らない、言い換えると、それだから後ほどその人は不満足になったときに自分のせいだとは思わず、自分が不満を向けている自分自身の心身における実体験を他人や環境のせいにして、「なんかどこか変だ」としても常に信じる原因を外側に置いて、その代わりに、自分の有機体に内包しているとはしない。50頁

註10　集中（concentration）。興味を持って留意するべきところで、認知された欠陥である「注意散漫」にいるならば、そのずっと前からの概念で集中すれば救済策になるとされている。私のやらなければならないことは、読者諸君に参照してもらえる文言にして、集中に関する全体的な論議のためにもここで重大な疑問を呈することだ。さしあたり私に思いつく指摘をしておくと、ここで異議を唱えていない集中もあるような気がするし、その周辺で無数のことが起きていたり動いていたりしているのと同様に、収束へ向け共通の結論になる集中論議なども否定しないし、ある形態で集中すると、そこに現われる道筋を内包した心身になって、目に見える形は健常児の遊んでいるところや有能な職人及び芸術家が自分の仕事に熱中しているところなどに現われ、**そうなると単に、奥にある状況で協調している**。その一方、特定の形態をとる集

中に対して私は異議を唱えていて、なんとなく強制しながら一つの事柄をやったり「差し向けたこころを我慢しながら」一つの対象に置いたりするのはダメであり、同様の理由から私の異議を唱える概念があり、教育上まるで正当であるかのように、人々がじっくり考えるために必須となる目的を教育的手順において確保するにあたって、それを「結果」に置くような**特殊な手法（エンドゲイニング・結果をすぐに得ようとすること）**をやるならば、関係性はなくなり、手段を吟味することによる心身機構の働き方で**全般的な**試みをするうちに得られるこうした「結果」、そこへたどり着かない。52頁

註11　有機体（organism）。　我々は誰しも気づいており、例えば、不活発な肝臓の持ち主は、「精神」力を最高の使い方で発揮できないし、他にも我々の心当たりで、悪習慣におぼれた末に行き着いた段階で肝臓や腎臓の疾患になった人がいたら、そんな時にそんな人の理知的な道筋は深刻に傷んでいると思い出され、実際にひどい状態だろう。仮に、活発な機能の「肉体」的な機構や臓器がどんな理由にせよ不適切な方へ向かったならば、その有機体は全体としていずれにせよ徐々に毒が回り、それに伴う結論として次第に干渉され、そんな道筋は記憶に値する。54頁

註12　分類するとおそらく前者は楽観主義者となり、後者は悲観主義者となるだろう。55頁

註13　これは実に恐ろしい事実であり、お願いして一般人に直視してもらうのは私の専門分野において仕方なく印象付けないといけない生徒がいらした時であって、私の読み取った皆さんの表情から異論や意見や感情の誘発される告知とわかった。はっきりと多くの場合でその人らの目つきは変わり、まるで私が宿敵であるかのようであった。例えば最近の議論において、この論点を専門家の友人は即座に否定し、我々の感覚的評価が信頼に値しないはずなどないとして、「なぜ大自然の**許可した**我々が間違うのか、しかもそんな重要なところでそんなことあるのか」と食ってかかってきた。私が快く返答する条件としてこうしようと、彼が自分の立場からまず私に解説し、なぜ大自然において、我らは予防しながら誤りに行かないように**するべき**なのかを見えるようにして下さいと、ある道筋で創造物が発展するとしても、文明社会においては、最も単純な基盤さえ大自然は無視されつづけてきたではありませんか、と伝えた。私にはっきりわかったように、彼は当初の告知にショックを受けて、疑念がかなりの感情的な反作用になってこんなショックを引き起こし、結末としてどんな道筋にある

理性をも上回ったのだし、それというのも彼が後ほど認めたことだが、あの時に私の持ち出したこの課題をそれまでの彼は一度も考えたことがなかったからで、ここで疑問とされる当てにならない感覚的評価について彼の同意しなかった人物は、彼も知るように、じっくり考え続けてこうした問題に 30 年以上の歳月を費やしていただけでなく、そのうちの四半世紀以上にわたって専門的に従事し実際にやって見せながら、現実的に自分の生徒へこの事実を示し、皆さんの当てにならない（信頼に値しない）感覚的評価を取り扱ってきた。59 頁

註 14　特別な要素があれば確立へ向かい、信頼できる感覚的評価になる可能性もあるし、ずっと改善する水準におけるこうした関連性を『人類の最高遺産』で述べた。ここでの懸念事項はある技術で耕作するところに示唆されうるし、ある種の人は自分の実体験から初期干渉を引き起こし、特定の水準における機能や使い方をする心身機構になり、こうした低下水準で信頼できる感覚的評価の減る方へ行く。参照『人類の最高遺産』第二部・第四章「意識的な指導と調整の練習」60 頁

註 15　ここで除外されない可能性として、その生物の経験に時折のだるさや痛みやさらに苦しみになる特定の病気があっただろうけれども、こうした限定的な問題を別にすれば、日常水準は平穏だった。重要なのはこうした関連で原始人に常に思いつく病気を分析することであり、外傷を受けたのは弓矢や投石などのせい、すなわち外から来たものだから、これを特定して取り出してやる技術で祈祷師の追い出す異物は外から侵入したものであり、別の言葉で、祈祷師が病人に汗をかかせるのを例にすると、何らかの外来物体を追い出すためである。61 頁

註 16　こうして我々の目にする習慣があり、「何かの摂取」で病気へ抗するやり方はとても古い起源を持つ。この習慣に導かれた当然の帰結として、祈祷師（medicine-man）が来る。というのも初期における回路の一つとして、人類の指揮で自己発達した知性を持つならば、こんな発見によるこうした手段を治療方法や緩和剤にして、肉体的な病気や不快さをなくそうとする可能性もあるからだ。そうこうするうちに遅かれ早かれ生み出される男女がいて、彼らが身を挺して熱心に進める研究により、そのような救済策　ついでながら興味深いことをここに記すと、注目を引く事実として今日に至るまで大多数の人々は類似した状況下でなすがままに、多かれ少なかれ自分の感覚的評価に引きずられており、実際的な証拠を挙げるなら、こうした感覚的評価が衰退してしまうと重たく横たわり困難になると知られすぎているほど治療的分野の従

事者に有名な話があって、いくら説得しても、患者に放棄させて何か特定の食物や飲物をなしにしようとしても、患者自身のへ、つまり人間に病気があるからそんな救済が必要とされるところに向かうだろう。61 頁

　註17　ついでながら興味深いことをここに記すと、注目を引く事実として今日に至るまで大多数の人々は類似した状況下でなすがままに、多かれ少なかれ自分の感覚的評価に引きずられており、実際的な証拠を挙げるなら、こうした感覚的評価が衰退してしまうと重く横たわり困難になると知られすぎているほど治療的分野の従事者に有名な話があって、いくら説得しても、患者に放棄させて何か特定の食物や飲物をなしにしようとしても、患者自身の知っているようにそれが原因であると同時に引き続き病状を引き起こしているとしても、それをやめようとしない。全く同じことを示す適切な事例があり、医者の勧める食物や飲物は医師には最も効果があることがわかっており患者のためになるから勧めるわけだがしかし、喜んでもらえず患者の感じにある味覚に合わない。九割の事例で医者の助言は無視されているし、それに従ったときでさえおそらく唯一の理由は、医師の及ぼす相当な強制力の元にその患者がいるからだ。こうした意味付けをすると、この患者はなすがままに自分の理知的な道筋における支配の由来を自らの衰退した感覚的評価においていることになろう。62 頁

　註18　ここで示唆すると、（１）意識的で理知的な心身行為に移り変わらなければならず、潜在意識的で不合理な行為をしている道筋に懸念があるから、そこに変化せざるを得ない要求があって、それは常に変化する環境となる文明社会によるもので、（２）こうした変化をするにあたり、今まで以上にもっと素早くしなければならず、目の前のこうした要求に満足いくように対応するには、つまり、（３）時間経過に関連して求められる緊急性があり、こんな側面で心身行為をすることになる。
　要するに根本的な問題があり、起因は次の事実にある。文明化されていない人類の依拠する潜在意識的な指導や調整ではおそらく数百年にわたって従事しても単純な変化であろう、というのも、潜在意識的な行為においては非常に緩やかな反応で刺激に応じ、そんな必然性によって変化するからだ。文明化された人類が未だ依存的に潜在意識的な指導や調整をしているなら、文明化されていない人類と同様であり、これでは悲劇の文明社会になるが、それにしても、ただ人類は続けて満足にやるつもりでいて、ある形式において指揮や調整をしてきた手段があり、そうした変化でそれまで通用していたとしても、まるで、不満足になり時に連れて生じる変化に追いつけないように見えないか。人類の最高文明における失態に人類は気づいていない、つまり、実

践において適切に素早い反応で刺激に応じるなら、その源にある必要性からかなり急速な変化の求められる関連で、急かされる側面において指揮や調整をする使い方を心身機構に及ぼすことが含まれ、もしかしてこれがやれるとしても唯一、ある段階で建設的に意識調整する以外にないだろうが、それを知らない。67頁

註19　「精神」的な成長は継続しており、それ以前に衰退が認知されていて、それが「肉体」的自己に起きていたとしてもさらに続き、そこで、こうした衰退が要因となれば、まるで樹木で木の枝が成長しすぎたようなものであり、ある割合で均衡を崩した樹木がひどく捻じ曲がり、ある方向に傾いて深刻に妨害された根部となれば、そのせいで均衡のとれた健康な成長などできようか。68頁

註20　乱れた状況が含まれて（the disturbed condition involved）。容易に目にするから、どのようにこうした状況下において信頼に値しない線で進む情報伝達に固まるのか、そして、どのようにそれに伴う不満足な心身行為や反作用になりうるのかなどわかりそうなもので、例えば、そうこうしているうちに全般的な結末を迎えると、そんな筋感覚に先導され長年培われ固定された習慣や恐怖症になり、それがあまりにも頻繁になった今日、あまりにも間違った名称として神経質とか神経衰弱とか呼ばれる。70頁

註21　残念ながら、偏狭な見解をここで取り上げたが、それを未だ堅持している我らが権威筋の面々であるし、それに伴う結果は明白すぎる。単に必要な観察をするだけでもそんな動きがあり、主題を生理学や解剖学に置いた専門家と称する人らに気付けば、それは無益であり、彼らの知識は実践的な見地からすると役に立たない。というのはそんな知識があっても、一般の解剖学や生理学の調査は特定の筋肉に置かれ、それでは誰もやれるようにならないからであり、再教育がないとは、つまり、協調に全般的な基盤を置いた行為で日常生活を送ることがない、けれどもそこで、こうした基盤が常識になり訓練されることにこそ価値があり、どんな知識や原理の判断をするにもそうならなければならない。71頁

註22　『人類の最高遺産』において指摘したが、緩慢な部分修正の起きるこうした筋肉増強訓練であり、部分修正は今もなお続いている。72頁

註23　本書第二部で取り扱うつもりだが、確実にこうした問題が起きていて、教育

や暮らしの側面にある。頁 74

註 24　我々が再び記憶に留めなければならない違いが、人間と命のない機械との間にある。人間機械は、ある状態で協調し適切な使い方がなされるときに、指揮にあたるそれ自体の能力で成長や発達をしながら各部位の筋肉機構が働くし、そこでこの状況に類似して稼働する命のない機械の予防にあたるなら、多かれ少なかれ表に現われるのをさせないようにするところで、人類は自然な手法として採用し修復し正常な状況下の事象で使い古されたりくたびれたりした体組織に対応しているかもしれない。75 頁

註 25　最高に複雑な人工機械。よく知られていることで、現代の少年達に熱心な機械工がいる。どんなに容易になるだろうかと、いやはや、こんな欲求の方向転換をすれば、ある理解により自分自身の機械系が働くのに。76 頁

註 26　『人類の最高遺産』で私は尽力して疑う余地すらなくそうと、私の基礎とする哲学や訓練を統合に置いて人間の潜在能力を発揮するよう努めたが、それを今でも際立たせて取り挙げるなら「身体（肉体）」・「身体と心理」・「身体と心理と魂」（body, mind and soul）になろう。

　用語「心」や「魂」を一般的に使って用語「身体」と同じように扱うところに、我々全員の罪深い使い方がある。さて我々は確かに、何かを知っている肉体に何か実在があるけれども、「魂」について本当に何を知っているのか。それに我々は「心」について何かより多く、「魂」以上に知っているのか。さらに、語句に関連すると、「心」は未だによく使われ、たとえば、「心に留める」とか「心を込める」とか、我々の話しで「心をみがく」か「発達して心を決める」こともあるだろうし、ある人の「精神」的（mental）態度・「精神」的進歩・「精神」状態・「精神」的習慣もあろうし、ある人の悩みには「精神」的苦悩もあろう。

　『人類の最高遺産』や本書の紙面に豊富な主張や実例を挙げて、関連する有害な結果を示し、続いて、そんな努力をする人々の悩まされる信頼に値しない感覚的評価を載せたし、それは、その人らがやるつもりになって文書や口頭での指示を仰ぎ、その目的を除去とし、欠陥や奇癖を減らすつもりの使い方を自らの心身機構に及ぼす時に起きる。さて、そんな働きをするこうした機構から何らかの実体的な知識を得ることはできるし、別の言葉にすると、もし仮にそのとき有害な結果を伴いかねない試みがあり、それが改善や発達をするつもりの側面で起きていて、そこで我々に得られる

何らかの実体的な知識があるならば、一体どれほど更なる害が起きるに違いないか、と、どんな試みであろうとも追従してこうした特定の指示で「心を留める」とか「心を込める」何かを持つとかすると、その時に、そんな働きはいわゆる「心」からなり、我々にひとつも実体となる知識がない。さらに、ある時点へ我々が到達し、そこで提案できる可能性として「発達して心を決める」ようになると、我々は確実に遠くに連れ去られ、具体的に認知する事実から離れ、まるでそうして至る境界は神秘主義になる他ないだろう。歴史を見れば、人類の努力してきたあらゆる段階で自らの発達に伴う証拠があり、有害な結果が出ており、そんな結果が増加するのはいつでも人類種のやろうとする反応をある刺激（単数もしくは複数）に向けるところであり、自分の概念にある語句で現されるように、実体のない現象からなる。一体これが別のものなどであろうか。一体どうすれば可能になるのか、人類が所有するようになり何か実質的な**手段を吟味する**ならば安全になるかもしれないのに、実体のない「結果」に至るつもりなのか。

　それ故にわかってもらえるだろうと、私の手元にある特別な理由付けと寄与できる数多くの具体例を本書で示している。こうして我々の手にする何かは実演可能かつ単純明快なものになり、実践的な手順を踏めば解放され、そうした実体のない現象から離れるけれども、そうしたところであまりに頻繁に不分離になっていて、いわゆる「精神的」とか「霊的」だとかの議論がなされている。

　仮にも決して世界に広がる悲劇に向かうつもりがないならば、ヒトのおよそ楽しめる試みにより、そんな人らがやるつもりの突破口により覆いがめくられ、「向こう側」に行けるかもしれないが一方で、人々は未だに無知である、つまり、そんな発見可能な人間の潜在能力群が自らの手の内にあると知らない。理知的だとは想像もできないのか、そんな知識で**手段を吟味**して、このような潜在能力を持続的に発達させたり利用したりして、最高の可能性で有利になる踏み石に歩を進め、満足いく行為でもうひとつの段階における暮らしをしないのか。確実に、人類の突入が少なくとも定めであるこの偉大な地球遺産、つまり、そんな意識段階への進化がある、とすれば、時間やエネルギーを費やしてこうした領域への疑惑や根拠のない推測を向け、関連する「未発見の国との境界を超えてから戻った旅行者は誰もいない」とするより前に、やることがあるだろう。79 頁

註 27　恐怖にこうした現れがいつも含まれる意味付けとして、ある状況における衝突がある。ヒトの内側に不安があると外側にまとった現れは勇敢さになり、見せかけの態度を示す。同様に疑いなく、こうした内側の恐怖で誘発された特定の国家群があ

り、ある偏執性により武装し大量攻撃をしかけているが、これは彼らの集団本能に従うものだ。81 頁

註 28　これはひとつに過ぎず、山ほどの証拠を我々は手にしており、ある思想による階級区分が横たわるまさにその根底で人類は捏造しており、さらに、たとえあらゆる努力がなされ、法律化や他の外的手段などでこの思想に対抗しようとしても、それにもかかわらず、確実に存続する信念を手を変え品を変えた形式にして、この擁護者や提唱者は絶えることがなく、ある時点まで、つまり、人類の達する理知的な段階で意識的な指導や調整をするヒトとなるまでは、そのままだ。こうした段階に至るまで、理想として我々の示唆する用語にある民主主義や自由などありえないし、得られるはずもない。84 頁

註 29　多くの読者は反論し、こうした論点で引き合いに出された何かの欠陥や不全は時には除去され、手当てがあろうとなかろうとそんな事例があるとおっしゃるかもしれない。全く潔くこれを認めるけれども私の断言することは、いくつか異なる欠陥や不全の培われている道筋があることだ。実は私には用意があり、ここで証明すると、仮に、反論者の差し出す自分自身で実験してもらったならば、その最中の男女とも実際に、この道筋に採用する「治療」方法を取るだろう。ついでながら触れておくと、こうした実験がなされる一方でその問題を身にまとったままでいらっしゃる、と云えよう。91 頁

註 30　常識的に、ある人の感染症（かぜなど）の罹患性が高くなるのは、その人が疲れている時だと云われるし、別の言葉では、多少なりとも低次の心身状況にある時だ。94 頁

註 31　こうした文言を書きながら想像すると、読者がいずれ尋ねる質問は「なぜそうなるのですか、つまり、仮に貴殿の提唱による計画で暮らしを打ち立て、その原理で予防するのであれば、貴殿ご自身の継続する行為を多少なりとも治療的側面に置いてきたのはなぜですか」となるかもしれない。これに対する答えは単純だ。第一に、この原理による予防の適用されるべきお子達があり、非常に幼い年齢になるからであり、別の言葉にすると、第二に、現代まで明らかに不可能だったのは状況を産み出してひとつしっかりと要求に応えることであったし、そこで、根本的に心身の再教育をやる気にさせ、若い男女が学習するように、その視点を伴った専門的な教授を予防的

側面で行うことになるからだ。ここで暗に、そんなワークは子供に限定されなければならないとほのめかされるのだから、読者にすぐ見える困難があり、我々の立ち往生もおわかりだろう。我々の直面する必然的な法則は、需要と供給である。親御さんがまずご自身で納得し、必要に迫られて根幹的な心身再教育をしなければならず、そこで、価値あるテクニークを私から差し上げることになり、その後にようやく、親御さんの信頼をお子達に置くにしても、必要となる時間はかなりの分量に上り、それでやっと生まれる要求によって若い男女の取り組むワークが可能になり、健全な職業と財政の基盤ができる。今まで親御さんのおっしゃることは「私達がまず貴殿のところへ行きますし、我々自身で、つまり、もし貴殿に『治療』ができて私達の心身にある欠陥を無くせるなら、よく考えてから、この案件に関連して子供をよこしましょう」であった。それではなんにもならず、私は反対に、どんなものだろうと「治療」するつもりなどないと声を上げる。「あのですね」、彼らの返答は「私達にとって、貴殿のワークを基盤としてうちの子の教育をするという意味がありまして、こうしてひとつ完全に変化するとなると、私どもの見解ややり方も全て変えることになる、つまりですね、その意味付けを実際に開始する新しいやり方に置くなら、そこでたくさん捨てることになる私どもの教えてきた今までの正しさがありまして、となると私どもは干渉するわけにもいかず、うちの子の教育をするにしても、まず証明として貴殿のワークを我々自身でやらないわけには行きません」とされよう。私を科学的に支持する方々もまさにしつこくこんな論点にいらっしゃる。こうした環境下だと読者におわかりいただけただろうし、私がやむにやまれぬワークをいわゆる治療的側面で大人と行うのも、希望的には彼らが私を援助するにあたり、私の手筈で広い認知をして、必要となる再教育を全般的な基礎に置いて、予防的に計測しながら子ども達に接するところを知ってもらうためだ。というのも一旦我々が創造的になり、親御さんから要求されたならば、教師のワークはお子達の利益になり、第一の箇所で問題解決に向かうからであり、またその理由は、そうした供給により材料はそこにあるので、やがて正当な模範となって男も女もワークに向かうようになるからである。私は切望し準備もできて、捧げるつもりの人生で、この実体験は私だけではかなり小さいものになりかねないので、教師養成を進めてお子達に教えようとしている。この結果へ向けて我々に必要な学校の設立があり、そこで訓練し教師養成する。そのような計画はしかしながら困難を伴わないわけにはいかず、正当な模範となる男女がやる気になって当該ワークに取り組むとしても避けがたい。英国や米国にいる連中と一緒に私はその結実へ向け、そんな学校設立に動いている。我々全員の気づいている害とは、我々が原因となる負の可能性であるし、仮にもこの試みですぐに結果を得ようとしたならば、経費のかかる訓練は

限られた人にしか耐えられず、経済的負担のみならず必要とされる何年にもわたる訓練があっても、関連付けのない水準に教師養成練習生の心身的潜在能力が置かれたまま教師養成に向かえば助長された事例となるかもしれない。そんな試みによる結果は単にひどい失敗になるので、長い目で見ればかなりの遅延となり、広い受容によって原理を含ませることは叶わない。95 頁

註 32　この文言を書いたのは 1914～18 年の戦争の後だが、裏付ける出来事は 1939～45 年にも起きた。F.M. アレクサンダー。97 頁

第二部
感覚的評価に関連する習得方法と習得される行動

第二部 感覚的評価に関連する習得方法と習得される行動

第一章　教育と再教育

　今まで一度たりとも我々の歴史において、今日と同じ様には全面的関心の寄せられたことなどなかった教育（この単語に最大幅の意図を持たせた）があり、その現れが現代社会にある。実体験した戦争と世界規模の不信に引き続き、そうしたことを要因として、あらゆる思慮深い男女が自己に対して厳しい疑問を投げかけることになり、そこで価値があるにせよ、長期にわたって大切にする信念をあらゆる側面の中でどこよりも光を当ててさらに活発に使用するとなれば、その側面は教育をおいて他にない。評論などに取り上げられる不具合があり、教育的手法についても定期的に新聞紙面を賑わしているが、なぜなら、こんな流行中の不満に対して、あらゆる種類の新しい手法が支持されているからであり、そうなると、こんな状態は混乱と不安だと我々全員があまりにも意識でき、外界と同様の現象が教育界で起きている。
　こうした状態における混乱や不安が体験され、実践的応用をする教育理論も同じ傾向にあり、経験に基づくと、我らの試みで決定した利点や欠点をどんな特定の体系に置こうとも同じことで、その埋由は、現在に至るまでこうした決定にあたって同様に含まれた疑わしい範疇に個人的見解があるからで、あまりにも頻繁に、形態は潜在意識的であり基盤は主として結果に置かれている。
　なるべく平易にした私の見解により、どんな構成の根本的原因により、こうした全般にわたる無秩序な状況になるのかを示すとして、まず手始めに注目を集めたいところに事実があり、よく知られているけれども実際には無視されており、あらゆる形式で過去も現在も教育において、実際には我々の関わる同胞が誰もいずれの側面でも目を向けてこなかったものになろう。こうした事実があり、いつでも我々の願いとして誰かに新しい考えを伝えたいときには、記述でも口述でも、すなわち、人に何かを教えるために、その人の願いで利用する心身動作により、我々の呼称で何かを学習する人がいるときには、そこで、まず手に入れなければならない自分の概念があり、何かを指

示される由来が記述だろうと口述だろうと、どちらにあろうと実践的な使い方は新しい考えから生じるし、条件付けされる由来はこうした概念に基づく。この適用のなされるのは、同様に、類似した試みにより何かの道筋で自学自習（自己教育）する時だ。そうなると引き続き、この側面に得ようとする知識のあるところで、とりわけ心身的知識において、こうした案件となる特定の人物の概念には文字だろうと口述だろうと言葉が極めて重要であるし、というのも、そんな構造があれば、学習者は大人でも子どもでも聞いたり読んだりするものをその構造に置き、その構造で決定して、その人は一連の動作をしたりある趣向の見解を述べたりするからである。さて、一般教師の動作や一般的な教育手法の基盤はひとつの推論に基づいており、生徒の概念に新しい考えが生じると教師の概念と全く一致するとされていても、用語「教師(teacher)」と「生徒（pupil)」をここで使用するにあたり最大幅の可能性で捉える意図がいる。どなたでも実際に関わるお子達がいればお分かりになるだろうし、どれほどしょっちゅうがっかりしたり失敗したりするところに子供の学びがあるか、あるいは他のことでもその責は、彼らの理解が不正確で、何が求められているかわかっていないところにある。日々の実体験で暮らしに散りばめられた実例は誤解だらけで、ささいな事案のみならず重大案件も同じであり、そこで広い視野を取るとしても、思うに我々に云えるのは単に、およそこうした体験において、その構成に長い一連の特別で全般的な誤解があるので、そうして誘導された結末となれば、そこで誤解が発生し、現象として何か切迫した要因（単数もしくは複数）により干渉された道筋は理知的に進まず、道筋と分離できないところにいわゆる理解や「精神的概念」がある、としても良いだろう。

　重要点がしかしながら事実として在り、それは、ある人が実行するつもりになると、実践的な使い方を新しい考えに置くところに条件付けがあり、その由来がその人の概念となる記述か口述の言葉に置かれていても完全に気付いているとは限らず、ある時点で、繋がりがもっと先の事実にあるとわからない限りそのままになることで、こうした概念はその役割上、そこに条件付けがあり、由来となる水準における心身機能で各個人は動いていて、こうした水準が何度も影響を受ける由来は特別な水準における感覚的評価である

し、別の言葉にすると、**正確であるか不正確であるかを各個人の概念にもたらす頼りの綱は、ある水準における心身機能や感覚的評価の現れから生じる**。我々が完全に軽視しているこうした根本的事実があり、私の見解では、ここに根差してあらゆる混乱や不備がたいへん広く認められる今日となり、その側面は教育にあり、さらにこれが問題なのはあらゆる側面で実際の暮らしに及ぶからだ。

　というのも前述内容が真実であるならば、我々にすぐ見え、どんなに重要かわかり、案件を伝達したり伝授したりする知識つまり、教育に置くには、我々が指揮可能になっていればよく、ひとつ高次の水準における心身機能を有機体全体に及ぼし、それに伴う成長や発達をして、そうして持続的に向上し、こうした水準とその水準における感覚的評価との双方を手に入れ、別の言葉にしてさらに言えば、達成にあたり、健全な結論において懸念される原則を置くと、どんな計画による教育を基礎とするべきか我々は第一によく考えなければならないし、その水準における心身機能となる人間がいて、そんな人間を我々が教育するとなれば、今日と我々に望まれるひとつ進歩する未来との双方で教育をすることになろう。

　残念なことに、満足いく水準における心身機能など考慮されておらず、必須要素としては初期もその後の計画でも教育されておらず、人類が、そこで頼りにして主に潜在意識的な指導や調整をしながら、一方で、採用したのはそんな試みでなそうとする「精神的」進歩と云う代物だ。今日でさえこの重要な要素はまるで熟慮されておらず、重要と見なされていないようであるというのも、この点で現代の教育手法には欠陥があり、手にするものは数世代前と同じになるからだ。

　深刻さはこうした配置ですぐに姿を現し、つまり、我々がじっくり考えてみれば、事実として、過去二百年間にわたる水準における感覚的評価は大多数の人々で害になるほど低くなり、それに伴う結末として、人類は全般的にますます協調不全へ向かい、それで助長され深刻な欠陥となった。しかしながらこうした事実にもかかわらず、教師や近代手法の創設者がまるで初期時代のように未だにやろうとしている援助方法により、ヒトの進歩をさらに高い状態となる「肉体」や「精神」の発達へ向けている一方で、置き去りにさ

れた彼らは依存的に潜在意識的な実体験で指導や調整に向かいながら何の考察もないか実に理解もないまま有害な結末を迎えており、試行にあたり服従した指示をする人々がいて、指導する自分自身を信頼に値しないうえにしばしば妄想的な評価に委ねている。

　ある問題にここで我々は直面し、人間が教育を受けようとしても、今日において既に大本は程度の差こそあれ堕落した筋感覚にあり、ある状態において心身の反作用は異常で有害だ。満足いく教育があれば、異常で有害な反作用など成立不能となるし、そこで教育技術をそれ故に満足いくものして間違いなく対応する必要性がヒトにあり、状況は様々に異なるが、ある程度の深刻な欠陥が働きに生じている心身機構において、不満足で有害な反作用へ対処する。以下に欠陥を概説したり難しさを示唆したりして、それを現わしている教師と生徒の双方がどんな試みで教授あるいは学習するにせよ、そこで、我々の開始する考察に関連つけて、子供の学校における行為を観てみよう。

　私の第一に指摘したい点があり、たとえずいぶん増えつつある人数の親御さんがいらしても、およそ必要となる強い欲求などないし、ここで案件となる自分の子どもを学校に送るという考えがあるにせよ、子どもは学校に行くものだとされていて、これはあまりにも頻繁に持たれているひとつの先入観であって、理知的信念ではない。おそらく親御さんには、責任ある適切な考察をしている人などほとんどおらず、その結果、子どもを学校に送るのは他でもない教育されるべきであるからとしている。多くの人々にとって教育的道筋はひとつの手段であり、そうして子どもの得る知識により、あらゆる事柄をその子が正しく判断し、そこで間違えないようにするためのものだろう。こうした判断が生まれるのはたいてい複合した経験から、つまり、その子の教師や親の経験からであり、前者への影響は後者からなされ、そこで、あらゆる親御さんが多かれ少なかれ持っている固定観念に関する現在と未来の必要性において、選ぶ学校に沿うような自分らの考えがあると、こうして特定される(註1)。彼らの持つかなり強固な考えは懸念にもなり、道筋に含まれて然るべきところに事実があり、たとえ、彼らに一度も経験がなく、そのおかげで正当化できる自分など居ないにもかかわらず、こうした固定された意見を抱いている。さらによくあることで、ほぼ誰も考慮せず、いずれにせよこうし

た道筋における「教育」（言い換えれば、ある特別な指揮）により、子どもの恐怖反射が過度に有害な興奮状態となる由来に、命令としていつも「正しく」しようとすることがあるのかないのか、それを知りもしなければ実に、ほぼ不名誉な過ちであり、言い換えると、教師の懸念として知りもせず、どのように予防すれば子どもの受け取る最悪の心身的な使い方をやらせずにすむのか、その使い方を立ったり座ったり勉強机や食卓に着いたりするところで観ておらず、じっくり考えて授業をしたり他の作業で動作をしたりするときに無知なままであるし、別の言葉にすると、観点を手法群に置き、詰め込みなどの手段を採用した行為で学習するならば、そこで培われて有害な心身状況となる、つまり、ある結末として認知されると記憶力欠如になり、我らの時代に助長されてこのように深刻な論点にまでなり、そこに続く道は搾取であり、教育を受けた人々がどうにかしようとする様々な手法にこんな「記憶体系」がある(註3)。

　こうした案件に子どもの通学をあげたところで、我々の気付かなければならないことがあり、それは、過度の興奮となる恐怖反射はどんなものであろうと日課の学業にとても深刻に影響しながら呼吸の道筋に現われることであり(註4)、たいへん密接に関連する感情があり、そしてさらに我々の憂慮する有害な影響があり、こうした道筋により欠落した使い方をする有機体が、勉強する学校の机や席についている間（というのも勉強中、深い睡眠時のように呼吸の道筋が減少し最小限の活動になるから）や、立つことや歩くことなど実に、想定上どんな普通の姿勢をとる間にも、我々の直面する問題に対して無計画であれば、潜在意識的な基盤は解決されない。というのは、有害な状況をこうして言及するように表出する子どもがいる時、そこに見つかる構成において、妨害要素があらゆる一般行為にも及んでいるからだ。その企てで改善へ向かうつもりでも、例えば文字の書き方でも、新しい欠点を助長しながら全般的な使い方をする心身機構になり、既に確立された欠陥はさらに強まる方へ向かう。明白であり、知識を得るところにこうしたやり方があり、そうして受け続ける代償は再生産され、干渉を伴って全般的不調となり、とりわけ、それに伴う使い方をするそうした心身機構に呼吸器調整が依存する。こうした状況が表出しているなら、子どもは途方に暮れているし、心身に

備える必要不可欠となる最善の努力により何かを習得することは叶わない。徐々に低下する呼吸となれば、他の生命の道筋も学習中に疑いようもなく妨害要因になり、夢うつつの状態、つまり、たいてい行き着く先は意識朦朧になり、学生諸君にとって、正統な「思考する授業」は頓挫する。

　私は潔く認め、着実に成長する少数派の親御さんはいらっしゃり、その要望では、お子達には自分ら以上の読み書きそろばんなどをやらせて欲しいとしているので、おっしゃりそうなことは、親の求めるものは子供らが「完璧で万能な発達」をすることだ、となるだろう。私はもうひとつ認め、ずっと変化や修正のなされてきた特定側面が教育にあり、一方で様々な試みにより対抗し、想定される弊害や欠陥にあたろうとされてきた。こうした試みは、残念なことにあまりにも頻繁に単なる反動であり、一つの極端から別の極端に行く。しかしそれ以上に致命的な欠陥が全てこうした実例にあって、企ての再構築する基盤を潜在意識的次元に置けば、これまでも、そして今でも基盤を置く原理は限定されたものであり、全般的な発達はせず、そのうえどのような形式が企てられ、ある特定の学校がそれを取り入れたとしても、我々の見つけることがあろうし、そこでなされ続けている訓練には関連付けがなく、子どもの有機体を**一つの全体として**扱わず、それに付随した認知のないことであるし、事実として今日の子どもは始めてもおらず、その暮らしに伴う水準において、協調や感覚的評価に喜びを持った子ども達がおそらく二百年前にやっていたようにはなっていない。(註6)そんな心身機構はおよそ信頼に値せず精巧でもなく、ある時代を取り上げて比べると偉大でないのに、そのように関連する大半の心身行為を実践的なやり方にして生活している。結末として、ある時期までに、通常の子どもなら学齢期になる頃には、特定の誤った使い方をする心身機構が確立され、構成に深刻な状況が現われ、そこで困惑するとても思慮深い教師もいるだろう。(註7)

　どなたでも疑いを持たれるなら、こうした関連付けにおいて、確信のために訪れてみれば、どの学校でも専門家のやれる指摘にこうした欠陥が上がり、我々の話題で示唆しているような影響があり、そうした欠陥を有機体全体におきながら日常行為がなされているだろう。威厳のある小学校校長が相談のため筆者のところに来られ、希望的には、何か解決が見出され、彼女の正し

く考慮したそんな学校の**問題**へ対処できるのではないかとおっしゃった。彼女が言うには、たとえ、あらゆる最新手法を提供して満足いく環境を整え、屋外活動や機会を設けて「自由表現」を採用した当校であるにもかかわらず、問題は未だ解決に至らないどころか、急いで解決しないといけないほどますます明らかに、あらゆる懸念になっている、と。彼女は認め、ご自分が『人類の最高遺産』を読むまで理解できなかったことがあって、それは、どうして活発な屋外生活が役に立たず予防にもならず、根絶できない肉体的な欠陥や欠点となり、お子達が原因を作りこうした深刻に憂慮する事態になるのか、ということだった。しかし、そこから何を役立てるのか、適切な衛生状態・屋外生活・素晴らしく改善された環境・「自由活動」・「身体訓練」などがあるとしてもその一方で、子どもに寄与されようとしている「万能な発育」をこうした状況下に置きながら、実際には容認して、自己の使い方をする行為中のやり方に干渉を起こさせ、そうして制限に向かわせ、そこに伴う精神機械をその子の呼吸の道筋として、息の働きをほぼ最小の容量に近づけ、最大の容量に向かわせないようにしながら、さてそこで、こうした事実があるにもかかわらず、教師が満場一致で同意し、そこに適切に働くこうした道筋を最も生命的な要素であるとして子どもの発達にあてるのか。(註8)

ほとんど普遍的な要求として身体教練や身体訓練が学校で行われる目的は、姿勢を正したり呼吸訓練をしたりするところにあり、やる側は両親や教師であるので、そこにあらゆる懸念があり、ある了承事項となる大変重要な必要性がこうした指揮にあるのだが、しかし残念なことに、こうした手法で方向は寄与されず必要な手助けはなされない。有害な結末が子どもの心身で実体験されるのは授業中であるから、この治療をするために、働き方を動作に含んでどのような形態で訓練したり教練したり姿勢法や健康体操などを行っても不可能であり、なぜなら、欠陥は結末であって、こうした毎日の心身経験から生じており、そこで象徴されるように、ひどい調節による協調不全な機械は指導や調整の由来を妄想的な感覚的評価に置いているので、それ故に、機能はどんどん最小の性能へ近づき、そのかわり最大の可能性には向かわないからだ。

この問題はさらに複雑になり、今までも今でもまだ継続して増加中である

し、教育的要求へ従うように強いられる子どもには避けがたく、おそらくそれが現段階における文明社会だ。というのも増大する度合いがあり、協調不全を表出する子どもは引き続き同じ比率にあるからで、困難を乗り越えるつもりでどんな試みにより除去にあたり欠陥を無くそうとしても、一方では同時に、その度合いにある困難に子どもは遭遇し、その関連付けに授業や他の行為があるので、それに従いその度合いで全般的な機能不全になる。こうして繰り返し意味するのは、子どもが確実に成功するためには、必然的に捧げなければならないことがあり、ますます時間をかけてこうした課題に取り組み、伴う結果から増大する要求を強いられ続ける子どもは、そこに含むさらなる長時間の作業や努力や増えつづける複雑さを乗り越えると、こうして暗示されることだ。どのようにしたら、心身機構で子どもの遭遇するこうした要求に満足いくようにやれるのか、その時に、子どもの機能はどんどん最小に近づき、最大の可能性に向かっていない。そして何が起きようとしているのか、もしかして教育的要求が引き続き増加に向かう一方で、子どもの心身的な潜在能力が引き続き減衰しているとするならば、その子らがきっとそうなるであろうという時点で、欠陥を伴うひどく協調不全となった使い方をする心身的自己が取り除かれて、そしてその代わりに、組み合わせで動く道筋において純正の発育をしながら、ある次元で意識的調整による使い方をする有機体となるまで続くのか。

　我々の思い出さなければならないことはもうひとつ、どんな試みにせよ、子どもの側で何かをしようとしたり知識を身につけようとしたりするところに生じる心身的な要求があり、そして、子どもの努力として、**ある時点の判断をひとつ全般的な原則に置くけれども特定の基盤に置いていないときに、**常に従う水準において心身的機能をする、そんな有機体になることだ。あるところで、我らが上記に示唆したような有害な状況を表出している子どもがいたならば、教師は、どんな試みで直すつもりになり**特定の欠陥**（たとえば、子どもの字の書き方に不具合があるなど）に対処するにも、取らなければならない観点があり、それは、特定の水準において全般的な心身の使い方をする子どもの存在であって、さもなければ、そんな試みの結末は発育に至らないどころか、こうした使い方で新しい間違いをやらせることになり、そして

また、ある傾向で増強しながらどんな古くに定着した不完全な使い方へ戻しているかしれない。

　続けると、それ故にこうした事例において、心身機構が不完全かつ機能の仕方が多かれ少なかれ不適切ならば、我々は望むべくもなく、最高の結果が伝達されたり習得されたりする知識にはならない。協調不全な部位を有機体に含みながら、その道筋を教育と呼ぶのであれば、その結果として、どんな試みにより何かを習得したり習得する行動（こうした適用は同様にあらゆる道筋で自学自習にもなされる）をしたりするにしても、間違いなく傾向として培われ新しい心身的欠陥になるし、間違いなくそこで強調される古い欠陥があろう。子どもの幼い努力で学習するどんな単純な課題であろうと、そこで形つくる部分的な過程を特定の基盤に置くならば、これを別の言葉にすると、子どもの作業をする計画を、その子のためと云いながら、開始時点から「結果をすぐに得ようとする」線で教授するならば、その子のやる特定なことを特定なやり方にして、教授により、その子は手に入れるこうした特定のことを「正しく」やろうとして、そうなると、段階として思春期に達するよりずっと前に、こうした「結果をすぐに得ようとする」手順は確立され、関連してひどい心身的態度が向けられ容認され、そうして新しい考えとなり新しい経験をするのだから、あまりにも頻繁に、深刻に衰退する記憶力となる。ある時点でこうした欠陥や欠点が現れていれば、その構成に妨害要因が二つあり、それで説明可能なところに全般的な欠落があり、大多数の大人に、繋がらない知識となっている。(註9)知識があってもそれ自体ほとんど使えず、言い換えると、知識と繋がって我々の知るものがあって、知識がやってくる我々の日常で形作られ新しい考えや新しい体験が価値あるものとなるのだから、こうした能力により繋がることだけを取り出し、道筋で懸念される記憶と別に扱うことは不可能だ。さらに別の言葉にすると、価値ある知識の奥で我々の能力を発揮する関連付けにはもっと偉大な知識があるし、そんな知識がやってくれば当然、我々の重ねる長年の実体験となり、そこで我々が取り換えて、理性に従えば、直情や本能などの「感情的暴発（デューイ教授による呼称）」は減るだろう。

第一の考察として、それ故に、あらゆる形態の教育に置かなければならない観点があり、つまり、安全に子どもが最高の可能性を伸ばせる水準において心身機能をするためには、子供の試みで修める様々な道筋があり、そのために創造する教育的計画がある。こうしたやり方で子どもは公平に開始するだろうし、さらに、論点に加わるものがあり、その子の続ける改善状況に含んで手渡しされる努力のおかげで、生徒はあらゆる他の行動面でもやっていけるだろう。

　ある計画による教育を我々が提唱するならば包括的なものとなるし、いうなれば、対応する必要性を人類種の現段階における進化に置くのみならず、さらなる対応として将来的な必要性にも応じようとしており、そのわけとして、人類の通り過ぎるこうした現段階における潜在意識的な指導や調整から、過渡期に進展する進化的段階を経て、ヒトの行先はさらにひとつ高くずっと高次の段階における文明社会になるからだ。調査にあたり人類の進歩をこうした関連付けにおくと、そこに要求される考察があり、以下に述べると、

（１）その次元で意識が達して、自分で認知し、不正確な心身の使い方を内包する有機体だからそんな働き方をする有機体となってあらゆる心身行為をしている日常生活になるとわかり、

（２）その水準においた能力で受容し、潔く新しく拡大する考えになり、一旦その人が確信するようになれば、その価値がそこで優先されて、より古く長期にわたり心に抱いていた考えを超えて、関連する鋭い欲求から新しい実体験をして、そうして手渡しされる新しく拡大する考えと共に、目的をそんな水準における心身的な発達におき、それで可能にして、自分の利益となる由来をその実体験に委ね、

（３）そんな水準における自己能力を自分自身で取り入れ、急速に変化する環境にある文明社会でも有利にやり、損失したり傷ついたりせずに、心身的な自己へ向かい、

（４）その水準における能力で保全し、一時停止して恐怖を捨て去り、自分の仕事が専門職や貿易やその他の何であろうとも、大胆に必要とされる変化を成し遂げて、そこで、見つけるべきことは根本的原理において懸念とされる欠陥であり、裏を反すと、為すべきことは必要な調整であり、そ

れを必須要素にして受容して同化して新しく賛同する知識にして、そうやりながら自分の仕事を続ける、
と、以上のようになる。

　上記に提示した概略により、この原理を価値ある第一の考察としてあらゆる形式の教育に置き、教育の行先で満足いく現在や未来の必要性に応える人類種になろう。ほぼ疑う余地などありえず、この知識で満足で適切な使い方をする有機体の存在に第一の重要性があり、なぜなら、まさにこうした満足いく適切な使い方にこそ、ある度合いで我々の成功する如何がかかっているからであるし、そのように対応する要求が我々になされ、教育及び他にもあらゆる側面での行為に関わるからだ。

　じっくり考え抜かれた原理があれば、関連するどんな計画で教育がなされようとも行方は自然にじっくり考え抜かれたテクニークになり、**手段を吟味する**こうした原理の適用される運びとして、本書の紙面に我々の懸念であったテクニークの働きを載せ、合わせて原理を概略し、実践的な使い方をするワークは再教育や協調や再調整など意識的な水準に置かれることを知らせよう。

　この時点で必要だから思い出して欲しいことがあり、さて、あらゆる教授法があり、それが潜在意識的な基盤にある組成から原理を導入しているとして、そこで仮に、ある生徒の苦しむ何かの欠陥や不全や奇癖などに求められて除去へ向かうならば、その生徒は間違いなくすぐに**何かをすること**（たいてい教師の手助けと共に）により除去にあたり、欠陥や欠陥群をなくそうとすることだ。その教師は潜在意識的な基盤におり、信じているこうした体系の関連で欠陥群になる。この人のビジネスは教えることであり、生徒が何かすることで欠陥は除去されるとしており、ここで「すること（doing）」にこうした関連付けをした意味として、生徒には単純に、**行為する一連の肉体的動作がありそうした運用に従う生徒の概念は教師の指示からなる**ということだ。事実、この教師は失敗に終わるし、こうした試みは大多数の事例で悩みのたねになるかもしれないけれども、この事実により傷つくことのない教師の名声が彼の手法にあり、変化した態度の矛先が元からの前提に向かうこともあるまい。この教師の指摘によれば何か成功したのかもしれないがしか

し、残念なことにこの教師はおつむが足りないようで、鋭敏な観察がなく、行き着いておらず、望ましい状態における気付きがなく、そうして覆いをめくられる教師に事実があり、成功したとしても単に**ひとつ特定の**ものであるし、その道筋において、除去にあたろうと特定の欠陥に関わっているうちに、その教師は容認し、生徒の作り上げる複数のよそのさらに有害な欠陥は元のものを上回り、事実として、教師も生徒も同様にこの上もなくおめでたい無知にいる。

　その一方で、全体から手順を組成した教授法はある次元で建設的な意識調整を基盤にしているので正反対の原理になり、裏を反すと、人によっては、助長させた状況を感覚的評価（感じ）に内包し、多かれ少なかれ不完全なまやかしにおり、そんな人には望むべくもなく、不成功になる治療行為をこうした状況でやる由来を依存的にこうして同一のまやかしとなる感じにおき、そうした指導により努力して再教育や再調整や協調をする、つまり、試みにより正しくしようとする何かを知っていても、過ちに向かう心身有機体でやろうとしている。というのも、すぐに子どもも大人もやろうとして、そんな行為をどんな心身動作に及ぼそうとも、そんな自己の使い方に象徴されることはその人の受け継ぎ培ってきた直情（すなわち習慣からなるもの）であり、それが支配的な要因になるからだ。それに引き続き、ある生徒が多少なりともひどい協調をしているとするならば、そんな使い方をするその人の心身的自己は不完全なのでそれ故に、多少なりとも有害である。こうした意味付けをすると、生徒の据え置かれる欠陥があること、その人の感覚的評価（感じ）の生じるところでその人のやり方がまやかしになっていること、それだから、すぐにその人が訂正するつもりでこうした欠陥に向かうとさらにずっと大きな不利益を蒙る結末になり、そこでは欠落していて、正確な指導をずっと信頼できる感覚的評価を通して得ていないことなどだ。

　重要性のあるこうした関連で教育を開示して、十二分に、引き続き我々の議論を一歩先へ進めよう。というのも仮に、上述した内容が真実（そして私の主張するように実践的に論証可能）であり、引き続いて取り上げる事例を、ある子どもに見つかる実体験として、困難を伴うやり方で何か単純な動作をするところ、要するに苦しんでいる特定の欠陥や不具合があるところとする

と、そこで役立たずかつ実に不合理であり、その教師達にお願いして**何かやってもらうことそれ自体が、目的として手助けすることを上から覆いかぶせてその困難、つまり、除去にあたるその欠陥を包みこんでいるからであるし、なぜならば**（そこでこの論点を看過したまま、あらゆる計画により再構築したり治療したりする作業に私は触れようとしていて）**唯一の案内として子どもの頼りにしなければならないことを、何かする運用になる教師の指示においているからであり、それこそまさに同一の妄想的な潜在意識による案内（信頼に値しない感覚的評価）であり、それを道具とすればそこで原因を作り、欠陥を助長したり固定したりする第一の事例になるからだ。**というのも、あらゆる欠陥や不全は症状であり、ある状況における悪協調や悪調整から生じ、ある状況で常に見つかるのは、手渡しされて持たされた信頼に値しない感覚的評価であるからだ。同一のやり方で我々の見つけることがあり、あるところに、ある状況において信頼に値しない感覚的評価の存在する子どもか大人（さてあらゆる記述がこうして当てはまるうえに、より大きな力学の向かう大人）がいるならば、そこにも表われるある状況に悪協調があり、何かの形式で何かが不正確な調節をされているだろう。どんな試みをそのときの子どもがやるにしても、協調不全な使い方をする信頼に値しない感覚的評価となり、それを案内にして努力を続け、何かするために従う指揮で修正しようと欠陥に応じていれば、そのうちに結末を迎え、何かの形式において誤指揮された動作をやり、その裏では増加させながら、元からの欠陥や不全あるいは不必要に助長した恐怖反射を示すだろう。

　こうして我々の直面することになった要求において、ある教授テクニックで対応にあたり、こうした困難を解決するために、このテクニックに含んで正確な操作をする側にいる教師は、本案件において寄与する生徒に正確な実体験となる感覚的評価を起こし、そんな側面を再教育や再調整や協調に置く。さらに寄与するこうした満足いく知覚体験のために教師自らが携え、信頼できる知覚機構にいなければならないうえに、手にした経験に基づいて再教育と協調を体現していなければならないし、そうした要請は満足いく再調整を有機体に及ぼすためのものだ。

　それにしても、この関連において常に明確な理解をしてもらわないといけ

ないことがあり、それは、正確な知覚体験を獲得する手段として、こうしたテクニークを描写するのは不可能なことであるし、記述でも口述でも、言葉だけではこうしたやり方に実際的価値はない。私の友人に有名な科学者がいて、お手紙で、質問に対してこうした関連付けで「我々には描写できない筋感覚である、というのは我々の書き言葉で聴覚を著しえないようなものだ。我々に記述できるとしても、音の象徴や音符くらいのものだろう」と下さった。

　必要に迫られて強調するこうした論点があるのも、あまりにも絶えず看過されるからだ。多くの人がおっしゃるには、例えば、すっかり親しい友人の知ったような口ぶりで「あのですね、貴殿の書籍『人類の最高遺産』はなかなか才気ある作品ですね」とされる。そんな人々にその訳を尋ねると同じ答えがいつもやってきて、つまり、「なぜなら貴殿のくださったもので、我々は十分な関心を貴殿の理論に抱き、誘導された我らがこの点に気付けば、駆けつけねばならない貴殿のレッスンがありますからな」といわれる。たまたま生じたというよりも何度も何度も繰り返される経験があり、前もって、私が注意深く説明をした生徒がいて、その方に必要な再教育があるのも、その理由として、欠落していて信頼できる感覚的評価をしていないからですと伝え、それから紹介したり実演したりして、その生徒が実際に助長している有害な欠陥を示し、その理由としてその生徒の案内ではご自身の動作をまやかしとなる「感じ」に委ねているからですと、すると、そんな生徒がくるっと私の方を向いて「ひとつお願いですが、何か訓練（エクササイズ）を教えてくださいませんか、そうすれば家で練習できそうですし」とおっしゃるのだ。これ以外にも私の強調した拙著における論点があり、操作が必要になるのは、発達や確立へ向かう信頼できる感覚的評価のためであるし、裏側にその事例において個人的に助長した欠陥があるときであり、なぜなら、どんなことをそんな人々がしていても、**自分自身で**いつもの手法による治療にあたりこうした欠陥をなくそうとするならば、その人らは案内係の自分自身を信頼に値しない知覚の感じに委ねているからで、そこに付加されれば不正確な実体験となるに違いなく、常に結末を迎える指導を信頼に値しない感覚的評価に委ねている。さらにたとえ私が記述してこうした論点を挙げていようとも、私

への批判で「隠し事がある」とされ、なぜなら、私が自書に指示を載せず訓練方法を見せようとしないのは、それでは、人々が家で自分らで**やれる**ようになってしまうからであるとされている、いやはや。全てこうした実例で指摘したからもう私は申し訳なく思わないし、こうした段階における私の教授経験を加筆して大半の書物のお題目となる訓練方法を挙げることはせず、取らざるを得ない深刻な責任を有害な結論に向けてそうして確実に結末を迎える訓練方法を提出しないのは、記述された指示に従ったとしても、そんな人の感覚的評価は信頼に値しないうえにしばしばかなりの妄想であるからだ。当該テクニックにそれゆえ我々が関心を抱き、それが発達するとしても徹頭徹尾の前提において、たとえ何かを間違った我々がいたとしても、その理由は、我らが指導する由来を信頼に値しない感覚的評価に置いたからであり、それでは、行先は不正確な知覚体験になり、結末として誤って指揮された動作になるからだ。

　こうして誤って指揮された動作に象徴されること自体がそんな使い方をする心身機構にあり、そこに繋がってあらゆる一般的な日常動作になり、それが様々なやり方になるのは我々の個人的な特異性に従うからだ。そうした影響をする由来と関連付けがあり、それは、我々の不正確な概念・我々の不完全な感覚的評価・我々の行き過ぎた興奮による恐怖反射や調整不能な感情や先入観・我々の不完全な調節による機構などだ。こうした心身的な錯乱が道筋において形成されると前触れになり、心身的な態度に向かう指令系統になり、生活全般をよく考えてみれば倒錯するのも間違いなく、その理由は、こうして誤って指揮された動作はたいへん密接に繋がってこうした倒錯した態度になるからであるし、そうして現われる問題は巨大な困難となり、教師と生徒の双方がいかなる努力により伝達や習得をするつもりの知識があろうとも、とりわけ、観点を満足いく使い方をする心身機構に向けるところで上手くいかない。次章の考察で、こうした問題の関連する不正確な概念を挙げよう。

第二章　不正確な概念

　ここで案件となる概念における第一歩は納得してもらうことであり、その中身は、生徒の現している誤指揮による動作は結末であり、不正確な概念や不完全な感覚的評価（感じ）から生じていることだ。

　さて、こうした関連において早速の警告をしておくと、人によっては未経験でこうした事案を知らず、そんな生徒は一つの法則のように納得しないし、こうした論点を話したり議論したりするだけ無駄になる。生徒は実によくあることで、自信を持って教師に接し、生徒に見える主張をするし、自分の立脚点からこうした発言を真実であるかのように述べるだろう。しかし私の実体験では、一方通行のやり方しかなく、教師が本当に納得してもらうとすれば、生徒は自分の知覚の感じで誤誘導する自己となっており、ある時点で、生徒の始める一つの動作により、そこで、**デモンストレーション（実際にやって見せること）により生徒自身の有機体において、**わかってもらうことになる。鏡を使うべきであるのも、そうすればやりながら、生徒は**できる限り視覚的に確証できる**からだ。

　次の点として重要性を印象付けると、生徒に必要なのは注意深く教師の言葉に耳を傾けることであり、そこでは全く明確にするために、その意味をこうした言葉で伝達しようしているわけで、**それを先にやってから、試みて動作を及ぼすことになる。**これは言うまでもないことかもしれないがしかし、実のところ、この点に我々の接近する岩礁があり、たとえ高度な経験を積んだ教師でも難破するかもしれないほどのものだ。というのも、あらゆる事例に置いて生徒の概念は、何を教師が伝えようとしているかという言葉から生じて、**それに従ってその人の（生徒の）心身が作り出すものになるからだ。**(註10)

　仮のたとえとしても、生徒の固定観念が何か特定の方向にあるとすると、こうした固定観念により必然的に制限され、その人の能力で「注意深く聞くこと」（ある能力として我々はそれくらい当たり前だとしがちなもの）は狭められるに違いなく、言い換えると、受け取る新しい考えについて、**教師**

の伝達しようとしているものがその人に向かうところでそうなるわけだ。こうした関連でそれ故に、ひとりの教師として、扱う欠点にひとつ特定の事例を置くとすると、寄与しなければならないしかるべき考慮があり、そうして生徒の固定観念に向かうのだがさもないとこれは、そのうち巨大で複雑な問題となって教師にも生徒にも降りかかるだろう。程度の差こそあれ、こうした固定観念に遭遇する事例はほぼ全ての生徒にあり、それを別の言葉にすると、固定観念は例えば、どんな構成が正しいかについてだったり、どんな間違った手法であろうとそれをワークする生徒がいることについてだったりするし、それを別の言葉にすると、固定観念にある視点から必要だとして集中して成功するように仕向けた努力を生徒や教師がすることになり、それを別の言葉にすると、別の固定された信念（基盤を潜在意識的な指導に置くもの）により生徒の欠陥を正そうとして、その生徒の教授されるべき**何かをすること**により修正にあたることになるから、その代わりに教授される第一の原理はなく、つまり、**どのように予防（抑制）すれば誤ったことがなされるのを起こさないですむのか**、とやらずともよいとされる。

　教師の実体験に基づくワークにより再教育をすれば**可能**になり、診断のすぐやれる由来があり、そんな表情や使い方をする生徒の目を見れば、そんな度合いで影響されている生徒がそんな概念に縛られているとわかるので、そこで、一歩ずつ訓練をして、生徒の取り入れる予防的な計測により対抗し、こうした影響に逆らうべきだ。理屈に反することは、教えようとしている人を多かれ少なかれ扇動したりさらに不安な状況に置いたりすることだ。我々の持たねばならない穏やかな状況における特徴があり、それはその人の理知的道筋で働いている。

　固定観念を目録にして挙げるなら、上述の何百倍もあるだろう。奇癖となる固定観念は奇癖となる筆跡のように様々であり、大きな個人差があり、そんな形式に人は依存しており、再び筆跡の事例のように、その拠り所は個人的に心身で作り出したものだ。[註11]

　四半世紀以上の教育経験から、心身的な側面について私のもらったとても現実的な知識があり、心身的な困難の立ちはだかるところで、多くの大人達に必要となる再教育や協調があるので、そんな結末を迎えたこうした経験か

ら私が躊躇せずに発言すると、生徒の固定された思考や観念は原因の大部分を占めており、生徒の問題である。

　私が次に取り上げるところで、こうした固定観念群を自分の教育経験から拾い上げるというのも、それがとても広く蔓延し、そこまで遠くに達するかというほど有害な結末が日常生活に及んでいるからであり、そこで、私の手始めとするそんな習慣として、それを定着させたほとんどの生徒が訓練を潜在意識的な基盤に置いてきたこと、それからすでに言及したことではあるが、**つまり、やる気になり直そうとして、ある欠陥を何か別事をすることにより対処するところ、にしよう。**

実例1　「正しくやること」

　たとえ話として、とある人の決意により、レッスンを受けようと、再教育をある教師から受けるために初めて来られたところにしよう。教師は進めながら示唆して、生徒に対して第一に、診断結果となる生徒の心身的な奇癖や妄想や欠陥を示し、そういったものは、教師の勧めによれば、除去にあたるつもりであると、そうして第二に、**手段を吟味すること**（means whereby）**により**、除去が効果的になると告げるだろう。

　相変わらず引き続き、ある時点まで教師の結論となる発言がなされると、そこで、生徒の形つくるその人自身の概念（たいてい真逆の位置に教師がいる）が事実として暴露され、仮にもその人が非常に変わった人でない限り、生徒は既に一つの結論に達しており、それに従って生徒の先入観を伴う、つまり、

（1）原因（単数もしくは複数）について、奥に潜む事実が表にさらされたとし、

（2）結果について、それが得られるように除去すれば原因はなくなり、言い換えると、そこで、全ての中で最重要なこととして、

（3）手段について、生徒は採用するつもりであり、それはこうした結果を手に入れるためである、

とするだろう。

第二部　感覚的評価に関連する習得方法と習得される行動

　こうした決意において生徒に影響が及ぶべくもないのは、固定された信念で確保するために、生徒の望みとなる第一の責務は、**何かをすること**（生徒の理解する「すること」）であり、**それを正しくやること**（生徒の理解する「それを正しくやること」）であるとするからだ。これは驚きにあたらず、それというのも、おそらくその人のこれまで習った教師全員が教え込んだからであるし、その人は幼少期からそんな考えを持ち、何かおかしい時には自分は何かやらなければいけないし、それを正しくやろうとしなければならない、としている。それ以上に生徒は云われ続け、仮に自分に良心があるならば、いつでも正しくやろうとして、間違えないようにするし、そうすると、こうした欲求で「正しくやる」ことが強迫観念になり、それがたいへん数多い他所の案件でもそうなるように、自分の良心は満足するに違いない。(註12)

　教師は素早く観察し、生徒（浸っている固定観念がある）が手ぐすね引いて何かやろうとしており、自分の考えによる正しさでもたらそうとする結果があり、それが生徒の欲求であると、教師に見えたらすぐに指摘し、生徒のやろうとしている治療法により欠陥をなくそうと「何かやる」ときに信頼している生徒自身の判断があるがしかし、**その人（生徒）の判断は健全ではありえず、そこを見直すと、基盤は以前からの不正確な知覚体験にある**と告げる。この教師はそれ故に助言して、生徒にやめるように伝え、生徒自身の判断に信頼を置いてこうした案件に応じるのをやらないままでいながら、そこでその代わりに、聞いてほしい新しい指示があり、それを受容すれば、教師は寄与する手段で操作をするから生徒は新しい正確な知覚体験をもらえると伝える。

　この考えはしかしながら一旦停止であり、誤ったことをしない（下ごしらえとなる作法であり再教育に要る）ようにすると、ほとんどないか全くないか、お気に召すことなどハナからない平均的な生徒であり、そんな人はほとんどの事例において進んでやるつもりで、「正しく」なろうとして、たとえ自分の体験がありその全てが教師の言うとおりだったとしても、それにもかかわらずちゃんとやりたがる。(註13)

　数多くの理由がここに対応し、なかでも主要なものは、私の見解で事実として既に読者の注目を集めたものであり、すなわち、我々の概念の**働き方に**

131

より様々な部位からなる我々の機構が動くからであるし、我々の指導はほぼ全部が感じというひとつの知覚に委ねられていて、それが多かれ少なかれ信頼に値しないからだ。我々が習慣に陥ると、行為する特定の動作をある特定のやり方にして、そこで、我々の経験する特定の感じになり、それに関連して我々の認知する「正しさ」になる。**そんな動作と特定の感じとの関連が一体化して、我々の認知となる**。たとえ何かの原因により、我々の変化した概念にするべきであるとしても、しかしながら観点をそんなやり方で行為する動作に置くならば、そしてさらに、たとえ我々の採用する新しい手法に従ってこうして変化する概念になるにしても、我々の体験する**新しい感じで行為する動作**は、我々の認知として「正しく」ならない。そのとき気付き、我々がこれまで認知してきた「正しさ」は間違いとわかる。

　たとえ話として、教師の試みで変化をさせようとしている何かの悪状況があり、それをやっている生徒にお願いして、生徒に膝を曲げてもらうところとしよう。生徒の思いに上ることがあっても、教師が自分へお願いしたこと（その「結果」）だけになれば、欲求はそれを正しくやること（生徒の理解する「正しくやること」に関連した動作により曲げる膝）になり、そこで曲げる膝を生徒がいつも曲げるようにやり、別の言葉にすると、大げさになるほど不要な緊張や圧力を伴い、干渉した自分の平衡感覚により、短くなる脊椎(註14)（増大する湾曲によるもの）になり、固めた首になり、そこで、そうして得ようとする結果（曲げた状態の膝）に向かうがしかし、その代償として過度の緊張による不利な使い方の有機体になる。私の意味付けではもちろん、生徒は全く意識的でない。生徒はおそらく一度も考えたことがなく、どのように（「手段を吟味して」）自分の行為するこうした動作で「曲げる膝」をするのか思いもよらないし、たとえ生徒の知る一般的なやり方において何かの間違いをしている自分（そうでなければおそらく自分が教師を訪ねることなどないわけで）がいるとしても、自分の関連付けはなく、こうした「何かの間違い」はどんなことであろうとも**自分が自分でしかしている、言い換えると、生徒自身が誤指揮により動作している**、と気付いていない。それ故に、生徒の曲げる膝となる反応において、教師の要請に対して生徒は意識的でなく、何も間違ったやり方でやっていると思わない。生徒が曲げるとしても、

自分がいつも慣れているように曲げる。これで満足する生徒であり、**感じとして正しい自分がいる。**

　次なる想定として、教師が前もって生徒の関心を引き、まさに不利なやり方になる自己の使い方をしながらその道筋で曲げる膝をやっていると知らせ、その後で寄与して、生徒への手助け（詳細に入るのは後ほどの章にしよう）をして、うまく生徒を説得し、全般的な使い方を最大に有利にした自分の機構で曲げる膝をやるところとしよう。これが生じる時には、動作として曲げる膝があるし、**この生徒に懸念がある限りあらゆる意図や目的は新しい行為に向かい、それで引き起こされる新しい感じがある。**今回、この動作をすると生徒の手慣れたものにはならないし、そうなるとそこで、**感じとして誤った自分が居る。**

　ここから先、いつでも概念として曲げる膝がやってくる時に、この生徒（いずれの反応でも、つまり、教師の指示に従おうと自分自身が主導的になろうと）は選択を目前にして、曲げるところにおいて、旧式のやり方（つまり、ずいぶん不利になる自己）で「感じとして正しく」やるのか、もしくは、変化したやり方になりそうして行為する動作により「感じとして間違い」になるのか、どちらをやるだろうか。ある少女の云ったことが面白く、ある時こうした論点を説明されて、その関連で何かしていたその子は「そうか、わかったわ。感じが少しでもあると、決まって間違いと感じるし。間違いと感じなかったら、感じてないに決まってる」とした。残念ながら、平均的な大人の生徒は少女のようではなく、「見える」ことがないか、もし見えたとしても行動を伴わない。実に、我々の直面する事実があり、大人は決まって、新しい感じを好まず、別の言葉にすると事例によっては、大人は明らかに新しい感じを**恐れる。**新しい「感じ」の寄与された大人はある知覚で不安になるし、その時点で、その人の体験に繋がる動作となり、そこで慣れていた関連に異なる感じを伴うと、命がけになるほどだ。こうした知覚により不安になるところで、特に印象的なのはその繋がりで維持する平衡感覚であるし、そうして動作をしながら立ったり歩いたりすれば、それに従って、新しく得る感じになる。(註15)そこでそうしてそれがやってくるとその時に、生徒の直面する二者択一になり、使用する自分の機構を悪くして「感じとして正しく」するのか、

あるいは、使用する自分の機構を適正にして「感じとして間違っている」とするのか、となると、その人のやりがちになるところで、いわゆる、気が動転して立ち止まらず、それ故に、熟考（すなわち抑制）がなく、元の木阿弥で「感じとして正しく」する。

　これは困難の単なる一例であり、生徒が不正確な概念により誤指揮された動作をする特定の指揮をやっていれば、その現れは本人と教師の双方に及び、どんな努力により伝達したり習得したりするつもりの知識があろうと、そんな心身的側面で行われる。こうした事例を提示したように、生徒の固定観念に従いながら何の構成で「正しく」なり何を「間違い」にするか決めると、その特定の状況で産み出された袋小路にはまる。なぜなら、どのように新しく正確な経験を生徒に与えようとも、あらゆる動きを生徒がやっているところで、その働き方は潜在意識的であり、再生産する特定の感じに向けられ、そこに生徒は慣れ親しみそれを好んでいるからではないか。そんな状況で、教師は誰もどんなに熟達した人でも扱い方を満足にやれるはずがないし、そこから、生徒はおそらく救い出されることなど不可能であり、ある時点で生徒がやめるまで、つまり、試みて物事を正しくしようとするのをしないでいられるようになるまではそのままになるし、別の言葉にすると、立ち止まり、やみくもに**結果に**向かうのをやめて、そこで寄与する考えにより、代わりとなる新しい**手段**を自分にくれる教師がいて、**そのように至る**結果を手に入れることになるだろう。

実例2　やることを「自分のやり方」でする

　私がこれから取り上げるのは同じように固定された不合理な概念であり、共通してほとんどの生徒に必要となる再教育や協調のあるところ、すなわち、**生徒の固定観念で何ができるかできないか決めつけている**ところになる。

　人々の判断するこうした論点があり、もちろん唯一やれるとしても、その基盤を以前から誤誘導されている経験に置くしかできないのだがしかし、こうした事実にもかかわらず、彼らには準備もなく、自分の考えを変えないし、さらにある時点で自分の教師に寄与される実践的な証拠により自分の判断は

こうした論点において信頼に値しないとされても、同じことだ。さてそこでまるで合理的に見えるのは、どんな生徒でも決意をすれば受講できるレッスンが特定の教師には存在することであり、なぜなら、生徒の信じることは、教師の手助けで生徒の乗り越える何かの困難があるとすれば、そこで受け取る教師の言葉はそのためであるし、それに関して、生徒に可能であろうと不可能であろうと、することになる何かを生徒がお願いされて、やることになる特異点になるからだ。しかし目に余るほど正反対の事例がある。というのも、仮に教師のレッスン中にするお願いで生徒が何かをすることになるとしても、いろいろな事柄の内でそれが、数日前、レッスンにくる前に、生徒の確信で自分にはできない（つまり、生徒の困難）としていて、生徒はすぐ尻込みするからだ。生徒はあからさまな拒否をしないかもしれないし、従おうとする新しい指示を寄与された自分がいるがしかし、どうなろうと同じことで、生徒の成す「心理的ためらい」とでも云うようなものが指示を受け取る生徒に起きる。その理由がここにあり、生徒は潜在意識的に信じており、自分のことは自分の方がよく知っており、教師以上に、出来るか出来ないかくらい判るとしているからだ。その結果として、ある時点で生徒の受け取る指示があると、生徒は運用開始する際にその計画を自分独自のものとする、つまり「自分のやり方」にするし、そこで、あまりにも熱心にこうした計画を続ける生徒であるならば、新しい指示など届かず、生徒の意識に上らず、つまり、指示のなされない生徒はしかるべき印象をもたず、そこで要請されて運用にあたり満足いくようにすることはなく、さらに、記憶上の指示もおぼろげである。

　奇妙なのはもっともで、生徒は確信を「自分のやり方」に置きながら微動だにせず、事実として、「自分のやり方」で一度もうまくいかなかった過去があり、そのうえ、自分の教師が注意深く指摘し、それでは一度もうまくいくことのあり得ない未来になると云ったのも単純な理由であり、**「自分のやり方」は本質的に間違いであり自分の目的に向かないからである**し、そこで実際に、何を生徒が思いついて「困難」としていようとも、ある困難はそれ自体で存在しない、がしかしそれは単純に結末であって、「自分のやり方」によりワークするところから生まれている。

さらに続けて教師は指摘し、生徒がどんな理由により今までの経過をずっと保持してきたにせよ、しがみついていた「自分のやり方」ですることなどもはや存在せず、その理由は実践的な手助けが教師に可能だからであり、寄与されるところで生徒は全く新しい立場から自分の「困難」に応じることになり、言い換えると、その結果、生徒の為すべきことは他でもない一旦停止することであり、試みて打ち勝とうと自分の困難に「自分のやり方」で向き合うのをやらずにいて、そこでその代わりに、思い出しながら続ける新しい指示があり、その手段によれば、生徒に得られる結果は望み通りになろう。
　これが不合理な提案であると呼べないならば、そこで我々はいったん受容したことになるし、教師に信頼を置くべきであるのも知っていることが生徒より多く、特定の案件を手中に収めているからだ。私の実体験ではしかしながら、自分の生育過程を潜在意識的手法に置いてきた人々の心を掴むことはないし、それはまるでひとつの法則のようであり、それでもこうした形式で理知的に、直面する「困難」に応じることになる。
　そうなるとそこでまた発生することがあり、たとえ教師が実演して生徒に何度も何度もやってみせたとしても、生徒は決してできず、何をやろうとも自分でやろうとしていてはダメになり、ある時点で、**自分が変化して「手段を吟味する」こと**（あきらめること、つまり「自分のやり方」でそれをやらないこと）を採用するまでは、そのまま、生徒はそれでもまだ続けてやろうとして、克服するつもりで自分の困難に対して「自分のやり方」をする。(註17)
　同様に、教師が得心へ向けて生徒に何度も何度も繰り返しやってみせれば可能性くらいはあるだろうと云われても、もしかして唯一生徒の採用にあたる新しい手段が寄与されていればの話であるし、ということは、**生徒にやれるようになるはずのいとも簡単な物事を生徒は常に信じこんで自分に不可能としており**、生徒から起こそうとする企ては無く、そこに採用する新しい手段はない。生徒は継続して、実に、やろうとして正しく「自分のやり方」で、常に過ちになる。さらなる不合理があり、一定時間の経過後に、生徒は実際に気に病み始めるというのも、自分に見つかるところではうまくいっていないし、「自分のやり方」が作用していないからだ。どんなことがさらなる不合理になりうるのだろうか。

たとえ話として、とある男が出発し、到着予定の目的地へ向かう途中で分かれ道になっていた、としよう。道が分からないし、彼は間違えた道で迷子になった。彼の尋ねる道があり、通りがかった人によれば、まっすぐ戻って、分岐点でもう一方の道を行きなさいと、それで通じるよ、おたくは直接その場所に行ける、それがおたくの行きたい目的地だろう、と。我々はなんと言うべきか、もしかして我々の聞き及んだことがあり、その男はもと来た道を引き返し分岐点までは指示通りにきたけれども、そこで結論づけ、自分の方がずっと知っているし、どうせ助言者など大したことないからと、また今来た道をとってかえしたら再び迷ったと、そのうえ、これを一度や二度ではなく何度も何度も繰り返した、ということであったならば。さらに、我らはなんと言うべきなのだろうか、もしかして我々の聞き及んだことがあり、その男がひどく気に病んでいるというのも、彼がずっと迷い続け、まるで近くにも行けず、目的地に到着しないように見えるから、ということであったならば。

　私には手に取るように、読者の視点が懐疑的になっているところがわかるし、皆さんがこれを読んでも、自分自身に納得させ彼はとにかく有罪にはなりえないとしており、その罪は、**本当には試みてやろうとせず**自分で知っていて自分で**できる**のに何もしなかったところにある、つまり、**一旦停止せずに、やろうとしたまま**そんな実体験を何時間も、何日も、いや何年もやり続け、それでは明らかに、**不可能な**特定事例があることである。だとしても、これは多かれ少なかれ生じるものだし、事例としてどの生徒にもあり、人によって関わりに、最高の知識があり、最高の教育があり、最高に科学的な訓練があるが、それでも同じことであり、そこでこうした提示によりますます強まる私の確信があり、こんな原理の横たわる現代教育手法による教育は間違っている。実にまるで、我々の教育体系や我々の手法により訓練している科学的あるいは専門的な側面にずっと傾向があるように見えるし、実際には、そこで育てられ助長される欠陥があると私は言及している。欠陥という呼称で使ってきた言葉は不適切な表現となっていて、どれほど本当の分量があるかというと、損失が二分の一であり、そこで、我々に元来備わった心身的な資質に戻るやり方とは、だんだん減らす使い方にして無価値な道筋を無くして

いくこと、いわゆる抑制だ。さらに繰り返すと、大幅な損失によりこうして最高に価値ある潜在能力は発揮されず、その主な責任は誤った原理にあり、それが奥に横たわり、我々の教授する手法においてあらゆる側面に出てくる。人によっては責任を持ってこうした手法にあたらないといけないのに気付きの無いままにおり、そこで、重要になる保たれた均衡があり、本当にあらゆる生活分野に置いて以下の二者間、つまり、欲求に従ってすること（意志力）と、特別な能力で阻止してその欲求をしないこと（抑制力）との均衡だ。

　用語「意志・意志力 (volition)」と「抑制・抑制力 (inhibition)」を頻繁に使う紙面になるので、私の望みとして現時点でそれを明確にご理解いただきたく、こうした使用は単なる名称として二つのそれぞれの行為に向けたものであり、意志力と使う場合の中身はその行為で**反応して**何かの刺激（単数もしくは複数）に応じる心身的な動作（すること）であり、抑制力と使う場合の中身はその行為で**拒否して反応せず**何かの刺激（単数もしくは複数）があってもそのままでいる心身的動作（することをしない）である。言い換えると、意志力と使って名付けるところに**何を我々のつもりでやろうとするか**があり、一方で、抑制力と名付けるところに**何を我々は拒否してやることをしないか**、つまり、そう呼ぶところで何を我々の願いとしてそのまま阻止し、何を願いとして**予防するのか**、がある。

　我々が無関心なのはここで、どんな論争で懸念となる問題になっていてもいなくても、意志と抑制について異なる宣言がなされ、それが同一の力学になるのかどうかについてであり、言い換えると、何がこうした力学であるかについての関心度合いは、技術者が、利用する電気を動力として特定の結果に向けているところですぐに興味を持って電気とは何であるかに飛びつくことがないのと同様だ。我々の予言は、しかしながら我々の得る正確な知識があれば、後者がはっきりするより前にもしかすると、我々の解決に及ぶ前者になるかもしれず、そんな手段で意識的に得られた知識が我々に訪れるなら、経路は実践的な理解であるし、我らの心理感覚的な潜在能力の上でますますどこまでも高まる水準となる、そんな人間の心身的機能を拠り所にするだろう。

　ある意味においてその時ほのめかされ、ある道筋によりヒトが一旦停止で

きるようになったならば、ある道筋で懸念されるところに伴う「結果」はない、つまりそれがどれほど良いものだろうともそれ自体はないがしかし、そこで伴う**手段を吟味すること**により、こうした「結果」のもたらされる可能性があるところで、私が続けると、ひとつ抜け落ちて抑制力のないままにあらゆる側面がある。どの側面にも、しかしながら抜け落ちたまま抑制的な発達がないのであれば、そこに孕むかなりの危険があるというのも、案件に上る懸念を伴ったまま実際に使われ、そんな心身機構で日常行為がなされるからであるし、行先は、このように欠落の発達する傾向で育てられた各個人がある状態で不均衡な心身的機能になり、それが有機体全体に及ぶところになる。実にあらゆる手法において、教育的訓練をすると硬直性を作り出し可動性は少なくなる、そんな教育的使い方である。驚くにはあたらず、それから、大人達がこうした心身的な状況になったのも助長してきた子ども時代のせいだし、そうして表出しており、そこで人々の行為が懸念となり、ほぼ完全に欠落していて最も一般的な常識もなく、そこに関連して、信頼に値しない感覚的評価がある。

実例3　見えない自己、他人から見える自分のようにはいかないこと

　たぶん最も著しくかつ最も痛ましい実例となる人間の妄想があり、それが見つかるところで、人類種が態度を向ける先は、自分自身の心身的な欠陥・不利益・奇癖などになる片方と、そして、自分の利益・長所・天賦の才などになるもう片方となろう。「汝自身に正直であれ」と、励まされる刺激があるとしても、ある時点で、人類種が協調のなされた心身的発達に到達し、そこで自己がかつがれることなく感じに縛られることなどありえなくなった時に限られる。

　激しい実例となるこうした領域における人間の妄想があるし、我々の取り上げるものは、ある態度により吃音者の向かう物事があり、思いつくままに「正しい」か「間違っている」かを自分自身で決めたら、ある時点でその人の直面する実際問題となり、そんな会話方法が日常生活に出ているところ、

としよう。そんな事例で言及しても、ただひとつ多くのものから取り上げただけであり、こんなものは著者の実体験に無数あり、研究は過去30年に及んでいる。その生徒はこの特定の事例においていわゆるひどいどもりであったけれども、その方は急速な進展をレッスン中にもたらしたので、尋常ならざる短期間で、話しをするのにどんな兆候としても吃音などなしで、ゆっくり話している間に限ってはやれるようになった。その人の到達した地点で運用可能になった会話があり、教師と共に何の困難もなしに古い欠陥もなしに提供されたその人の明確に発音する言葉があったし、ゆっくりと慎重になされた。

　教師はその時「私があなたにやって欲しい話し方は、あなたが私に今話しているやり方ですし、そんなふうに、あなたの会話を終日通してやりませんか」と言った。その生徒はすぐ動揺し、それほどまでの乱れが一時的にせよその人の新しく発達中であった調整に及び、逆戻りしてその人の古いやり方で吃音しながら返事をして「そそんな、でできないですっす。みみんなに、ば、ば、バレバレじゃないですか」と言った。

　さて我々が分析に挑むとすると、こんな状態の人が真剣に注目するべきこのようなこと（そこで当該生徒はまったく誠実であり、それは確か）をすると分かり、そこで我々に見えるのは、その人の激情を原因として自分で逆戻りした状態があり、そこに関連して以前のひどい協調になり、そこにその人の慣れ親しんだ自己催眠があり、事実として、欠点や奇癖が懸念になったことだ。我々の説明として、その人に特筆される発言となるかもしれないところで、その人のとても慣れた状況に吃音があるので、もはや気にしておらず何を「他人」が思うかとか、あるいは他にも、その人の決心で無視して、不愉快な事実である自分の吃音をないことにしているとか、そんなことがありそうで、このようなやり方で自分自身を惑わして至った考えにより、「他人」は自分のこじつけに気付いていないことにしている。(註18) 事実は残り、その人の達したこんな段階において、欠陥のある感覚的評価や自己催眠への耽溺があるので、彼の全体的な視点はあべこべになっていることだ。彼にはもはや見えるものがその通りに見えず、外れてしまったコミュニケーションでは理性がなく、そこでは、彼の意識上の欠陥が懸念である。それだから可能になる

説得を自分勝手に自分でやって、**通常の状況は人目を惹くかもしれず、その一方で、異常性は見過ごされるかもしれない、**となった。このことから、その人は頼りの綱をほぼ完全に自分の倒錯した知覚による感じにおいていた。そんな論点のありかに我々の据えるべき特定のストレスがあるし、その状況に妄想や自己欺瞞が示され、あらゆる人々がこうした描写の見つかるところを多かれ少なかれ表に現わしていて、ヒトは協調不全により信頼に値しない感覚的評価をしている。

実例4　「外れた形」

　関連付けを、信頼に値しない感覚的評価のせいで倒錯した思考や概念となるところに置くと、何が「正しい」か、あるいは「間違っている」かとするところで、人類種の使っている自分自身の機構が懸念となるし、下記にもっとも顕著な実例を載せよう。

　とある少女はずっと歩けず、上手にやれない数年を経てから連れてこられ、そこで著者は診断をして、その欠陥は使い方にあり、心身機構に原因があってその子はかなり捻じれた状態になっているとした。こうした機会に、とある要求がなされ、実演（デモンストレーション）してもらえないかと、この現象に対して操作的側面がワーク（子どもは、もちろん対象として操作を受ける側）にあるなら、その結果として特定の再調整や協調が一時的に確保されるところをこうした診断を踏まえて、可能性のある再教育を全般的な基礎に置いた事例としてこうした類で示して欲しい、とあった。実演は成功したし、この観点通りになった。時間経過に伴って、子どもの肉体はかなり素直になっていった、すなわち、極度の捻じれや歪みがなくなったし、それは、その前には非常に目立っていたので、その子が部屋に入って来るなりわかるほどだった。一通り終わると、少女は振り返りあちら側にいる母親に向かって「ねぇママ、あのおじさんが私を引っぱって**外れた形**にしたわよ」と筆舌に尽くしがたい口調で云った。

　こうして実に、餌食となる反射があるし、あらゆる人に懸念され、どんな試みで除去にあたろうとも心身的な欠陥に触れるとなるべくしてこうなる。

視点をこの哀れな子供の判断基準に置くと、この子の捻じれは真っ直ぐであり、この子の感覚的評価で自分が「外れた形」の状況になると「整った形」になる。想像してみてほしいのだが、そのときに何が結果となりうるのか、その子の試みで得ようとする何かの「正しさ」の由来を何かする自分自身においていれば、それではまるでその子が常に試みていつでもすぐにやろうとしているものになるし、その一方で、訓練中の治療的な運動として従う指示があるのでそんな指導をする教師の下に置かれたわけだ。あまり驚きにもならず、あらゆる試みで教授にあたっても結果は失敗する以外にない。

　よくよく考えれば、上記のように進むと我々の導かれる完全な気付きに行きつくしかないし、そこで、何がその心身的な状況としてこうした一人の子供に起きるのか、このままこの子が思春期に達したらどうなるか、つまり、もし伝統的な手法の教授があらゆる分野で働いてその子の後押しを続けたらどうなるかおわかりだろう。この子に注目される証拠は明白であり、そこでその子の欠陥が懸念となり、少女は思考や概念の支配力を感覚的評価においていて、そして、この感覚的評価は信頼に値しないのみならず実際に妄想だ。彼女の経験がありそこに関連して機能する有機体であれば、結末は不正確で有害な体験となるし、その子の判断がこうした側面における結果としてこうした経験から生じている以上、驚くにはあたらず、何が正しくて何が間違っているかを彼女の事例におくと、実際に役に立たないのみならず、その構成により積極的な危険を自分の将来的な発達に及ぼすことになる。仮にも、こうした事例群で、子どもが再教育や協調をする基礎を意識的調整におかない限りは、獲得できない新しい信頼に値する感覚的評価があるし、そこでこれが欠けているならば、そうして成長する働き方で指導される知覚になり、それは妄想的であるうえに、その傾向はますますそちらへと、時間と共に進む。不正確な体験によるまずい判断があると、そこに関わるこうした妄想的な指導による機構で機能する有機体になるので、あらゆる努力により様々な側面において動作して日常生活をするところにこうした機能を伴うことになろう。

　この論点で現象を明確にこうして描写している全ては**観念群に関するものであるし、信頼に値しない感覚的評価から主な影響を受け、動作や反作用に**

潜在意識的で有害な道筋を含んでいれば、それは不正確な概念群からなり、こうした事例における信頼に値しない感覚的評価が手渡しされて不正確かつまやかしとなる実体験が心身的な機能に出る。

　それから、我々の記憶にあるところ（我々の見たように、例の少女を先ほど描写した）で、我々の判断する基礎は実体験にあり、我々に見えるに違いないことはもうひとつ、そこでこうした体験は不正確になったりまやかしになったりすることであるし、結末となる判断の向かう先は、誤誘導になったり現実離れしたものになったりする。**気付かなければならないのは、それ故に、我々に知覚的な奇癖があるならば、その根本で何を我らが思いついて自分の見解にしているのかというところであるし、つまり実に、十中八九の見解として、我々の形成するものはむしろ結果として何を我々が感じるか**(註19)**というところから生じており、何を我々が考えるかというところから生じる場合は少ない。**

　我々に感情的な欠陥があると、そこにまた繋がって我々の知覚的な奇癖となり、その結果、寄与されるわずかな妨害でもこうした指揮に出るし、我々が一時的に投げこまれるに違いない危険地帯になり、(註20)深刻に未調整な心身的状況が蔓延するだろう。

　さて我々に見えるのは、どのくらい遠くまでこうした線の考えが我々にもたらされたかというところになる。というのも、事実として現象は全てこうした考察から生じ、我々の取り組みが暮らし全般で我々の動作や信念や感情や意見や判断などどんな側面に置かれようとも、そこで**条件付けされる由来は先行する概念にあるからで、その関連付けに伴って個人的な使い方をする心身機構になり、そこで、条件付けられる由来はそんな水準に信頼を置いた我々の個人的な感覚的評価にある。**

　これは大きな事実であると気付かれねばならないのは我々の指導者であるし、教育や宗教や道徳や社会や政治やあらゆる他の側面において人間行動するところで、気付きの後に初めて、どんな「向上」であろうとできるようになって、人類種は現在の混沌状況を抜け出るだろう。我々全員が考えて行動する（強制されて別のものをやるのを除いて）ところに奇癖があり、我々特有の心身的捏造がある。我々の読むひとつ決まった新聞の朝刊があるという

のも、その新聞の方針があり、それが我々の信じるものであり、我々が読むことができるのもそこに我々の読みたいものがあるからであり、別の言葉にすると、我々の育む友情があるのも相手が自分の考えるように考えるからであり、それから、我々が無視したり反対されたりする人はそうはせず、別の言葉にすると、牧師の誘いで教会に行く人は教会に行きたい人だけであるし、別の言葉にすると、我々は読書を始めるけれども、すぐに我々の至るある地点で我々が不同意になると、多かれ少なかれ堕落した筋感覚では調整不能な衝動となり、物事を始めようにも我々は外れて、理性との繋がりをなくす。さらに全てこうなるにもかかわらず、書物は書かれ、講義はおこなわれ、説教は伝道され、スピーチがなされ、そんな信念となるいくつもの考えが差し出され、こうした手段により満足に吸収できうるとされた聴衆や読者がいるのだから、良い考えはこうして受け継がれ向上に向けられてもよいとされ、人類の社会や宗教や政治やその他の側面で行為がなされるのだろうか。

　こうして我々は巨大な妄想を抱く。なぜなら既に示したように、我々程度の能力で吸収に向かう新しくかつ不慣れな考えがあるからで、つまり、克服するつもりの先入観から繋がったところに我々の大事にしてきた思考や信念があり、そこで、頼りを我々の個人的な概念とするこのような思考や信念に置いているからであり、そのうえ、こうした概念の条件付けられる由来をそんな水準となる個人の心身協調や信頼性に置き、それが感覚的評価より生じるからだ。もしかしてこうした事実が見過ごされていなかったのであれば、著述家や講演者や伝道者や演説者などのずっと以前から寄せる実践的関心がいくらかあってもよさそうなもので、**手段を吟味すること**により、そんな聴衆や読者は到達可能になって、そのような水準で機能する心身有機体となり、人々は吸収可能になり、満足に新しい思考や教授をもらっていただろう。というのも一体どうやったら、という私の疑問だが、人によっては発達させた状況で信頼に値しない感覚的評価（それに伴ってあらゆる不正確な体験や信念や判断になると我々は今では知り、必然的に関連してこうした状況になる）になっているのに、そんな人が吸収可能になり満足いく思考になり、そこに合てはまらないこうした実体験を伴うのだろうか。正確な理解力と信頼できる感覚的評価とは相互兌換されるものだ。(註21)

第三章　不完全な感覚的評価

　この問題がこうして我々の目前にあり、発見に向かえば、**手段を吟味する**ことで信頼できる感覚的評価の発達や維持が可能になるし、それが有機体全体を通してなされるための基盤が私の主張にあり、教育と再教育の双方に置いて、これがもたらされるどの事例においても信頼性の置ける個人がやらなければならないし、潜在意識的な基盤ではないがしかし、**意識的で理知的な**指導や調整に基盤を置くものになる。

　というのも、我々に見つかるところで、人類種の服従する現代の道筋に沿った文明社会で助長された欠陥や不全があり、そんな使い方をする有機体があるからで、事例群のなかには、信頼に値する感覚的評価の**既存する**潜在意識的な基盤があるけれども同じことであるし、もう一方、より多くの事例群では欠陥が既に進行しており、我々に見つかるところに満足いく結果を確保するのは不可能であり、ある時点において、特別な道筋により新しい信頼に値する感覚的評価を徐々に習得していかない限りは、そのままにされよう。ほぼあらゆる文明社会において人類種の助長した状況があり、そのなかで感覚的評価（感じ）が多かれ少なかれ不完全なまやかしになっていて、そうなると当然引き続きそこに依存することなどできないし、再教育や再調整や協調は進まず、つまり、我々の試みによる配置代えで正しくしたい何かがあっても、我々の知るところでは間違いになって我々の心身的自己に出る。この繋がりは心身的な欠陥と不正確な知覚的指導との間にあり、それ故に認識されなければならず、教師の実践的ワークにより再教育にあたることになる。こうした認識のせいで出来ないことがあり、つまり、教師の期待する生徒の行為において満足いくようにどんな新しい心身的動作がやれるようになるとしても、ある時点で、**新しい正確な経験が感覚的評価に含まれて確立されない限りはできない。**

　私は**これから苦心して概説するつもり**であり、可能な限りはっきりと全般的計画をお知らせし、そこに関連して発達へ向かう信頼できる感覚的評価を

示し、第一に、提示する原理を計画の基礎に置くところ、次に寄与して実例を示し、こうした原理を応用しながら、実践的ワークとして協調や再教育のなされるところをお見せしよう。

　第一となるところで、この計画の要求にとりわけ教師側における認知が挙げられ、つまり、ほぼ警告に近いほど支配的になっている生徒の心身の道筋に対する認知、その由来は不正確な感覚的評価にあり、やろうとする行為中にどんな心身的動作にも及んでいるという認知だ。それ故に初めに重要となるのは、教師の認識や努力により目覚めさせることに他ならず、生徒は事実として自己の信頼に値しない感覚的評価があるので、そこで、道筋に含んだ行為により生徒の実践的ワークをやる間に、生徒が養い発達させるべき自己に置いて、新しい信頼できる感覚的評価にして、それを満足いく水準で協調する拠り所にする。

　こうした結果へ向けてなされる手順は次のとおりになる。教師の診断により原因（単数もしくは複数）となる不全や欠陥を示し、そこで、生徒の助長してきた不正確な生徒の自己の使い方に対して、教師の採用する熟練した操作をして、寄与された生徒が新しい知覚体験を起こしながら必要な満足いく使い方をする機構での懸念に働きかけ、その一方で、教師から生徒に寄与する正確な案内としての指揮もしくは指示があり、双方により新しい知覚体験となるように、努力し発達へ向けそうした手段で操作する。

　こうした手順の構成として、**手段を吟味すること**により教師が可能にし、生徒が**予防**（抑制）するようになれば、誤誘導された行為が原因となる自分の心身的な不全は解消へ向かう。このワークにおける抑制的道筋があり、これが第一に採用されると同時に維持されなければならず、これが大事な要素として毎回いずれの新しい実体験としても獲得され確立されるものとなり、そうして培って発達させて信頼できる感覚的評価にする間にも、抑制的道筋を満足いく水準においた協調の拠り所にする。

　こうした目的を鑑みるところ、つまり予防して、誤誘導された行為をなくすところで、教師は初めから注意深く説明して、生徒に対して、教師の役割はこうした計画において非常に異なっており、生徒に課題が出されるようなよくある他の教授法の下にないと伝える。教師の告知は生徒に対して、受け

取る指揮や指導的指示において生徒がやろうとすることは厳禁であり、運用にあたって、別の言葉にすると、それは正反対になり、**生徒は抑制しなければならないし、欲求によりやろうとするのをしないままでいながら、そんな事例に置いて、毎回どの指示も寄与される生徒になる**。生徒はその代わりに投影しなければならず、指導的指示が生徒に与えられる一方で、教師は同時に手技による操作をやりながら必要となる再調節を為し、そこで生じる必然的な協調によるこうしたやり方において、働きを生徒に向けて特定の動作(単数もしくは複数)で必要に応じて、そこで生徒に与えられる新しい信頼できる感覚的評価になれば、このうえない好機となって繋がりができ、異なる指導的指示を前もってやっておいてから試みてそうしたことを実践に移す運びになる。こうした繋がりを持つ指導的な指示や指揮(命令や方向)は全くもって重要になるし、というのもそうして相まって繋がる部位が有機体にあるからで、そんな構成をいわゆる協調と呼ぶ。狙いとなる再教育を全般的な基盤にするのも、そうして生じればいつでもあらゆる目標に向かうからであるし、一連の正確な位置や姿勢はやらないがしかし、**協調した使い方をする機構がひとつの全体に及ぶ**。

　第二の点を記しておくと、我々は関連するテクニックを推奨しており、それは、指揮(方向)もしくは指導的な指示(命令)の寄与された生徒のいるところで、その基盤をあらゆる事例で当該原理におき、一旦停止するワークにより、盲目的に遂行しながら「結果」に行くのをやらずに、採用するのはその代わり、**手段を吟味すること**であり、それでこうした「結果」の獲得に至るものとなる。我々は既によくよく考え抜いて、こうした原理を全般的に適用しているがしかし、私の切なる願いとして重きをおいて繰り返しこの点を示したいというのも、それが最も重要であるからだし、生徒のすべきことは受け入れて運用することであり、この原理があれば、自己ワークする側面は再教育になるというのも、他のどの手法をとろうとも生徒により良いものは得られないからであるし、旧い潜在意識的な習慣を無くしそこで構築し意識的に新しく改善した状況になるのであれば、生徒にとっては是が非にも起こしたいものになろう。

　考察をしばらく続けるなら、我々に見える理由がこうして示される。とい

うのも、もしかして生徒に思いつく特定の「結果」が望ましいものであり、そこで開始し遂行へ向けて直接的にやるならば、その人の確実に通る道のりにおける動作をやり、その観点ではその人の慣れ親しんできた取り組みになり、類似状況でやったようにまたやるからだ。言い換えると、生徒が引き続き自己の習慣的な手順を観点に置いて、そんな手順として図らずもひどいものを目的に向けて（そこで事実、その人の必要とする再教育が確実にあるのでこうした事例紹介になる）いるとするならば、その人は、ずっとひどく不正確な体験をするだけであり、関連する働き方でこうした手順を繰り返す。もしかして、もう一方に行くならば、生徒が**自己を一旦停止し**、やろうとするワークを普段のやり方でやらず（抑制力）、さらに進んで置き換え、自分の旧い潜在意識的な手段から新しい意識的な手段へと変わり、新しい方を教師が寄与すればそれ故に、生徒にあらゆる理由で信じられるものとしてもたらされ、望み通りの結果になり、生徒の採る第一で最も重要な段階として、そうして立ち向かえば習慣を打ち壊し、さらに立ち向かえば、建設的で意識的で理知的な調整になり、そうした傾向で向かう先は熟練した状況にもなろう。(註23)

　従って、印象を持たせる生徒には、ことの始まりから非常に重要な前段階があることを徹底する、つまり、どんなにうまくいくワークでも生徒の側では、**生徒は拒否しなければならず、働きかけを直接やって自分の「結果」に向かうのはしないまま、保持する自分の注意を完全に手段を吟味することに向けて、こうした結果を確保することになる。**

　実例の中で手短に提示するつもりなので、**しばらくすればお気付きになる**し、委ねることになる教師の思慮分別は、いずれにせよ、事例によっては特定の進化になるところで、生徒に前もって告げられていても告げられていなくても、何が「結果」のためであり、どんなことを生徒と教師がワークをしているのかに置かれる。しかしどちらの場合だろうと、あらゆる可能性において確信した生徒には「結果」はさして重要でないとわかるし、以下に理由を挙げると、

　（1）教師の知識に正確な**手段を吟味する**ことがあり、特定の「結果」は確保可能になるから、言い換えると、

(2) 生徒が正確な理解をすれば、意識的な反復による指導的な指示あるいは指揮により、関連してこうした「手段を吟味すること」になるから、言い換えると、

(3) 操作する教師には熟練した手技があり、そうして寄与された生徒は信頼できる感覚的評価になり、当然、結果はそうした指示により生じるから、そうなると、単に時間の問題にすぎず、しばらくすれば、望み通りの結果は確保されるだろう。言い換えると、生徒がお願いされて留意する「手段」があるし、そうして「結果」を留意すれば、向こうからそれ自体がやってくる。

こうしたやり方であれば、あらゆる責任が最終的な結果に向けられるところで生徒は肩の荷を下せる。生徒は「結果」のためにワークすることがなく、それ故に、何も正しくせずともよい。生徒がお願いされることの全ては、受け取る際に指導的な指示を**聞いて待つ**ことであり、言い換えると、待つことの理由は、ただ待つことによってのみ可能になり、生徒は特定の予防をする自己となり、繰り返していた旧い潜在意識的な習慣をやらないでいられるからであるし、そして、聞くことになれば、生徒の学習する記憶が徐々に繋がって指導的な指示になり、それと相まって**手段を吟味すること**になり、それを教師が働かせてもたらせば望み通りの「結果」に至るからだ。別の言葉では、生徒がお願いされて採用する意識的な原理で予防するところを基盤にして実践するワークになれば、そこでどんな他のやり方であろうと、任せられた教師は解放する手立てが取れる。

さてそうするとまるで、こうした道筋で生徒はほっとしてあらゆる責任から解放されたようになり、結果に関するところにどんな常識的な観点を取ろうとも、生徒の解放されるべき緊張や不安があったように見えて、言い換えると、そこで、そうした生徒が満足するのも自らのあずかり知らぬところに、どのように配置して自らを正しくするかというやり方があるからだし、そしてそれ故に望んで、続けて静かに寄与する自分自身で、特定の指導的な指示をしたり指揮をしたりする誘導を教師からもらうがしかし、教師に委ねるあらゆる責任が本案件にあり、そうしてこそ可能になって、生徒のもたらす望み通りの結果となり、生徒の獲得する新しい正確な経験になり、緊張せずに、徐々に増大する知覚力や調整力を伴うだろう。

しかし、教師が経験豊かなワークによる再教育を全般的な基盤としていても、十分に察知している困難があって、それは生徒が実際に自分自身にやってしまうものであるし、こうした道筋で起きやすいというのも、即座に呼び起される本能（直情）的な習慣はとてもしつこいからであるし、生徒が習得し、抵抗しながら呼び起こさないように持っていく使い方を発達させて自分の力学で抑制しない限りは、ほぼ確実に、元の木阿弥になり古くからの害になる習慣で盲目的に遂行しようと「結果」へ向かうし、その意味は、生徒が忘れてしまい、投影する自分を指揮する指示（件の「手段を吟味すること」）がなくなり、そこで舞い戻って、再び指導を自分の信頼に値しない妄想的な感覚的評価（感じ）に置くことである。
　それから、私の経験において見つけたのは、大人の生徒で自覚のある人はごくまれにしかいないことであるし、必要性は**予防する自分自身にあると**、自分が元の木阿弥になって古い潜在意識的習慣に戻るのをしないことであると口を酸っぱくしても、さらに、たとえ必要性はここにこそ向けられていると明確にくどいほど示したとしても、同じことだ。まず見かけないところをさらに加えれば、どんな考えであろうと寄与する自身で指導的な指示や指揮をする際に、ある試みによる運用をやらない人だ。皆さんは切り離さず、そんな指示を皆さんがお願いされて寄与するところで動作（単数もしくは複数）を起こし、それが前兆になる。それ故に、そこで、生徒がお願いされて特定の継続した指示を与えようとすると即座に慌てて衝動的に向かう動作になり、そうして従う自分の習慣で潜在意識的な使い方をする部位が懸念となる。
　こうした元の木阿弥で古い習慣になることこそ、まさに教師のお願いとして生徒に予防してもらいたいものであるというのも、ぶり返しが現われていればひとつも、成功する結果は初めから不可能になるからであり、ぶり返しが強めるあらゆる不正確な経験があり、その関連に置かれた生徒がこうした使い方をする部位は、まさに実経験として教師の努力で置き換え、新しい正確な使い方をする部位にしているところである。
　では実例紹介を、ある生徒が首周りで常習的に筋肉を堅くしてあらゆる日常行為をしているところ、としよう。この人の教師はこれを取り上げて生徒

第二部　感覚的評価に関連する習得方法と習得される行動

に説明し、こうした習慣により固まった首が起きているというのも、生徒の努力により首を働かせようとすると、その機能が他の部位からなる自分の心身機構に及んでいるからであるし、結果として、孤立した欠陥にはならないけれども、他にも結びつきがあり、そこに伴う有害な不全群を生徒の自己の使い方に含んでいる、と伝える。生徒の固めた首は、実は単なるひとつの症状であり、全般的に悪協調があるので、そんな使い方をする機構から生じていて、どんな直接的な試みで首を緩めようとしても、その意味は、生徒の関わりではそれをひとつの「原因」としているのでひとつの「症状」にはしていないことになり、そこで、そうした試みの結末はかなりひどい失敗になるし、ある時点で満足いく協調をして、そんな使い方をする機構となるように全般的修復のなされない限りはそのままになるだろう。教師がさらに遠くまで説明すると、生徒の感覚的評価は信頼に値しないのだから、まず起こりそうにもなく、生徒がやれるようになりどんなことも自分自身で治療してこうした欠陥をなくすことなどないだろうがしかし、もしかして生徒が抑制して、自分の欲求で固める首をやらずにいられたとすると、そして、自分に与える指導的な指示や指揮により緩める方に行くとすると、教師のやれる手段に操作があるし、そうしてもたらせば、そうして全般的に再調節された生徒の肉体になり、結果として首が緩まるだろう。(註25)

　もしかして、こうした説明をした後に、生徒が自分自身で寄与する指示により緩む首（すなわち抑制をして、自分の欲求で硬くするのをしないままでいる）になるとすれば、そこで教師に供給できる必須な知識と経験があったうえで、教師に可能な補助があり、生徒にもたらす**そうした全般的な状況となれば、弛緩した首はその状況に依拠する**。もし他方で生徒が忘れて、抑制しなくなった場合は、ある時点で、生徒がお願いされて指示を出し首を緩めようとすれば、試みて緩めようとする**直接的な手段**（すなわち、従うのは自分本位の考えで、そうやって緩めようとする）を取るし、生徒のこうした試みで、いずれにせよやることは全く同じになり、生徒が常にやっているものを首周りでやる（すなわち首を堅くする）か、よその単数もしくは複数の部分でやるか、全体的な有機体でやるか、となろうし、多かれ少なかれ崩れた状況になり、別の時点で、生徒が一旦停止して緩めようとする直接的な手段

を止めない限り、教師がどれほど熟練していたとしてもやれることなどほとんどなく、そこで生徒のもたらす状況により不満足になり、緩んだ首にならない。

別の困難は生徒が自分自身で生み出しており、その関連付けに、寄与する指導的な指示や指揮がある。皆さんのお話しによると、ときどきまるでそれが、未知で新しいことをお願いされて自分で自分に寄与する指示になるかのようであり、そのせいで忘れてしまうのは、皆さんのずっとやってきたことは潜在意識的であり初期時代のものであることだし、他にも皆さんにはできず、立ち上がることすら、手助けなしではずっと少ない動きでやるにやれない。この点を新しい計画に加えて考慮すると、生徒がお願いされて意識的に自分で自分に寄与する指示となれば、進化はある考察による要求からなされ、潜在意識的なところからではなしに意識的なところからなされ、理知的な使い方をする有機体で、指示（命令）や指揮（方向）が出されて、さらに満足いく働き方になり、そこに論拠を置いて生徒の明確な理解となり、（１）そこについては、こうした指示群が第一であり、寄与されるがしかし、運用はなされず（抑制）に、（２）そこについては、時間経過とともに実際の運用へ移る。

以上を明確にするためのたとえ話として、ある生徒が依頼され教師から座るように云われたところ、としよう。さてもしかして、生徒が考えもなしにこの指示に従ってすぐ座るならば、生徒の案内でそうする由来は例の信頼に値しない感覚的評価にあり、その助長された関連付けが行為する動作となって本件に出て、つまり、生徒は単純反復で自分の普段やっている誤った潜在意志的なやり方により座るだろう。再教育の目的は除去である、つまり、そのような心身の欠点を無くすためであるし、だからそこですばやく、生徒が依頼されて座ることになるとすぐに生徒はとっさに「ダメ」だと云い、**そこで寄与する自分自身への指示で座らないようにしながら**、そこに関して抑制力を用いて、誤指揮された行為にこれまで関わってきた動作をやらず、ある手順で予防にあたり、甘やかすのをやめて古い潜在意識的な欠点を除去する。

古い誤った行為の予防される由来はこの道筋でしっかり示したので、生徒はそれを続行しながら、寄与する自分の注意を異なる案内や指揮や指示に向

け、教師の熟考による必要不可欠なものにして、正確な指揮や調整に向かい、こうした心理機械（正確な「手段を吟味すること」）で懸念となっていた満足いく使い方をする有機体は、全体として動作するなかで、座ることになるだろう。**こうした指示を最終的に運用するのはその生徒である。**

あらゆる指示が続いて予防的指示になり、だんだんそのように運用される（第一に教師によって）というのも、もしこの教授テクニックが信頼できるなら、そうした指示に懸念があったところで、正確な**手段を吟味すること**により新しく協調した使い方をする機構が確保できるからだ。

私はとっくに指摘してきたし、子供らが初めの一歩から学校生活を進める表象に抜け落ちたものは抑制的発達であり、そこで事実として、ほとんどの事例において児童の習得することは服従であり、早くやりなさいと、立ち止まってよく考え「なぜなにゆえに」などとせずともよいとされ、これが助長する要因となってこうした有害な状況を迎えている。[註26]

結末として、こうした幼い時期の訓練に多くの生徒はとても慣れてしまい、反動を即座に潜在意識的にやるようになり、どんな指揮を受けとっても、つまりどんな考えがやってきても、こうして即座に考えなしに反動することが習慣となったので、そんな習慣を壊すのは困難だとわかる。

そうなると、生徒がいつまでも云い張って、指示を出すのは困難だとするときに、何が生徒諸君にとって本当の意味になるかというと、皆さんが昔から助長してきた習慣による反動ですぐに考えなしにひとつの指示に応じていることであり、ある習慣を大事に育ててきた長年の訓練のせいで皆さんの見つけるその難しさは、一旦停止することであり、待つことであり、自信を持ってただ指示しながら「ダメ（No）」ということであり、ある時点で、衝動がやってきてその指示を運用しそうになるときにもそのままでいることである。言い換えると、皆さんの見つける困難は、従順になりたくない、正しくなりたくない、ワークを直接的に結果へ向けることをやらない、というところにある。この困難はそれにしても事例において、大半の人類に困難として横たわり、ことはそれ自体にないけれども、「習慣を壊す」ところにあって、そこに甘えがあると、その甘えが妨げて生徒の進歩がないだけでなく、もしそこに固執するならば不可能になり、望み通りの結果は得られない。

おわかりになるだろうし、どの事例においても、ひとりの生徒がうまく到達してひとつの結果を出す、そんな頼りの綱は実践的認知にあり、事実として、唯一こつこつ精を出して「手段を吟味すること」が必要不可欠になり、そうすれば、うまく到達する自分の「結果」を満足いく結末として確保できるだろう。この適用は同様にして、

（１）初期段階のワークであろうとなかろうと、そこで、生徒はお願いされてただ指示を出し、そして、任せることになる運用はこうした指示から生じるので、それを教師にやってもらい、言い換えると、

（２）生徒の到達が後期の段階にあろうとなかろうと、教師の監督下において、生徒が次第に発達させ、信頼できる感覚的評価になり、それを頼りにして運用にあたる指示を自分で出すか、それとも、

（３）生徒がワークをしている自分自身であろうとなかろうと、自分の日常行為を外界でも続ける、

となろう。

　我々の議論してきた抑制を既述したように導くと、我々の考えぬいた個人的能力で待機「(抑制)」すること[註27]になり、それは前もってやることであり、つまり、反動で刺激（単数もしくは複数）に応じて追いかける何かの「結果」を通常のやり方でもらおうとする生活をやらない前のことで、さらに興味深いことがあり、そこから出てくるいくつかの事実があるかもしれず、そんな観点にある実体験は、こうした関連で人々の受けるレッスンにおいて、話す・呼吸する・歌うなどといったところでなされている。

　大半の方の必要としているところで、話し方のレッスンを取り上げると、ある傾向として、話すのがあまりに速すぎるので皆さんは間を置けず、待つことを文章の間でやりそびれている。こうした傾向はもちろん阻止されるけれども、ワークにおける再教育は意識的次元にあるので、我々はその傾向を直接的に阻止することはやらないがしかし、論拠をそこで代わりとなる使い方に置いて、特定の「手段を吟味すること」により非直接的にもたらし、望み通りの結果を迎える。それ故に、その代わりとなるよう告知して生徒に直接に間をおいて特定の空白を作るようにはさせず、一方で教師が指摘するのは、生徒の息切れで終了とする行や文章があること、鼻を鳴らしながらある

いは「飲み込むようにして空気を」口から出し入れしていることなどであり、そこで教師は苦心して生徒に気付いてもらい、こうした悪習慣は結末であって、自己の不正確で潜在意識的な概念から生じており、関連する動作に呼吸があり、そこに不正確な使い方をする心身機構があるけれども、正確な使い方をすれば満足いく呼吸の拠り所になると伝える。こうして続けると、あらゆる発声的な使い方において、生徒の持たねばならない正確な概念があるし、自然な呼吸動作に関連して、意識的で理知的な理解に基づく原理が根底にあれば、正確な使い方をする心理機械を含んだ動作により呼吸されるので、それがわかった後に初めて、生徒はどんな試みであろうと配置してこうした原理を実践することになろう。

　この点に到達したならば、教師の適正な依頼により、生徒は一旦停止や待機をすることになり、各文章を話したり読んだりする終わり（あるいは毎フレーズの歌い終わり）のところで、そうしながらそこで拒否して、次の呼吸をするにせよ、ある時点で生徒が抑制して、習慣的で不正確で潜在意識的な指導や指揮によらず、そこで懸念となる動作による一呼吸（この生徒の事例において、原因は不完全な使い方をする機構にあると診断する教師がいる）をせずに、そこでもうひとつ向こうまでやり直し、こうした不完全な使い方をする代わりに、新しく正確かつ意識的な指示でますます満足いく使い方をする方へ行く。教師がそれ故にお願いする生徒の働き方があり、

（１）　**抑制力による動作**とは、抑制して、「自分のやり方」で呼吸するのをやらないこと、言い換えると、**予防すること**もしくはそのまま阻止することであり、関連する動作において誤った潜在意識的な指導や指示があるなら、こうした構成による悪習慣としてその人の形成した呼吸を取り、それを毎回文の終わりでやっていることになるので、それをしないまま、

（２）　**意志力による動作**をして、自分自身に寄与する特定の指示で**手段を吟味すること**により、今まで以上に満足いく動作で息を吸うように徐々に培ってもよろしいし、**それを前もってやってから、生徒の試みで続けて次の文章にいくようにする。**

　さて関連事項に、（２）の動作において生徒のよくやる反論がありそうで、仮に、自分が一旦停止して、そこで寄与して新しい指示に従うにしても、そ

れをやってから話し続けることになれば、目立つような不愉快な注目を自分で自分に集めてしまうのではないかというものであり、その理由は、生徒は非常に長い間隔を文章の間に置かなければならないので、そのやり方で話すと遅いし大げさになるから、というものだ。こうした反論の唯一意味するものはしかしながら、生徒に気付きがないことにすぎず、自分の古い習慣によれば呼吸時に音のするような口呼吸となっていたところで、その代わりとなる鼻腔を通すやり方になるわけだし、そして、流れる文章となるべきところでもばれていて、そんな欠陥に他の人は気付いているのに、それもわからないほど生徒は自分で自分に気付いていない、としてもよいだろう。生徒がすぐに反論を唱えたくなるような新しいやり方で話すことになれば、そのやり方は生徒の信念によると不愉快な注目を浴びるものであるから、新しい助言もまたそうなるだろうというのも、こうした運用にあたり、生徒のやらざるを得ないことは習慣を破壊することだからで、習慣に親しみそれ故に満足している自分が居ると、別の言葉ではそれにしても、生徒がそんなすぐに観察できなくとも、欠陥は自分自身の古いやり方にある。しかしそこで一旦、生徒が教授された動作に向け新しい助言に従うならば、生徒の欠陥は次第に消滅する、というのも生徒の習得する予防方法によれば、誤った使い方をする機構が原因になってこうした欠陥となっていたところで、それをやらなくなるからだ。かかるだけの時間をかけて、第一に、予防的な指示により一旦停止しそこで待機し終了点で発声努力をそのままにし、第二に、正確な指揮や調整のための指示をして、関連する道筋で懸念される呼吸動作を構成しなおして、必要な間を文章の間に置くことになる。こうしておけば単に時間の問題に過ぎず、そうした後に、行為群を為して結末を迎えると、一連の心身的な体験の詳細は上述したようになり、継続的に操作可能になり、そこでその理由は、行為が、今では意識的に指揮され、ここから先は生徒の建設的で意識的な指導や調整の下に置かれるからだ。

　同一の困難に遭遇するどの生徒であろうと呼吸が不完全であり、即座に生徒の開始する実践的な訓練で歌唱するところに生じている。こうした生徒はまた非常に熱心に自分の「結果」（歌唱）をやろうとするので、生徒の見つけるイライラは、待機であり息をするところで適正にやることである。生徒

は、それに「鼻をすすって」いるし「吸い込む息」を口呼吸でやっていて、その代わりとなる鼻腔を通すことはせずに、まるで規則のように音が聞こえるほどだ。

　ありそうにもないことは、そうした欠陥が根絶可能とされたり、助長される新しい欠陥が予防可能とされたりする由来を以下の道筋に置くことであり、つまり、我々の見つける関連で「呼吸訓練」されても「深呼吸」レッスンしてもムリだ。しかし仮に、生徒のやっつける困難があるとすると、すなわち、全般的な状況が悪協調になっているとすると、再教育においた手段によりある次元で建設的かつ意識的な調整をすることになり、生徒の手助けを可能にするには、それを克服するために学習し、第一に維持しながら阻止にあたり、自らの潜在意識的な欲求による「息をする」のをやらないまま終了点を毎フレーズに置き（抑制力による動作）、第二に寄与する指導的な指示と指揮があり、関連して正確な心理機械による呼吸（意志力による動作）をすることになる。

　この生徒はおそらくそこでまた反論し、自分は間を置くことができないと、言い訳として、間を置くとタイムがずれて歌えないとするだろう。この反論はもちろん、受け取るとしても前回のもの以上にはならないというのも、一旦必然的な調整を獲得してしまえば、そんな間が要請されるのは抑制のためであるうえに、寄与する必然的な指示はほんの一瞬で済むからだ。

　しかし議論のためにたとえ話をしているだけだとしても、反論を固持すれば、そこから何の効力があってタイムを守ることができるのかというところで、仮にそうしたところに第一の原理があって、それを必須要素とする適正な歌唱法があるならば、つまり、そうして懸念されるところに、正確で適切な使い方をする心身機構の関連する呼吸があるのだから、そうした扱いにより第二の要因になるところで、それを実際に倒錯させた使い方にするつもりなのか。

　こうした考察の全てにおいて留意しておかなければならないことがあり、特定の側面に満足いく心身機能を獲得するにあたり、たとえ速度を続けることが結果として必要な経験であるとしても、正確な使い方をする部位において懸念があることだ、というのも、正確な使い方の継続などまず起きないか

らであり、速度を得る代償に不正確な使い方をするそうした部位になれば不可能ではないか。

今や私の示した原理があり、それを根底に置いた全般的な計画があり、そのように私の提唱する関連に発展へ向けた信頼できる感覚的評価があるので、続けて描く解説に技術的進化(註28)を挙げ、それを使って教授するところを示そう。実践紹介を出し、どんな態度を生徒は向けるべきなのかを示し、つまり、実践的ワークに関連して育み発展して新しい感覚的評価になる道筋で、その道筋を含んだ行為により進化する間にどうなるのかを示すがしかし、**さらに限定的な実例で手段を吟味することを挙げれば、我々が発達に向かう信頼できる知覚の評価に及んで、いわゆる「肉体的緊張」は最小限ですむかもしれないし**、別の言葉でその理由を挙げると、こうした側面でなされる感覚的評価は最も難しい問題解決へ向かう際に大半の事例において懸念される案件であり、発達へ向けて正確な登録をするとしてもそこに、**必要かつ適正な分量のいわゆる「筋肉緊張」があろうし、それを必然的に任意の時にやることになるからだ。**

やれないのも当然で、つまり、口先で生徒に言葉を伝えるだけでは、かなりの度合いにある筋緊張をその人の要請による最小限のものにして、どんな特定の瞬間にもやれるようにするのは無理だ。もっと云うと、たとえこれが可能になるとしても、どんな機会になれば生徒の登録によりこうした最小限のものを正確にやれるのかという疑問が湧き、つまりある時点で、正にその要因に生徒が依存しながら指導しているところで、その関連付け（すなわち、生徒の感覚的評価）は信頼に値せず不正確で、しばしばありうることには妄想的であるのに、どうするつもりなのか。私の知る実例として生徒が認知に失敗したところを挙げると、ある差異が筋肉緊張にあるのに、腕をだらりと両脇にぶら下げてそんな動作で歩くことか、腕を使用する行為が動作に要請され極度の緊張をすることか、そこで、それがわからない。

疑問は、ここで扱う案件において正確であるのかあるいは不正確であるのか、どちらの度合いで「身体的緊張」をしているのかというところにあり、教師の観点から、最も難しい問題解決に向かうための計画を考察しているところだ。明確に、こうした問題を解決できないテクニックを含む行為が「身

体訓練」などと称するところでなされ、そこで主要な危険を孕む行為が訓練されており、関連する体系に身体文化（体育）や姿勢術などがあり、そこに横たわる事実があり、こうした根本的困難の懸念される筋肉緊張について無視されている。仮にも、ある計画で発達する手段による訓練行為があり、それを従える記述か口述による指示がある、つまり、手を添える操作を差し引いてそうした進化へと向かおうとするならば、こうした問題が満足に解決されていなければならないだろう。私の主張はしかしながら、その特別な応用により進化するところを描写し、こうした問題は既に解決されており、まさに実践的なやり方があるので、それを展開してこうした部分でテクニックを明確にすることであるし、ずいぶん興味深いと学習者は思われるはずだ。特別な着目による指揮がありこうして関連する指示となる、そこを以下の実例に挙げ、生徒にとっての観点からこのワークのなされるところで手や腕がどうなるか、それに伴って多かれ少なかれ協調した胴体になるところや、とりわけ配置にあたる指や手首や肘などを椅子を用いて指揮するところを示そう。

　加えて、正確な行為でこんな進化をするならば、そこで要求されるものに協調した使い方をする胴体や脚や腕やその他筋肉系全般があり、言い換えると、そこで求められるのはとりわけ人々の協調した使い方であり、動きをもたらして胴体を前にやる間にも、手の配置を後ろから椅子の背もたれ上部に持っていく間にも、最終的ワークのなされる手や腕でそうした配置にする間にも、協調した使い方がずっと必要だ。求められるのはたいへん明確な理解であり、私の記述に腕や脚や手や足などとあっても、**私が常に暗示するのはそうした部位における協調した使い方であるし**、肉体がひとつの協調した支え（サポート）になることだ。実に、こうした意味における肉体の象徴として、胴体は樹木の幹であり四肢は枝葉にあたると言えよう。

　明確に理解しなければならないのは、何を引き続き当然と見なすかというところであるし、生徒の寄与する特別な着目を第一の原理に置くように生徒へ提供する教師がいて、その後で初めて、生徒の試みで運用にあたる助言が与えられることになる。仮にこうして行われたならば、大半の実体験は、生徒の受け取るところで正確な実体験になるはずであるし、このようにやりな

がら発達する信頼となり、継続する道筋に含まれて、欠陥は無くなる方へ行くだろう。

第四章　実例

　技術的進化を書き留めるにあたって、必要にかられて使用する特定語句の働きを教授技術においてみて、語句群を私なりに考えなおしてみたら、そこから求められる見解が見えてきて、それが常に適切な表現として私の意図通りになるとは限らず、さらにいえば、それでは堅固できず、実演にあたり正確にやれるものにならないようだ。

　読者諸氏は正統な疑問として、それならどうして私はそれを使うのか、と思われるかもしれない。『人類の最高遺産』を読んだ方は記憶に残っておられるだろうし、私の使う言い回しで「ある姿勢で機構的に有利にする (position of mechanical advantage)」とした時に指摘したことがあって、自分がそのようにした理由はもっとましな言い回しがすぐに思いつかなかったからであり、私がお断りをしたように、あのときは助けを求めて無数の理系や文系の友人にお尋ねしたものだ。

　私が通ったのは同様の経路であったし、そんな観点からの言い回しを下記に続けよう。というのも既にお断りしたように、自分でも語句群には不適切なところがあると思われるからだがしかし、そこで、教師の行う実演を受けた人ならば、教師が何を意味してそうした語句にしたのか、それが提示され目的にかなうだろう。その言い回しを以下に示す。

1．短くした脊椎

　反論者が正々堂々と言いかねないのは、これが実践的に不可能なことだが、

しかし我々の扱うところにそんな使い方の脊椎があって、そこに最も共通した欠陥が出ていて、人類種は今日において、過度に湾曲した脊椎をやり、そんな自己の使い方で動作する日常生活を送っていれば、当然、これが原因になって短くした身長となる。実践できる実演があるので、まず一枚の紙を用意していただきたく、そして、それを平らなところでもう一枚の紙の上に置き、ひとつ目の線をその上部の端に沿って引いて、そうしておいて、記録する長さを鉛筆で今度はその紙の下の方に記すとする。次に、上の紙を取って、それをそっと曲げて、それから戻し、一方の端を一本の線に揃え、邪魔せず曲がったままにしておく。そうすると目に見えるし、一方の紙の端は、もう一方の紙に引いた線に届かない。

2. 長くなる脊椎

前述に提示したところを見て、仮に、我々が修正するならば、湾曲した脊椎において、我々の向かうのはそれを長くする方になろう。例えば、先の事例に戻ると、仮に我々が取り上げ、曲げた紙を伸ばしてやり、そして元に戻せば、開始点のようにそこで両方の線に達するだろうし、そうして紹介すると、この実験は長くなる道筋へ操作される過程になろう。

3. 緩む首

相当な混乱が生徒に起きていて、その人の試みに従った指揮で緩めるように、どこかの部位を有機体でそうやろうとすると間違う。よく目にする教授法において生徒や教師らは完全に過信しており、仮に、どこかの部位が有機体で過剰な緊張をしているならばそれを緩めることができる、つまり、することで緩めるような直接的手段がある、としている。これは妄想であり、彼ら側のものであるが、それにしても彼らに納得してもらうのは難しい。第一に、もしかして人によっては稀に除去に向かい、特定の緊張減少が起きたとしても、そこで、ある部分がだらけた部位になって懸念されるか、あるいは別の部位に生じるか、おそらくさらに、全般的なだらけが有機体全体に及ぶ

であろう。第二に、明らかなことがあり、仮に何らかの部位で有機体が過度に緊張しているならば、その理由があり、生徒さんの企てでしようとしていても、そこでワークする部位（単数もしくは複数）でしばしばワークが全く適していないからだ。

4. 頭が前に行くので上に行く

これはたいへん不適切になるかもしれず、混乱する語句として頻繁に使用され、ある手段で伝達するために我々の考えを言語化したものであろうとも危険を孕んだ指示になり、寄与するどんな生徒に対しても、ある時点で、当該教師が第一に実演して見せて、教師の意味付けを寄与する生徒に対して、その手段を操作（手技）において、確実な実体験を含ませるまで、指示は据え置かれる。

5. 広くなる背中

この指示にあたるとしても最終のものであるし、欠点群において、よく考え抜いた末にある言い回しにして伝達にあたる考えであり、そこで、我々の期待する生徒に正確な解釈をしてもらうとしても、ある時点で、これを寄与する教師が実演可能であり、自分の意味するものをやってみせることで再調整された生徒の有機体にその結果となる望ましい状況がもたらされるまでは、据え置かれる。

何が実際に生じるかというと、そこで引き起こされるとても印象的な変化があり、ある配置になる骨格構造が胸部にある、つまり、とりわけ顕著になるのは背面から見た場合の変化であり、同時にそこで恒常的に拡大された胸郭容量となり、それに伴って著しく増加する胸部の可動域になり、そうすれば、そこに最小の筋肉緊張となる全体機構も含まれる。

6.身体の支えに腕を用いること

　この指示を寄与する生徒には、後ろから椅子の背もたれを掴むように座位か立位かでやってもらい、そこで教師は与えられた機会に確保して、ずっと素早く容易に生徒が特定の実体験をするように、それを必須要素とする特定の段階においてワークを進め協調へ導く。様々な細部まで**手段を吟味すること**になり、そんな使い方を示す腕や身体となるところで、そうして獲得するものを用意周到に筆記するのは不可能であり、なぜなら、対応する要求が各々の生徒で異なり、各々がほんのわずかな段階において進行中だからだ。こうした理由により、「正確な位置」や「姿勢」の見つかるところなどないから、実践的に教授するテクニックを用いて、そんなワークによる再教育を提唱している本書に記述しない。ある正確な位置や姿勢を提示すると、ひとつに固定した姿勢になるし、ヒトが保持してひとつに固定した位置にいるなら成長不可能である、と、そのように我々は成長を理解している。今日の正確な位置と一週間後の正確な位置と同じであるはずもなく、それというのもどんな人でも進歩を続けているからであるし、そんなワークで再教育や協調する。

7. 広げる腕をやりながら支えて持ち上がった身体にする

　ここは過ちに陥りやすく、指示する用語群を書き留めたページ中で最悪になりかねない。第一に、仮に運用がなされても、操作への補助がなければ、正反対の指示になるところを目の当たりにするだろうし、皆さんが広げる腕をやっても、その動作が一般に理解されているものなら身体は下に向かい、持ち上がりはしないだろう。生徒の傾向によってこうした動作をやると、上腕部において深層筋を過度に収縮して、手順の干渉されたワークになるところが教師に観察できるだろう。これは予防されなければならず、そこで熟練した教師の働きによって、上記の指示通りに首尾良くこうした結果へ向かうことになろう。

　具体的な実例へと進もう。

『人類の最高遺産』に、生徒が依頼されて椅子に腰かけるところで従う原理やテクニークを特別に書き留めたし、動作としては、座ったり立ったりするところになる。生徒が座位を取る際に胴体の支えは背もたれによっており、その椅子に自分が座っているところで、もう一つ別の椅子を自分の前に配置して、その背もたれを自分に向ける。

　生徒が次に依頼されて、寄与する以下の予防的な指示がある。そのやり方で正確な指揮や指導にあたると、生徒の依頼される指示で、首をラクにしながら、さらなる指示で、頭が前に行くので上に行きながら、長くなる脊椎になる。

　明確に理解されなければならないのは、先述した操作的であったり他のものであったりするワークのなされる関連付けにこのテクニークが存在することであるし、生徒に馴染みのある理論や実践となっていれば、それを第一指示としよう。生徒の寄与する特定の指示は正確で、そんな指示により結果に向かうこともできる。実例において、この段階で、説明を受ける生徒に対して出される指示は単に**予防する**ことである、つまり、投影された願望にどんな企てもなく、生徒側には運用しようとかうまくやろうとかそんなものがない。

教師は繰り返し指示をして、手技を伴いながら、生徒の身体を静かに前に向かうように、股関節から動かす。

　重要なことをここに記しておくと、協調不全にある人の傾向は**短くなる**身長となったり引き下げたアタマを後ろにやったりするところに出やすく、こうした動作で前方へ向かうことが多い。それ故に、ある時点で生徒が思い出して、こうした潜在意識的な傾向で短くしているところに着目して、新しく指揮する指示によって対抗しながらこうした潜在意識的な傾向をなくすまではそのまま据え置かれるほど、生徒の古い習慣はそれほどまでに手強いし、最初の接触を教師に受けながら身体を前方に動かすところで、たとえこの接触がとても軽いのでその程度では動かない材木なら厚さ3センチ弱で長さと幅は生徒の胴体と同じくらいのものになるとしても、後者（生徒の胴体）が動き始めるなら、

前に向かう割合は、いうなれば75％が潜在的反応によるものでこれは古い習慣であり、25％のみが意識的反応になり、こちらは新しく指揮と指導のなされた指示に従っているだろう。こうした後者を見積もると、大半の事例で自由すぎるくらいになるだろうというのも、まるでひとつの法則のように、微かなタッチで解放に向かえば、旧い知覚的な行為に関連した潜在意識における生徒の概念で「前方への動き」をしていたところが開かれるからであるし、こうした存在にある「結果」を、生徒が、たとえ**あらゆる警告により**正反対になると聞かされていても、既に決意する拠り所にしているとすると、つまり、生徒の支配された考えにより「前方への動き」（生徒の「結果」）をすると、新しく意識的に指揮する指示はどこにも投影されないだろう。それどころか、旧い潜在意識で指揮する指示に関連して悪習慣が出て、信頼に値しない感覚的評価が君臨し、そうなると指示をしながら、首をラクにして頭が前に行くので上に行くようにするところで確保して必要な伸長をするにあたり、生徒が実際にやっているのは、自分の頭を後ろに投げ出し固めた首にする傾向から、縮めた脊椎を過度に湾曲させることになり、そうして従う旧い固定された習慣とともに前方への動きをするだろう。こうした特徴的な間違いに伴って、多かれ少なかれ過度で不正確な緊張を脚やその他の部位でやる有機体になるのもまた固めた股関節のせいであるし、欠陥だらけの使い方をする部位が積み重なって浪費となり、エネルギーは枯渇し、あらゆる形式で道を逸れ、必要な進化は立ち行かない。

　これが起こるときに教師は指摘しなければならず、生徒は完全な理解をしているわけではない、つまり、どんな要求が自分になされているかあまりわかっていないのだから、教師は何度も配置代えして、全体的な位置関係を生徒に示してあげなければならないし、それを可能な限り多くの観点からやって、ある時点で教師に確信できるほど生徒が理解して、第一の指示群を生徒が依頼されるとそこで**予防的な**指示群を出すようになるまでそのまま続けて、そこで生徒が寄与して、こうした予防的な指示（抑制して、旧い誤った指揮による行為をやらないでいること）をやるようになれば、そこから進めて寄与する新しい指示により、**自分の脊椎を保ちながら可能な限り最大長**（縮ませないこと）に持っていき、その一方で、身体を前方に動かすにあたり、股関節から容易に満足いくようにやり、干渉なしに、全般に相対的な位置関

係にある胴体（角度の問題は除いて）を、まるで扉の動きのように、それが蝶番で動いているかのようにする。

　教師はそれから刷新した要請を生徒に出し、生徒は指示を出し、それと同時に教師は手技で指令を出し、生徒は実際の行為のために動作し、こうした指示群によりお互いに中和する。時には提案として、生徒が、自分の要請で教師に自分の身体を前方へ動かしてもらうと同時に、自分で自分に指示か指揮を出すことになるかもしれない。

　ある時点で教師が満足しているとすれば、生徒の寄与するしかるべき着目で指揮的な指示をしてこうした地点まで達したからであり、そこで手にしたしかるべき評価でそうした相対的な価値を測り、第一・第二のように次々と要素にする、これを言い換えると、ある時点でもうひとつ、正確な知覚体験があれば、為すことが可能になる教師の手助けがあり、そのやり方に再調整や再教育があるので、そこでそれを有効に反復練習すれば生徒はやれるようになるし、踏み出す一歩はさらなる進化へ向かう。

　あらゆる段階で、ワークにおける必須事項として、生徒のやるべき反復練習における自分の指示を開始点からやりなおすことになるというのも、こうした初期の指示で構成され、手段を吟味することになれば、もう一歩向こうへ上手く進めるかもしれないからだ。自分自身に寄与する指示として、生徒は毎回必ず第一の指示から始めなければならないし、その後で第二の指示へ、その後で次のものへ、と順々にするしかない。

　生徒のやらなければならない何度も繰り返す指示があり、首をラクにして、頭を前に上にやりながら、そのとき同時に教師の手技で確保するそうした配置が胴体にあれば、そんな背中は、言うなれば広くなる方へ行く。こうした指示は反復されるべきであり、生徒が何度も継続する一方で、教師は取り上げる生徒の右腕に手技を及ぼしながら動かしてそれを前方へ持っていき、ある時点で、生徒の片手が最上部の横棒に触れるところまで椅子の背もたれでやる。生徒はその時に要請を繰り返すべきであるし、そんな指示の記述はこの段落の冒頭にあるものになり、その後に、生徒が自分の腕の重さを完全に引き取ることになるのも、教師が手を離せば支えがなくなるからだ。

細心の注意を払った観察をしなければならず、生徒が干渉していないことを、機構において胴体で努力がなされ腕の重さを引き受けるところで調べる。ここに干渉の生じうる様々なやり方があろうがしかし、常に暗示されることは、生徒が忘れてしまい、自分で指示を出さず、そこで舞い戻って何かの潜在意識的な習慣をやることだ。ここで必須となるのはひとつ**協調した使い方**をする腕であるし、唯一のやり方を生徒が確保できるとしても、こうして第一に寄与する必要な予防的指示があり、それから、反復練習する一連の新しい指示の寄与を教師に任せて、そこで動く腕を**連結した**使い方にして、その他の部位も繋がった身体にすることになる。

　仮に生徒が干渉しておらず、機構における胴体の努力で引き受ける腕の重量をうまく扱えたならば、**生徒になされるべき次の要請があり、掴もうとする最上部の横棒が椅子の背もたれにあるので、それを静かにしっかりと、維持する四本指をできるだけまっすぐに、おおよそぴったり置く素材の前方部がある、つまり椅子最上部の横棒であり、そうして椅子に接触しながら、親指もまた維持してできるだけまっすぐに、求められるところで然るべき義務を果たすように置く背面部が椅子最上部の横棒にあり、それに伴って手首は曲線を描いて、わずかに内側かつ左側へ向かう（生徒の右腕の場合）。**教師はもちろんできるかぎり補助して、生徒にこうした手の動きをしてもらう。

　しかしながらあまりに数多くの事例が挙がっており、仮に生徒が失敗し、継続的に寄与する指示がなく、そのせいで干渉を伴う機構に胴体を置いて、動作する腕を椅子に向けるところとなれば、**生徒は要請されもう一度やり直さなければならないし、それこそまさに初めの一歩であり、進化へ向かうにはこうして継続されなければならず、ある時点で、ひとつ満足いく結果が確保されるまでは、おあずけだ。**この原理を適用するように、あらゆる事例でそのようになされなければならず、こうしたワークが再教育と再調整になる。ここで気付くべきなのは、連続してこうしたワークのなされる間にも道筋における構築は続き、そうした根本的で知覚的な建築物を、全般的な基盤に置くことになるがしかし、限定した基盤には置かないことだ。おそらくこれをもっと明確にするにあたり、我々の用いたとえ話をレンガ作りの建築物にすると、その道筋での懸

念に伴って、こうした根本的で知覚的な建築物があり、その道筋に求められるのは指揮する指示の使用であり、まるで同様な道筋として、通常の建築物に求められるのはレンガの使用である。

　生徒はそれからも依頼されて繰り返し指示を出さねばならないし、首をラクにして、頭を前へ行くので上に行くようにやり、そこで教師も繰り返し先述した努力で確立へ向かい、状況として胴体や脊椎で必須となるように、満足いく腕のワークをやり、同時に、教師は繰り返し生徒の左腕が進化するように、たった今行為した右手のようにやり、その結果、生徒の掴もうとする椅子の背もたれにおいて、左手も同様のやり方で保持にあたり、それを右手でやったのと同じにするし、教師の寄与するこのような補助でこうして動けば、教師が必要と思うような光の下で生徒は実体験するだろう。

　そうしてみると、ここにあるように、他の段階におけるどのワークでも同様に、ある生徒に必要な手助けを通り一遍やるだけにはならない。ある生徒に必要な手助けはある部位で行われる動作になり、次に必要な手助けは他の部位になり、というように続く。事例によっては必然的に、教師の寄与する生徒にかなりの手助けをして、左腕を前に持ってくるし、そこでは同じやり方で、教師が生徒の右腕を前に持ってきたあとかもしれない。こうした全ての案件において、決定する裁量は教師のものでなければならない。統率に成功するためには、正確な実体験となる感覚的評価にして、それに続けて寄与するものが正確に指揮したり指導したりする指示にならないといけない。反復練習したこうした道筋により、生徒がある段階に達すると、そこで生徒は頼りを自分自身に置いて確実にやれるようになる。

　この時点で、生徒の依頼されるべきことは、よく考えて別の手段を吟味することであるし、その人が可能になったから達したこの段階におけるワークをやるには、繰り返し口頭で指揮や指導にあたる指示を厳密に順序通りに出し、そうした寄与を受けてきた生徒は教師に委ね、第一、第二、第三、と順々に確定要素にする。こうしたやり方において、教師に可能になる検査があり、生徒は正確なのかあるいはその逆なのかをこの関連に置く。その一方で、生

徒は繰り返す指示により、そのまま協調した状況を続けなければならず、その状況が確保されるのはそうした行為で進化する間である。

　ある時点で教師が満足していたら、生徒がうまくこの点まで来たことになるし、教師は続けて寄与し、生徒にさらなる指導的指示を出し、さらに続けて手助けをし、生徒がそうした指示で実際の効果を得られるように完成へ向けて進化する。

　以下に新しく指揮する指示を載せる。

　生徒の依頼されることは、（以下）

（１）続けて保持する最上部が椅子にあり、維持する指をおおよそまっすぐに、指の第一関節から指先までそうして、親指も他の指もぴったり最上部につけて、そうやって、椅子を先述したように用いる。
（２）許した手首にして、左腕で手首の曲がり方は内側へ右側に、右腕で手首の曲がり方は内側へ左側に向ける。
（３）許した肘にして、左腕で肘の曲がり方は外側へ左側に、右腕で肘の曲がり方は外側へ右側に向ける。

　目的は、生徒の掴む横棒が椅子にあって、そこで維持する指や手首の位置を上記で示したようにするところにあり、そこに可能性として、**生徒の反復練習するあらゆる指揮的な指示があろうし、それを前もって寄与されている生徒がいて、それを生徒は既に口頭で何度も教師に告げているだろう。**

　教師の目的はさてここで寄与することであり、生徒の実体験に必要となるものを穏やかに、前腕を引いて指から離れる方へやりながら、この結果へ向けて、**教師は手に取る生徒の肘に指揮して、肘を外側にわずかに下方に持っていく**、それからこれに続けて寄与する知覚体験を要求に従って、**指揮する上腕部（肘より上）でお互いを遠ざける（右腕を右に、左腕を左に向ける）**ようにやり、こうしたやり方にすれば、生徒の支える胴体に自身の両腕を伴うことになろう。

　生徒は次の依頼により継続して支持し、胴体をこうしたやり方で継続しながら復唱する指示を出し、その一方で教師がそのように調整する胴体となる

と、容量の大きい「重量挙げ」筋肉群のある背中が働きに加わり、協調するようになった他の部位が有機体にもたらされ、こうした使い方に呼吸機構が置かれ、そうした機能でそのうち全開に向かい、特定の段階における発展に達し、日ごとに良くなるだろう。成功裡にこうした部位の進化が生じると、ある変化状況が背中に起きて、それを描写すると、一般の観察者は「広くなった背中」と云うだろう。

　こうした指示とは**手段を吟味すること**であり、そのような使い方をする機構がもたらされたのであれば、その関連で満足いくように再調整された背中になり、それが要因となって浮かんだ肋骨の動きは自由になり、それから傾向として、発達しながら最大の胸腔内能力へ向かい、確立しながら最も効率的な使い方をする呼吸機構に向かい、眠っている間も目覚めている間も同様にそんな動きをするだろう。

　私の見解として当を得るようにここに書き留める、つまり、いくつか邪魔をする状況が私の教育経験にあったのでそれをわかるように著して、多かれ少なかれ事例としてどの生徒もやろうとすると、協調にあたりこの段階における動作で起こしやすいことを示す。筋肉緊張について、例えばその働きで、そんな使い方をする指や腕においてほぼ常に有害で不要なことがある。とても頻繁に、こうして緊張しすぎた腕の筋肉があり、実際に妨害された生徒は自分で使っている指なのに、何かしら最も有利になるように椅子を掴むことができない。私の知る事例にはさらに、指をまるで実際に遠ざけるかのようにして横棒に絡んでいるのに、生徒は気付いてさえいないというものがあった。こうした過度の緊張がとりわけ顕著な事例として、収縮する筋肉を腕部における上腕二頭筋あたりや、同様に胸筋あたりをきつくして腹側でやっているものがあるけれども、そこで、満足いく状態の感覚的評価にあれば、そうした筋肉はそのまま残され多かれ少なかれ弛緩したままそんな動作がなされ、大部分の仕事を為す筋肉群は反対側、つまり背側の関連する腕や背中（主に広背筋関連）にある。こうしたことをこのように主要因とした動作をするならば、要因群の成すことは二つ挙げられ、最大の動きになる呼吸の道筋を最小努力でやること、それから、増大した胸腔容量を支える由来として広くなる肋骨周辺のアーチ（増大した生命容量）にすることだろう。

　他にも邪魔する状況があり、そこで生じやすいものは生徒の第一の試みで静かに引

く腕をやるところだ。生徒の試みでこれをやろうとすると、ひとつの指か別の指か全ての指か、どれかが屈曲して手首の曲線は外側に向かい、そうなるとまさしく正反対の**動作が示唆され、指示通りつまり望み通りにはならない**。こうした失敗を運用するような指示を出してしまう責任は主に事実に帰せられ、生徒の感覚的評価が重要な責任や適正な筋肉緊張を担っているところで、悲しいかな、それが不適切である。

こうして誘導された我々は直接ひとつの考察に至り、我々の採用した手段にある新しい信頼できる感覚的評価により発達可能になり、生徒は**手段を吟味すること**で行為をこうして進化し、そこに伴う**最小の筋肉緊張**でやれるようになるだろう。こうした関連で、読者はとりわけ下記のところに着目するだろう。

仮に、生徒の運用する動作で前腕を引きながら注意を払って広くなる上腕にするとして、その一方で継続して気付きを持ち、要素群に第一の重要性を置き、保持にあたる指をまっすぐに、手首の曲線を内側にやるならば、**最小の緊張で果たされるだろう**。そこで生徒が干渉すると、つまり即座に、配置する指や手首が邪魔される（手首の傾向として曲線が外側に向かい、内側に行かなくなる）と、ここで示唆されるように、この局面で**最小の筋肉緊張はどこかへ行ったのだろう**。

記憶しておくべきなのは、ここで、生徒の位置をこうした動作において理想的位置にするのも、手や手首を観察するためであることだ。それ故に、生徒が観察を注意深くやっていれば、どんな傾向にせよ不正確な動きが上記で描写したように出てくるところを阻止できるし、そうしたものがそれ自体で現われようともすぐ対応できる。しかしここに再び、我々の手にするおびただしい実例の一角があり、そこでヒトは立ち往生して、することを自分の知った自らやれるような（この例では、両手を観察すること、すなわち「手段を吟味すること」）やり方に置かず、かつ、おそらく好んで依存して、その代わりに旧式のでたらめな手法で「正しくやろう」として指導の由来を感じにおき、そのうえ、こうした事実にもかかわらずやり続け、あらゆる経験において、そこで生徒が取りあげた「感じ」に指導を委ね、自分で見つけるものを信頼に値せずかつさらに妄想的にする。

ちょうど私が知ったばかりのところに、この重要性に面白い反論を唱えている方がいらして、この重要性とは、私の推す道筋における抑制力にあり、それを一義的かつ基礎的な要素とするテクニークであり、そうした計画を提唱しているところであるけれども、そこで反論のなされる土壌は、こうした使い方で抑制するとそれを原因として有害な抑圧になり、各個人の懸念になるというものだ。もう少し紹介すると、そのような反論は最終結果として全面的な誤解から生じており、根本的な心身の道筋で懸念のある適用と云われても、予防的な原理の働く私のテクニークをよく知らずに反論しておられるようだ。

今までも今でも発達する傾向として、試みに子供を過度の外的束縛から解放して家庭でも学校でも好きにやらせようというものがあり、そこに伴う考えで予防し、こうした有害な抑圧が結末に出るのは抑制（単数もしくは複数）のせいであるとして、抑制の関連に強制したり束縛したりする特徴を置くものは近代的手法ではない。この考えが重要だとしても、確実に特定の病気治療の基礎に置かれるときであると一般的に受け止められるし、特に学校における環境や仕事を努力して作るなら、その状況は児童の必要性に応じるためだ。いくつかの点を私は力説しておきたく、それは以下の関連にある。

（１）そんな道筋における抑制に含まれた働き方では、その繋がりにある思考に沿って直接的に関わって獲得しようとする「結果」があり、こうした考えで反応して刺激（単数もしくは複数）に応じるなら、それが沸き起こる何か原始的な欲望か必要性がある、だから（２）になる、つまり、これが最重要なところで、刺激（単数もしくは複数）を抑制して、こうした反応のやってくるところをなくすのであれば、そこで、その道筋における抑制を上から強制された生徒になる。この意味はその人の望みが邪魔されることであり、結論として、遵守する命令は外の権威筋から生じたのだから、こうすれば説明できうることでもあり、かき乱された感情的状況の関連に、いわゆる抑圧があろう。

ところで抑制的道筋を含む私のテクニークにはほとんど共通項などなく、今やったばかりの参考文には当てはまらない。というのも、そんな考えで懸念される抑制があるとしても、私のテクニークにおける抑制は全く新しい考

えであり、全般的で予防的な基盤にあるからであり、そして、その道筋における抑制に含んだ働き方をすれば、第一に関連する考えで切り離し、どんなものであろうと直接的な試みで獲得にあたる「結果」へは行かないがしかし、そこに関連するのはその代わりとなるものであって、非直接的な手順と不分離なところで実践的に応用する原理が重要であるし、**手段を吟味すること**によってある結果を手にしてもよいだろう。

　こうした考えが反応になり刺激（単数もしくは複数）に応じ、それが起きるところを理知的にして、建設的な意識で理解して受容する生徒がいれば、原理の懸念されるところで「手段を吟味すること」により、そんな手順における懸念に対応し、こうした原理に含んで予防しながら「結果をすぐに得ようとする」動作を控え、そんな行為の関連する誤指揮された動作をやらないようにして、引き続き、生徒に受容する必要がありかつ効果のあるそのような手順を含むところに、さらに受容する原理で抑制して、第一の欲求で懸念されるそのような「結果をすぐに得ようとする」動作群を控えることになる。こうして再び本当に意味することがあり、適用にあたり私のテクニックにおける道筋で抑制すると、**動作を拒否し反応をしないでおいて**、第一の欲求で、得ようとする「結果」に行かないことになるし、そうなると、**動作となる反応**（意志力による動作）の向かうところは意識的で理知的な欲求になり、そこで働く**手段を吟味する**ことにより「結果」の手に入る可能性がある。

　そんな刺激により抑制すれば、それ故にこの事例では、それは内側からやってくるのだから、この道筋で抑制は強制されず生徒に押し付けるものにならない。この意味は、生徒の欲求がひとつあるいは複数あっても満足いくものであって、妨げにならないことであるし、そして、現われる欲求が感情面や他の心身的状況にあっても、それで成されるところに、いわゆる抑圧などどんな形式としても起きないことだ。[註30]

　傾向として、人々が潜在意識的な次元で話したり動いたりすると、そこに適正な思考や考察などなくなり、それが特に目立つ兆候になると、ある時点で、現象として尋常ならざる潜在的刺激の向かうこうした道筋は懸念となり、いわゆる偏見や情動障害を伴う。皆さんの耳馴染みのある言い回しに「どうして考えてから行動しないのですか」、「よく考えてからものを言いなさい」

などいろいろあろう。人類種が自分の行動をする際に、ある次元で建設的な意識調整をするならば、人類はそこで既に達した水準における発達や使い方をしているだろうし、その道筋で抑制（概説したようなテクニークを私は提唱する）し、それで可能になった人類の適用する実践、つまり、自分の行動する外界において、まさにその原理が懸念となる道筋で抑制し、抑制を適用した使い方をする心身的な自己になり、そうして得られる利益は外界にも適用される。

こうした繋がりにおいて私の次に取り上げようと思う事例があり、特に興味深く的を射たところを紹介すると、適用するテクニークの働きはこのワークにおける再教育を全般的な基盤にして実用的なやり方で生活するところにあり、またそこに類似したヒナガタが以下の両者間にある、つまり、道筋における「繋がり」（思い浮かぶ考え）をレッスン中に学ぶところが片方であり、道筋における繋がりで得たものがこうしたレッスンにあるとして、それを実体験する日常生活がもう片方になる。さらに私は寄与し、明らかに根本的に価値ある原理となる抑制を含ませる。

ある生徒は著述家であり、深刻な不健康状態をしばらく続けているうちにたどり着いた地点で著述活動が不可能になった。最新作を校了してからというもの、彼の遭遇した危機を描写すると「ノイローゼ」であったし、そこに伴う結果として、数時間の仕事でさえ原因となり、疲労困憊になり、それで引き起こされる状態に苦痛となる鬱（うつ）があった。開始するにあたり、その人とのレッスンにあたってそれ故に私は明確な条件を提示して、彼は一時停止するべきであるから、休憩を入れる具合を30分書いたら少し休むというようにして、するべきことは以下のどちらか、15分間のワークにより呼吸の再教育にあたる、または、散歩して屋外の空気を取り込んでから再び執筆にとりかかる、とした。

ある日の午後、彼はレッスンにやってくるなり尋常でないほど落ち込みフラフラだったけれども、私の課題に対する返答により彼は認め、執筆活動にふけって朝の九時から一時まで休憩なしにやり続け、そこにたとえ私の伝えた条件があり、自分はしょっちゅう休憩しなければならなかったとしても、そんな体たらくだった。私は指摘し、仮に彼がずっと続け、仕事を四時間に

第二部　感覚的評価に関連する習得方法と習得される行動

わたってひとつも休み無しでやれば、我々の驚くには当たらない不運な結果を迎えうるというのも、彼に説明してあったように、深い思考中は睡眠中と同じく、活動にあたる呼吸的道筋は減少し最小になるからであるし、非常に有害な最低状態に彼の事例があり、その責は不適切な胸腔内容量にあり、そんな状況で症状としてノイローゼになった、と。「しかし私は止まるなんてできません、いったん仕事に取り掛かったらやるしかありません」と生徒はおっしゃる。私の示唆で、もしそうなるのであればその由来として彼の側に何かの調整欠落があるからだ、と伝えた。「しかし確実に」と生徒は異議を唱え「それは過ちで、一連の思考中に一旦停止するなんておかしいに決まっています」と言った。私は答えて、自分の体験により示されたことはそんな事例にならないどころか、その正反対であり、自分に見えうる限りでは容易になるべきであるし、一休みしても、ある作品に要求される思考をまた取り戻し、続けて一連の思考になるようにやれると同時に、散歩であらゆる物事が中断されても、そこで、これはそうしようと思えば、失う関連付けなどないだけでなく、さらにそこに得られる利益が個人的な懸念に及ぶはずだ、と伝えた。

　全てこうしたところで、私が本当に準備している道は特別な結果に向かっている、すなわち、この試みで紹介するものが生徒のヒナガタにおいて存在する点は以下の両者、つまり、疑問とその人の困難との間にあり、達成にあたり特定された単純な部分が当該テクニックにあっても、彼はレッスン中ずっと嫌がって一旦停止しなかった。私は彼に納得してもらいたかったし、**手にする調整は単純な心身的進化になるよう我々の携わるレッスン中に起き、そこに意味があるならば、遅かれ早かれ手にする調整により実践的側面で日常生活を送ることになる、と**。生徒は失敗し、こうした最も重要な繋がりをなくした以下の両者間となれば、再教育に自分の仕事を置くことと自分の諸活動とバラバラになり、そのうえそれ故に繋がって、「一旦停止」するレッスンに困難な自己体験が起きたことと、自分の執筆活動に「一旦停止」を入れるのを完全に避けたことと、双方は合致した。

　こうしてそれにしても、彼はよくある事例のひとつにすぎず、無数に上る高学歴で知的な他の人々と同様、皆さんの関わる状況で失敗し、明確な関連

で思考することができず、そのせいで見失い、最重要な関わりで相互に異なる要因同士があっても、そうした繋がりにある事例を果たせなかった。この特定の事例で、もしかして生徒がうまく必然的な繋がりを持てたならば、困難な「一旦停止」を自分のレッスンでやり、「一旦停止」する自分の動作を外界でやっただろうし、こうした認知で寄与され、新しい意味付けをして、そしてそれ故に付加された刺激を向け、心身的な努力により上手く仕事を果たすように、テクニークに論拠を置いただろう。

第五章　呼吸機構

　我々が最適な実践的事例紹介をするならば、そこに必要とされるのは正確な知覚体験による指導や調整であり、我々は熟考し、感覚的評価の関連に心理機構をおき、呼吸作用を見直すだろう。普遍的な認知ができ、有害な欠陥に対応してそんな使い方をする呼吸機構があるし、相応な衰退があり、そんな胸郭容量や可動域となっている大半の人々だ。医療関係者により科学的とされる説明形式では、子どもらによっては生まれながらにして「低次呼吸事態」にあるとされ、これが本当に意味していることは、子どもの出生時に多かれ少なかれ協調不全にあれば、有機体の機能はずっと最小の能力に近づき、最大の能力に向かわないことだ。こうした状況で不適切な生命機能が現われていれば、大多数の男も女も子ども達も今日において一般的な関連に、いわゆる「悪い呼吸方法」があろう。というのも我々の云い方に、ある人は「ひどい呼吸をする」とか「呼吸が不完全だ」とかあるからだ。しかし、我々の記憶に留めておかなければならないことがあり、こうしたいわゆる「ひどい呼吸」は単なるひとつの症状であって、第一の原因ではないことであり、呼吸が悪状況を産むのではないというのも、そんな水準における呼吸方法の依拠するところに、そんな水準における全般的な協調不全があり、そんな使い

方をする心身機構があるからだ。我々の云い方ではそれ故に、そのような事例において、ある人の「呼吸がひどい」のではなく、その人はひどい協調にあるとするべきだ。真実が存在し、我々の問題にしているこうした協調不全な状況を「ひどい呼吸」とするならば、我々は間違いを犯すことになり、全般的な悪状況を特定の欠陥と取り違え、そのうえ、そんな概念にある呼吸動作は誤りを生み、その結末をさらに我々のやり方で表現するとそうして提供でき、別の事例においても支配的になる一般的な態度があり、その由来を「結果をすぐに得ようとすること」、すなわち、エンドゲイニング原理に置いている。

こうした「結果をすぐに得ようとする」原理がさらに支配的になるのは、決意がなされ、ある人がよその誰かに「悪い呼吸をする人」と云われ、それで必要になり、特定の「呼吸訓練」か「呼吸の指導」を受ける時だ。我々がかいま見ると、ここでも数多くの別側面でも同様に退廃した堂々巡りが発達する。

ここで試み、これを明確にするためには、我々の寄与する熟考がなければならず、根本的な原理をこうした呼吸訓練（大抵「深呼吸」訓練と云われる）で観るか、もしくは、「呼吸の指導」における基礎を観ることになる。どんなものであろうと、呼吸に関する書籍を取り上げ、そこにある記述が科学的であろうと、専門分野として発声や「身体文化（体育）」をやっている著者であろうと、それを読んで、記述された指示に関連して訓練方法の提唱されているところを観てみよう。これを機会に可能であれば同席し、不運な子どもや大人がジム（体育館）で指示され、呼吸の指導、つまり行為として彼らが呼吸訓練するところを観てみよう。そうすると皆さんは証拠を手にするだろうし、全体の道筋に懸念となる指示があり、向かう先は限定されていて、全般的な改良にはならないので、そこで、たとえそんな人々が罪深く教授する「呼吸訓練」がそれぞれ細部では異なる手法にあるかもしれないとしても、彼ら全員の基礎は似たり寄ったりのワークにある、つまり、全く同一となる特定の「結果をすぐに得ようとする」原理にある。さてここから一歩進んで、詳細な過程を含めてみよう。

生徒は依頼され、深呼吸する。その人はまた、依頼されて行為に及ぶ何か「肉

体的な」動作と並行して深呼吸するかもしれないし、ある考えがこうした要請の背景にある、つまり、行為する動作の助けにより増強され胸部拡大するとされている。しかしながら科学的事実があり、あらゆる「肉体的」緊張傾向を原因として、胸郭（胸）の堅さや呼吸困難（呼吸調整の消失）になるので、この二つの状況はできるかぎり回避するべきであるし、そのような生徒は、自分らの試みで通り過ぎる状況において、兆候となる悪い呼吸から離れ、行先を確実に満足いく呼吸的な機能にすることになろう。

　必要になるのは、皆さんがまだ不慣れなうちは、生徒（単数もしくは複数）を注意深く観察することであるし、その生徒の試みで運用にあたる記述か口頭の指示があり、その関連で「深呼吸」するところを観るとよかろう。特定の欠陥や奇妙さが特筆され、そんな道筋を既に明らかに『人類の最高遺産』に載せた。ここで我々の望む言及は単に、欠陥が**全般的に**あり、そんな使い方をする心身有機体がこうした試みの最中に働いていることだ。論点のために我々の言及しなければならない事実があり、それは、生徒か教師かあるいは双方の認知しなければならない特定の有害な兆候であり、そこで求められた何かの治療的手順の線に沿って「深呼吸」などがなされている。それ故に決意がなされ、採用され、「深呼吸」が治療方法とされた。こうした有害な兆候は結末であり、特定の不正確な心身の使い方をする有機体から生じている。こうした示唆による感覚的評価があり、そんな側面で指導や調整にあたると心身機構における懸念となり、そのせいで間違いなく信頼に値せず欠陥になるとわかり、そして、本事例を観察する限り教師と生徒の双方に懸念があり、特定の欠陥群がとりわけ目立っているから間違いなくそんな使い方をする呼吸機構がある。

　こうして我々の手にした明確な事例とは、確固たる不正確な使い方をする機構であるし、関連する状況に信頼に値しない知覚による指導や調整があり、そこで、どんな努力により治療にあたろうとも、こうした不正確な使い方をする手段をそのような道筋においた「深呼吸」や「呼吸の指導」である以上、単にある試みで修正にあたり、**全般的な**欠陥状況にある**心理機構を特定**の治療的道筋へ進めようとしているにすぎない。言い換えると、ある試みで修正にあたる不完全な使い方（単数もしくは複数）において、そんな行為を訓練

して直そうとしても、そんな指導や指揮は、こうした行為に関連する不完全な感覚的評価と同一基盤にあり、それが既に確立されたところからレッスン開始している。この意味は、そうして続けて実践する訓練のせいで、元からの欠陥は全般的な使い方をする機構においてますます顕著になりおまけに欠陥数も増える、ということだ。

　論点になりそうな結果として、レッスンにより生徒の胸囲は増大されるとか、「いい感じがする」とか、いろいろ挙がるだろう。我々は十分な準備により受け入れるし、それはそうかもしれないけれども、その任を信頼に値しない生徒の感覚的評価に置いているならば、何を生徒が感じようとも妄想ではないのか。どんな利益からそれ故に、生徒の「いい感じ」に向かおうとも、もしかして生徒がそのまま据え置かれ、欠陥のある感覚的評価で指導する自己があらゆる行為をしているならば、歩いている瞬間も睡眠時と同じではないのか。単なる時間の問題で、そうこうするうちに不運な生徒が夢から覚めて見つけると、自分で助長した何か別の深刻な状況がある。ここで指摘したいのはこうした深刻な状況が間違いなく結末を迎えることで、遅かれ早かれ欠落のあるこうした事例では、信頼できる案内としての感覚的評価はなくなり、また心身の協調不全に関連して、そうして一緒くたに増え続ける間にもこうした状況が表出する。我々全員の知るところに、人々の云う改善があり、練習した胸囲は訓練のたまものとされている。筆者の研究は枚挙にいとまがなく、そうした関連を30年にわたって専門的に調査してきた。その大半で、こうした事例を見積もると、胸郭容量の増加と云っても、主な部分は骨格周辺の外側にある筋肉発達であり、事例によっては何かのゆがみやねじれを培うような道筋を含んで進行するので、むしろ、心身体系は協調した使い方に向かわず、その関連で本当に増大する胸腔内（胸の内側）容量にならない。[註31]それから同様に、事例によっては人々が口々に「いい感じ」だとし、そんな結果となるこうした訓練においても、専門的な観察者には明らかに習慣で「鼻を鳴らすこと」（空気を吸い込むこと）をしているとわかるし、収縮した鼻翼や潰した喉頭などあらゆるもののついて回るひどい使い方をする有機体となり、そんな関連付けを実践する訓練をしていれば間違いなく、遅かれ早かれそれが原因となって深刻な鼻や耳や目や喉などの障害になる。言い換える

と、そんな支持者諸君がこうした呼吸訓練動作をして直接的に追及する「結果」に向かっても、そこに残される明白な害があるし、**手段を吟味すること**により人々が試みてもたらすこうした「結果」には行かず、そのうえ、多くの誤った使い方を助長するような道筋を行く。(註31)

　上記の手法を取った手順は我々の見てきたようにまさに正反対であるが、そこで、根底にある道筋で再教育や再調節や協調をしながら意識的かつ全般的な基盤となるように我々が考え直して応用すれば、こうした道筋により満足いく使い方をする心身機構になろう。

　手始めに、ある考察で呼吸における根本に心身的な原理の潜んだ動作を観てみよう。繋がりを持ってこうして考察していけば見つかるし、呼吸は常に除外され第一の原理として懸念に上らなかったから、それ故に不正確で有害であり、いわゆる「ある人に呼吸を教授すること」や「寄与するレッスンで呼吸や深呼吸をやらせること」になっているとわかるだろう。このような刺激が向けられると、潜在意識的な調整をする人は直ちに誘発されて投影し、あらゆる確固たる不正確な指導的指令をやり、関連して不完全で不適切な呼吸過程になるし、これを言い換えると、こうした刺激に組み込まれた動きによりあらゆる悪習慣が起き、そうして呼吸することになる。

　呼吸は心身的な動作であり、とにもかくにも空気の取り入れと送り出しをする肺が生物にある。肺はきわめて興味深い部位であり、我々の生体構造をなす。肺を構成する二つの袋があり、そこに内包されたひとつの連絡網をなす細胞群があり、そうして可能になる収縮と拡張があり、そこに伴う気道や血管は濃厚な相互関係や組成を為し、酸素を含む空気を肺に取り入れる時に酸素吸収が可能になるように、気体の通過する組織群が血管や細胞や気道にあり、その一方、炭酸ガス（毒）の通過もこうした組織でなされ、血管から肺細胞へ送られ、肺から外へ出される。胸郭（胸部）はひとつの骨格をなし、背骨である椎骨・種々の肋骨・胸骨（胸にある骨）で構成され、こうした肋骨のうち、胸骨や脊椎に繋がるものは可動性がずっと少なく、比較すると、胸骨に繋がっていないものはずいぶん可動性があり、いわゆる「浮かんだ肋骨」として知られる。肺は閉塞空間となる空洞におかれ、こうした骨格にある胸部は横隔膜を底部にしており、そうなると、唯一の出入り口は気管（気

道)である。まったく初めて呼吸するときから、多少は一定の空気圧(大気圧)が肺に内包されているけれども、どんなものであろうと空気圧は肺の外側に無い。大気圧は十分に打ち勝って、可動性のある組織である肺に作用して大きさを広げ、これがなされるのは固まったり邪魔されたりしていないときであり、圧力のかかる胸壁とは肺臓の袋自体のことだ。肺が主体的になるのはしかしながら、こうした圧力を及ぼす由来を胸壁において収縮する間であり、それから、こうした圧力の解放が起きるのは拡張する胸腔となる間である。そんな圧力により可能になり、胸壁の外側から肺袋を押して圧力をずっと大きくし、比較すると、結果的に大気圧(空気の圧力)のあった肺の中より高圧にすることになる。従って我々が望むのであれば、我らの云い方で「呼吸をとる」(吸気)ために、我々のしなければならないことは減圧を及ぼす肺の由来を胸壁におくことのみであり、働きをこうした筋肉的な協調に及ぼせば、協調して増える肺の胸腔内容量(増大した胸の容量)になり、それが要因になって、部分的な陰圧が肺細胞に起き、そこで大気圧が優勢になり、大きくなる細胞のおかげでこうしてその分量の空気が肺に流れ込む。その後に引き続き、我らの望みとして吐き出す呼吸(呼気)をするのであれば、我々は単に肺へ増やした圧力をかけるにあたり、その由来を収縮する胸壁におくだけであるし、そこで打ち勝って、大気圧を超えたところで肺の中からこうして押し出され、空気は肺の外へ出る。記憶に留めなければならないことがあり、全てこうした収縮や拡張において、空洞の底部(横隔膜)の役割があり、その部分の動きは上や下に支え合いながら特定の調節にあたり、胸部の骨格と協働することだ。

考察をここまで述べてきたから、それをご覧になって確信に至った読者諸氏のどなたが欲して、独学の努力であろうと教師から手助けを受けようと、いずれにせよ最大の調整や発達で呼吸を確保するために生徒のしなければならないことは指揮可能になることのみである、つまり、最大機能をする心身機構が重要であり、満足いく拡張と収縮を胸部(胸郭)空洞の壁部で起こすことだ。**必ずしも必要とならないことに、生徒の呼吸しようと思うことまであげられる**、というより、実は多少なりとも呼吸しようと思えば害になり、ある時点で、そのような心身的状況が現れ、同時に必要な再教育があり、そ

れを全般的な基盤にするなら要注意だ。

　案件全体における核心部があり、そこで、どのように得ると、そうした調整で拡張や収縮をなす胸郭になるのか、いうなれば、こうして恒常的に増大する胸の容量と可動域とを得るにはどうするかである。そこに答えると、こうした質問に求められる包括的な考察になり、第一・第二のように次々と心身的な要素を含むことになる。

　当然、最も強い刺激はそこで使う呼吸機構に向けられ、そこで必要になるのは、適正に供給される酸素と、排出される炭酸ガス（毒）が血液から運ばれることである。しかし我々の見過ごしてはならない事実があり、どのような試みで手に入れるにせよ、生徒の欲する調整で増大する胸郭容量にするところに、生徒が不正確な使い方をする機構を含んでいては妨害要因になるのだから、そうなると、試みて修正するつもりのそうした不完全な使い方において、第一の考察を**予防に置かなければならず、心身的な行為でこうした欠陥のある使い方をやっているところで、**発達へ向けた働きをするように、生徒の能力で抑制することになる。こうして必要に迫られ、教師から正確な診断が出され、生徒はおびただしい悪習慣の関連する動作で呼吸する日常生活になっているとわかり、包括的な理解により、不完全な感覚的評価や思考や調節や協調があるとそんな兆候がこうした悪習慣に出ると知る。

　ある結末に診断を下しながら、教師は続けて解説し、生徒に対してどうして特定の再調節や協調改善が必須になるのか、それをその生徒の事例におき、それから、生徒に寄与する理知的な考察を基に**手段を吟味すること**をやれば、再調節や協調改善の確保される可能性がある。この結果へ向けて教師は第一に明示し、予防的に指導する指示や指揮を出すと、生徒はそのうち自分自身に寄与するやり方で**抑制する**ようになり、あてにならない指導的知覚が懸念され欠陥のある使い方をする機構のせいでいわゆる悪習慣による呼吸をするところ、それをなくす方へ行く。教師のはっきりさせなければならないことは、生徒が留意してこうした指導的な指示や指揮を**順番通りにやって働いているか、**というところにある。こうして成されたならば、生徒の開始した練習があり、そこに関連するワークで予防していると云っても良いだろう。上記の意味があり、一連の反復体験をする側にいた生徒は拒否して、やろうと

する「結果」には行かず、そこで積極的に立ち止まり思いだし、元からの欠点を指摘する教師のおかげもあり、そこで反復を拒否する、と思い直すことだ。

　たとえ話を、ある生徒が特別な欲求で胸郭容量を増やしたい、としよう。こうした欲求の動きは刺激になり、心身の道筋を含んだところへ向かい、そこに組み込まれた動きにあらゆる信頼に値しない指導や指揮をする知覚があり、その関連で確立された考えにより胸郭拡張に向かう。唯一の方法があるとしても、そこで生徒が**予防**できて、古い潜在意識的な習慣を上腕でやろうとするのをなくす、つまり、生徒が拒否して、動作をこの考えに沿ってやるのをしないことしかない。上記の意味とは、そんな考えや欲求がやってきたらすぐそこで生徒が**確実に一旦停止して自分に言い聞かせる**ことであるし、つまり「ダメだ。私はやらないし、何か自分で胸郭容量を増やそうとはしない、なぜなら、私のやる何かの感じを増やそうとするならば、私の使う自己機構は今まで使ってきたものと同じになるからであり、それで何か良いことでもあるのか。私は知ったし、自分の使い方を不正確にしてきた過去があり、それ以外にどうして私はこうしたレッスンなど必要とするのか」となる。言い換えると、生徒は抑制し、自分の欲求のままに動作するのをしない。

　教師がもちろん決断しなければならないのは、生徒の進度が予防的な段階から次の段階へとワークの移る時だ。教師はそのとき続けて明示し、生徒に新しい指示をしなければならないし、その関連で満足いく指導的な知覚は重大事であり、正確な使い方をする機構を含んでいく。生徒のすべきことは思い出しながら寄与して、自己にこうした新しい指導的な指示をすることであり、その一方で、教師は手段を操作（手技）におき、手助けをしながら生徒の確保する正確な再調整や協調（望ましい「結果」）に向かい、このようにして確実に一連の満足いく実体験を反復し、ある時点で悪い習慣が根絶され、新しい正確な体験が代わりとなって確立されるまでやり続けるべきだ。

　繰り返しこうして正確な体験を続けさえすれば、要求に応えて確立に向かい、満足いく使い方で協調して、心身機構における重要案件であった増減する胸腔（胸郭）容量の確保、これが思いのままに最小の努力で数学的にも正確にやれる。増大する胸腔（胸郭）容量を描くと、減圧が肺袋の外側から働

いて、これが要因になり短時間の部分的な陰圧状態が肺に起こる。この陰圧状態は即座に空気で満たされ、その結果として大気圧の働きが肺細胞に及ぶので、こうした道筋で増えた分の空気が肺に入る、つまり、そうした働き方の動作をいわゆる「息をとる」（吸気）と呼ぶ。呼吸機械が素晴らしい効率となって適正に働いた時は、明白に我々の気付いた時であり、やらなければならないとしても、継続する働きで同一の**手段を吟味すること**に従うだけであるし、我々の確保する増大（拡張）と確保する減衰（収縮）と双方が胸腔容量に生じ、その意味は、道筋において収縮する胸壁の働きがあり、そうして増大する圧力が肺にかかって、空気圧が内側で勝ると、そこで、空気は結果的に排出され、この道筋で構成される「呼気」になる、つまり、呼気及びその前の吸気をひとつの完全な動作としながら呼吸することになる。満足いく協調にある使い方をする機構になり、そこで重要な動作である吸気と呼気が確立されたならば、教師はそれから進んで手助けをしながら、生徒の働きをこうして協調する使い方において、その関連であらゆる発声努力をしてもよいだろう。既に『人類の最高遺産』で取り上げたように、これを開始するには**ささやき**声にするべきであり、できれば母音の「アー（Ah）」のようにすると、この形で発声する使い方なら、日常生活にほとんど作用がないからまず関連付けは起きず、よくある悪い心身的な習慣で発声しなくてすむ。

　このような理由から教師は開始し、手助けする生徒に呼気をさせながら、ささやきの「アー」（ウイスパード・アー）をしてもらうことになる。ここで求められる知識により心身的な「手段を吟味」して、そんな使い方を有機体全般に及ぼしながら動作し、口を開けるところや使おうとする唇や舌や軟口蓋などを自由にして、きつさや固さを発声機構から無くし、それからこの結果に向けて確実なテクニークを働かせる。道筋に含んだ予防方法にしたがって、鼻をすすったり「空気を口で飲み込んだり」するのを止め、喉頭を過度に押し下げるのを止め、喉や発声器官や首の筋肉でのやりすぎを止める。さらに予防すると、吸気する際に、胸の前側を過度に持ちあげるのを止め、それから、まだまだ数多いその他の欠陥があるけれども、それを助長してきた協調不全な人の試みで習得にあたった「呼吸法」や「深呼吸」などを止め、信頼に値しない感覚的評価で指導すると常に伴う不完全な協調状況に心身機

構を置くこと、これを止める。

第六章　過度の興奮による恐怖反射・未調整な情動・凝り固まった偏見

　ほぼ疑いようもなく、道筋に理性を置けば発展はさらに早く進むだろうし、そうして達して高次の水準にある人がそんな態度を向けた生活をしているところを描写すると、落ち着いた適正なものであるとしてもよいだろう。そのような人の心身的な道筋において、「習慣」と呼ばれるものはうまく節度を保って治められるので、その人の抑制的道筋は適切に発展しながらあらゆる行動分野に及ぶだろう。そうした使い方は限定されない、裏返すと、ほぼどんな側面も考察されてこなかったのは必然的に確固たる禁忌（タブー）のせいであり、初期もその後も人類の格闘してきた問題があり、そんな様々な段階に文明化の道筋があった。こうした分野において害の増えるほうへ助長され、抑制的道筋は阻害され、それがしょっちゅう要因となって、良かれと思ってやったことが大抵ひどい結末を迎え、それと同時に他の分野にも関連して有害な欠如となり、抑制は発達せず、特にこうした分野の関連に、そんな使い方をする心身機構で実践される行為が挙がる。こうして表に現われた不均衡な使い方があり、驚嘆すべき道筋における抑制はなされず、そんな傾向でよくある結末を迎えると、ある状態で不均衡な心身機能が有機体全体のあちこちに及び、そうして助長されると、いうなれば「過度に興奮した反射」における道筋になる。
　文明人がこうした不均衡な心身状況にいるのは明白であり、そうして大方の側面における行為を為しているから、今日の子どもはずっと影響を受けやすく、この要素に強いられてこうした状況に陥り、それが父母や祖先よりもずっと起きやすい。こんな子どもは従って、学校へ通う頃にはかなり乏しい

身支度になっていると抑制的側面からわかる。さて、意志力と抑制力は測り知れないほど貴重であり、生来の権利として人類に備わり、それだから発達させるにあたり、いわば丁寧に手渡しされるべきであるがしかし、初めての瞬間から子どもに学校生活の権利があっても、続いて青年期までの訓練に^(註32)おいても、子どもの受け取る傾向に干渉があり、均衡の取れた発達は邪魔されるので、そうなると別の要因も加わって助長され、こうした心身的な欠陥や異常に強いられて不均衡状況となるし、そこは我々が既に言及してきた。

過度の興奮による恐怖反射・未調整な情動・偏見・固まった習慣などは妨害要因としてあらゆる人類の発達に見られる。そこで必要になるのは我々の真摯な着目であるというのも、そんな結びつきであらゆる心身的な道筋が働いていれば、成長や発達を潜在意識的な次元においていることになるからだ。このままでは、思春期に達するまでにこうした妨害要因の表出がかなりの程度になり、その道筋がこのように助長されながら心身的な使い方においてさらに強いられ、こんな妨害要因は大きくなるばかりだろう。これは顕著な事例であるし、ヒトの努力で何かを習得しようとする時に、そこで求められる新しい体験があろう。

単に必要になるとしても、観察により大人の生徒のレッスンで気付きさえすれば、大半の事例において、多かれ少なかれ未調整な情動による著しい特徴が示され、彼らの努力で運用しようと、新しい指示を正確にやろうとするとそこで起きる。観察すれば、固まった表現がこうした生徒にあり、例えば、ぎくしゃくした未調整な動作となり、生徒の傾向で息を詰めて、当然と思い込んでいる有害な姿勢をやりながらひどくカチカチになって、こうするとまるで、生徒はがんばる行為で熱心に「肉体的」動作をしているかのようだ。多くの事例において、引きつった口やほおの筋肉になり、指でも何かやっているだろう。各事例において、刺激群の向かうところでこうした誤指揮された行為になっており、そんな刺激は生徒の思考や概念から生じており、生徒は正しくやろうとしているに違いなく、どんなことであろうと教師が、すなわち要求をしており、我らの見てきたように、これを潜在意識的な次元に置いてその教師はしつこくやらせている。一方で教師が再教育にあたるなら、意識的な次元において、こんな要求を生徒にすることがないというのも、教

師は経験的に知っているからであるし、直面しなければならない事実が事例群にあり、不完全な機能をする有機体であるならば、**ヒトはいつでもやれるとは限らない、つまり、自分の云われたことをいつでも正確にやれるわけではない**。生徒はやることを「したい」かもしれないし、「何度も何度も試したい」かもしれないがしかし、そんな精神機構の続く限り、生徒の運用しようとするところで教師が指示してもうまく働かず、どんな試みで生徒が運用するつもりになろうと教師の指示を「正確にやろうとする」（正しくやろうとする）と、その行先にある結果はひどい失敗になる。というのも、こうした試みをやろうとしても、我らが他でも指摘しているように、生徒にあるものは自分自身の判断基準にすぎず、それを頼りに何が正確なのか決めているからであり、そうなると、生徒は判断する基盤を不正確な指揮や妄想となる感覚的評価に置いているわけで、そこに囚われた悪循環は古い習慣からなり、それがずっと続き、生徒が運用にあたり指揮を「正確に」やろうとしている間はそのままだ。逆説的に見えるかもしれないけれども、生徒が唯一となる機会を得て成功するとしても、「正しくやろうとする」のではなしに、それにしてもその正反対、つまり「望んで間違える」ところにこそあり、間違いとは、いうなれば、従えるところにどんな水準であろうと自分独自のものを置かないことだ。こうした関連における最重要事項に留意すると、毎回不成功になる「試み」により増強されるのは生徒の旧い誤った心身的習慣とそれに伴う概念でなされる行為だけでなく、同時に含まれる新しい情動的な経験としてがっかりしたり心配したり恐ろしくなったり不安になったりすることであり、その結果、誤った経験と過度の興奮による反射の道筋に含まれたこんな経験が生徒の認知に上り、これを言い換えると、皆さんは「自ら自家中毒に」なり、そこでまじめにやればやるほど教師と生徒の双方がこの計画でさらにひどい状況に陥る。

　そういうわけで、教師が意識的な次元にあれば生徒に期待などせず、私が既に指摘したように、運用にあたり「正確に」新しい動作をするように求めて新しい経験をさせることはしないがしかし、その代わりに、教師はなんとかして操作（手技）を与え、生徒に新しい実体験をあげて、それを反復し、ある時点において確立されるまでやる。我々は既に見てきたし実際のところ

を第三章に示したように、教師の依頼で生徒にやらせることにはどんな試みだろうと、すぐに得ようと「結果」に行くなど決してありえないがしかし、その代わり習得を徐々に進め、留意しながら指導的な指示や指揮をして、それが先駆けとなって**手段を吟味すること**になれば、結果はいつか得られるだろう。これは今日すぐにではなく、明日でもその次の日でもないかもしれないがしかし、きっとやってくるし、言い換えると、生徒はそのとき、反復する動作に数学的な正確さを伴って常にあらゆる状況下でやれるようになっており、それというのも、そのような妨害要因がなくなるから、つまり過度の興奮による恐怖反射・未調整な情動・凝り固まった偏見などの助長されない道筋になるからであり、その概略を今しがた示した。実に、ある道筋に含まないのは生徒が依頼されて行う行為であり、どんな動作もやらないままある時点まで進み、そこでやっと、教師の準備したやり方をもたらし、ある水準へ生徒の感覚的評価が移って心身的に協調しながら満足いく状態になり、そうして生徒は行為に及び動作可能になる、言うなれば、容易な道筋を確実に生徒が実体験するようになると、ほとんど例外なしに満足いく実体験となり、そうして信頼おけるようになれば、関連に情動障害はなくなる、つまり、情動障害のせいで最小になり最大機能に向かわなかったところが無くなる。

　関連付けはあらゆるところにあるし、ここでまさに最も重要な疑問が生じ、ある能力により「頭を保持する」ようにやろうとするところにあり、それが決定的瞬間に明確となるので、それを興味深く適用してもよさそうであるし、この論点に対し我々の既に触れた記述によるいろいろな行為にあてはめ、ゲームするところや他の行為において、コツやいわゆる「落ち着いて」やるように要求されるところなど観てみよう。毎度のように聞かされ、こうした関連で目立つのは次のようなもの、つまり、「さほど悪くないように初めはやっているんですよ、わたしゃね、しかし、長くやっているとだんだん上手くいかなくなってくるんですよ」とおっしゃる。ある作家の雑誌記事が目につき、妙な特徴がゴルフにあって、「知れば知るほど…ゴルフは難しくなるように見える」とか、別の言葉として、別の作家の記述によると、有名なプロゴルファーが「告白すると、…ゴルフにはもううんざりする」とかある。こういった適用をすれば、等しくもちろん他のゲームも似たり寄ったりだが

しかし、私の選択でゴルフを例に挙げるというのも、たまたま物書き諸君がゴルフに関して論評している複数の出来事に出くわし、そんな試合は過去二年ほどのものであり、そこで知らないうちに強調された存在において**そんな問題**があり、その根底にこうした告白があるとともに私の扱っている本書に関連していたからだ。例えば彼らの発言があり、失敗については、あるプロの行為する何か単純なストロークが異常な緊張状態におかれたりそこに成功がかかっていたりすると、一打でチャンスを打ち出してしまうとあるし、別のものとして、彼らの指摘があり、そんな傾向によりプレイヤーが混乱し慌ててストロークするのも、心配になりすぎて「早くやっつけたい」からだそうだし、別の例で、「本当に心臓が飛び出そう」だと描写された出来事があり、声がこだますると多くの人の言うところで、類似の残念な体験は他の案件にあり、ゴルフではなかった。

　我々の云われてきたところで、こうしたあらゆる問題は「神経質」などとされてきた。疑いようもなく、事例群において過度の興奮による恐怖反射が選手側にある、すなわち、恐怖があり、例えばその人がミスショットするかもしれないというものであり、自分で知っているところに習慣となる失敗などないのに、そこで打ち損ってはいけないとしている。ある生徒から聞かされたことのある私だが、初めての面談で、要するに「私はいつも立ち向かうと反対のことをやってしまい、自分ではやれると知っているのにそれでもいざというときになると、できません」とおっしゃったようなものだ。そんな事実はあらゆる道筋にあるし、物事を習得するにあたり恐怖反射をやりすぎて害になるほど興奮するのも、そんな教授手法における働きによるものであり、それに沿った要求を強いられた我々は十分に力を発揮できない。だからしばらくすると我々はひどい結末を迎え、やりすぎて害になるほど助長された情動的道筋にあれば、既に見てきたように、その道筋に必ず伴うこうした不成功な試みをしていることになろう。我々が健気に練習しながら誤った線上を突き進めば、我々の成功する体験などほとんどなくなり、一方で我々の不成功になる体験は数多くなる。我々の試みを潜在意識的な基盤におきながら発達させようと、特定のストロークをしており、そのうえどんな失敗があろうと、無理やりのストロークを満足いくようにやろうとすれば、不完全な

使い方をする心身機構の役割は増して通常以上の分量になる。体験はこのようになるし、それが原因になってがっかりしたり興奮しすぎたりする恐怖反射になれば、深刻な情動障害であるし、そして、何ひとつなされないままこんな後期段階に至れば、その道筋でマヒしてしまい、こうした結末は心身的な体験で助長され、それが初期段階からあったこともわからなくなる。こうした情動障害が部分や塊を成しながら不均衡な心身状況になるのも、ある状態で不安に陥って混乱しているからであるかもしれず、そうなると、ほぼ疑いようもなく、いかなる環境であろうと多少なりともいつも通りでないところで再発しやすくなり、乱れた心身的状況になりかねないし、まるでそんな実体験は被験者が初心者の頃に自分で努力しながら無理なストロークをしていたのと同じだ。

　しかしそれ以上に我々の留意しなければならないことがあり、それは、ごく一握りの専門家を除いて、どんな線であろうとも本当に知っている人などおらず、**どのように**彼らが自分の結果や成果を手に入れているのか、ここでゴルフを事例に出すと、**どのように**プロが行為に及び最も上手なストロークをするのか、自分でそれを知らない。従って直接的に何か彼らの「気が散るゲーム」になると、そんな経験はかなりの困難になり、少なくとも気を取り直さないといけなくなる。唯一の由来として、明確な概念により何が要求されるのかを知れば、成功する行為で特定のストロークや他の動作に向かい、相まった知識と共に心身的な**手段を吟味すること**でこうした要求に対応し、どんな理知的な可能性も得られ、安定や信頼のおける行為を続けられるだろう。

　ここで参考までに、読者に以前の書き物を見ていただきたく、そこにこの論点があり、いくらかの長さとなる関連にゴルフを置くうえにほぼためらいなくそうするというのも、私の記述に太鼓判を下さったのがかの優れたゴルファーであるジョン＝ダンカン＝ダン氏（John Duncan Dun）(註34)だったからで、それは当然私の多いなる喜びとなった。私がそこで試み、明確にしようとしたことがあり、それは、成功に至るどんな特別な道筋がゴルフにあろうとも、例えばゴルフクラブを「振り抜くこと」などがあろうとも、そこでの頼りを第一に**全般的な**状態に置いて、そんな心身的な発達や調整を現すよう

にしなければならないことであり、その理由は、プレイヤーの感覚的評価がどのようなやり方にせよ間違っているならば満足いくようにやれるはずがなく、運用する方向を自分に出せないからだ。というのも不可欠な予備行為があり、成功するためにそれが必要になり、信頼できる感覚的評価の案内に従う特定のプレイヤーがいて、尽力して到達へ向かい、それを持続して**ストロークをする最中**に適正水準において協調して全般的な使い方をする機構でやることになるからだ。こうした満足いく**全般的な使い方**は必要不可欠なものであり、そのおかげで満足いく**特定**の使い方になる。まぐれか偶然により良いストロークをする人はいるかもしれないけれども、それで得られたところに適正水準において全般的な使い方をする自己はなく、その人は決して理知的に確信してもう一度やることなどできず、そのうえ、そんな体験の関連するこうした状態が不確実なら、そうして成長する信頼にならないどころか、むしろ助長されてやりすぎの恐怖反射や深刻な情動障害になるだろう。[註35]

　我々の留意しなければならないことがあり、仮にヒトが将来的に達成して、そんな満足いく段階で発展をするならば、そこでヒトは理知的に確実に成功に向かい、「結果」を成し遂げることであろうし、そうした原理を観察するなら、その奥に信頼があり、あらゆる行為にわたって**手段を吟味すること**を基盤にして「結果」を手に入れている可能性があるし、そうして無関係になれば、進歩する行為において懸念のあるところで行動が正確か不正確かどちらであってもやれるようになる。そこで応用する原理をどんな側面においても習得することになるし、その意味は、教師のレッスン中に供給して、生徒の必要性に応じて、案件であった信頼できる感覚的評価をやれるように寄与して、日々必要な経験をしてもらい、ある時点で、そうしたものが確立されるまでやり抜くことだ。テクニークによる対応で要求を満たすところを上記に示したし、これをおいて明確に満足いくものなどあろうはずもなく、手段を再教育においた生徒が全般的な基盤において信頼できる次元で意識的な行動をするにはこうする他ない。こうした次元に到達したあかつきには、ヒトは頼りを「手段を吟味すること」に置くようになっており、もはやかき乱されず、迷いながら行動に懸念された正しさも過ちもいらなくなる。一体どうしてその人の乱されることなど起きようか、目前に信頼があり、そこにその

人の続行する課題があり、信頼の生まれる実体験をすれば、大半の経験は成功する経験であり、それと関係ないところに極度の興奮による恐怖反射があるのだ。この信頼がさらに強化されると、その人は確実に信頼できる自己の感覚的評価を持ち、そうして確めれば、どんな干渉であろうと、協調した使い方をする自分の及ぼす自己意識により、干渉が生じるやいなや（気付く）わかるだろう。こうした意識は本当の状態として鋭敏な気付きにあり、そうして発達する自己は道筋において、再教育や協調を全般的な基盤にして育まれるので、そんな信頼の関連するところに、よもや放り出され危機的瞬間に陥ることなど起きそうにない。実際にその人は外れた道を行くこともあるかもしれない、がしかし、その人が知っていればそれは一時的でしかなく、その人が確実に自身の気付きと繋がりながら信頼できる感覚的評価と共にあり続ければ、失敗したままそのような状況や危機に留まりはしないし、それにしても気付きがあれば、明確に自己を保護して信頼できる道案内にするだろうし、これを言い換えると、こうした状態にある気付きの意味があるから、その人はそのような瞬間に覚えていられるようになって理知的に判断（つまり状況把握と云われるもの）を下すようになるので、結末となる判断のなされる基盤は実体験に置かれ、その関連に信頼できる感覚的評価があり、一方で無関係なところに過度の興奮による恐怖反射があり、そうすると、その役割により健全で信頼できる判断になる。

　こうした案件として、教育に関する章に過度の興奮による恐怖反射の言及をしたので、ここでは、私の議論に載せたい道筋があり、それを使った検査を強いられる子ども達がいるところを以下の関連付けとしよう。

　学校によっては特別な数学的試験が作成され、目的は発見にあり、可能性や資質を持つお子達に等級付けをするためだそうだ。幼く未発達な有機体である子どもの「心理機械」はまるで棚ざらしにされ、その子の知的状態とおそらくその子の教育的運命の頼みの綱がそんな結果に置かれ、こうした試験がきっと信頼できる案内になるとされ、その線に関わる手順の採られた観点となり、これが詳細な学校教育に及ぼされるだけでなく、一方で特別な経歴にもされながら、子どもを最適にするためであると、こんな状態で思春期に達するまで行われる。

ある先生が先日話してくださり、興味深い個人的体験をこの関連でなさったそうだ。彼女の訪問した新しい学校では心理学者の携わる実験をしていて、子どもの資質を正確さ・筋肉調整・観察などと称して調べていた。彼女の通された小部屋はわざわざそのような試験のために設けられたものだった。七歳の男子が待たされており、そこで「調整」試験を受けさせられるところだった。少年の示す様々な症状を描写すると「神経質」だそうで、その試験がなされるのも学校当局の定める課程により、その子の特別な必要性に応えるためだった。試験は以下のようになされた。装置は電動式のもので、子どもの前に配置された。その構成は、金属の入れ物にくぼみが２列に並んでおり、浅い円形の穴が１シリングほどの大きさ（直径約３cm）からとても小さくなるまで、徐々に小さなサイズになっていた。その少年の言われたことは中心に触れることである、つまり、それぞれのくぼみに、小さな金属の棒が先細りになって鉛筆のようになっている道具で触るとされた。子どもが間違えて、触れるところが穴の側面になり、努力しても穴の中央にやれなければ、電気閃光が起きるようになっていた。

　私はとうに聞いていたし、その子はある状態で神経質になり怖がっていたわけで、そのうえ、その子になされる指示が「次に君がやらなければならないことは真ん中でそれぞれの穴に触れることであり、穴の縁などに触れてはいけないし、そうすると閃光が起きる」となれば、子どもはすぐにひどく興奮して**怖くなり間違えたらどうしよう**と手が震えるようになり、堅く緊張した全身でやりすぎながら初回に挑んだであろう。その子は従って調整不能な手で見つけようとして、中央にやるつもりでも、一つ目の穴で触れたのは縁になり閃光が起きた。これでいっそう脅えいっそう不安になり、間違いをもうやらないようにと、子どもが続けて穴から穴へやれば閃光に次ぐ閃光となり、そうするうちに、間違いをその子がやるたびに記録される「試験」だと気付いたら、その子は分が悪いと思うだろうし、その結果、とうとうその子が到達した最後の穴で、子どもの状況は過度の興奮になっただろう。明白に、試験にそのような感情状態が現われるならば信頼できる試験にはならず、その子の調整や信頼の置ける指導を誰が願っているにせよ評価などできず、潜在能力や全般的な資質を示すことはない。実に私には用意があるし、実演に

よる証明として、10人中9人の子どもがさてこうして行われた試験において協調不全にあり、そこで、大多数の取り組みにおいてとても深刻な心身の欠陥があるとされた。

　次にこの案件である試験について、人間有機体は生命のある機械であるから、私は続けて読者にじっくり考えていただきたく、生命のない機械、すなわち自動車ではどうなるだろうか、と。どなたか正気な人の試みにおいて、試験する自動車を路上で走らせながら、その人は確信的にいくつかの重要部品が機構上不完全な調整にあると知っていてやるのか。さらに、その人はたまたま愚かで十分にこれをやりながら、ひどい調整の機械を伴いながら、その人が望みをかけて判断を下し、そんな水準において機能するそんな特定の自動車製作をするところで、その由来をこうした試験結果に置くのか。不合理な提案であり、これでは機械工に楽しみの瞬間すらない。しかし不運なことに教育領域では同一の考えを観点に置いており、機械工には受け入れられない。「結果をすぐに得ようとする」原理が権勢を振るっており、そしてそんな側面では、心身的行為を熟慮の元に置いて道筋を理知的にするやり方はほとんど取られない。仮に理知的な筋道において心理学の専門家が試験への要求をしていたのであれば、子どもは満足いく状態で協調や調整されていて然るべきであり、やる前に子どもの同意があれば、試験に関連して子どもの潜在能力を測れたかもしれない。心理学者がそこで扱う心身有機体の機能は満足いくものになり、試験されるこうした状況に現われ、もしかしたらいくらか補助になった、つまり、こうした重要な子どもの成長や発達や将来の経歴のためになったかもしれない、（がしかしそうはなっていない）。

　協調不全にある子どもが懸念されるところで、第一に必要なのは、再調整や協調する次元における意識調整を基盤とすることであるし、ある時点でそんな水準において機能する心身になり、そんな使い方をする有機体になり、そうして適正になるまでやる。有機体がそうなると、そのうち機能は徐々に可能な限り最大になり、潜在能力により機能改善に向かい、同時進行で子どもはだんだん発達して、そんな水準で意識的指導や調整を行う心身的な使い方になる、つまり、そうして成される状況の必然から最大に発達し隠れていた潜在能力を発揮するだろう。

誰しもどこかで聞いたことのあるような実例紹介を進めると、素晴らしい技をやってのける人々の情動的状態があり、それから「信仰治療」で起きる結果もあり、被験者がこうした「治療」に置かれると未調整で有害な心身状態になり、そんな心身状態に類似した状況とは、その関連に泥酔状態があろうし時にはおおよそ軽い狂気と同じだ。例えば、ある物書きの遭遇した男がいて、彼は取り立てて何もまともなことがやれず仕舞いであり、その人の特定な側面における暮らしぶりにおいて、半分おかしくなるほど酒に酔うとやっと書けるようになる。その作家の知るところに有名な画家もいて、この人はまっすぐ線を引くことも満足にやれず、かなり酔っぱらってからでないと手に着かない。我々の誰もが指摘できる実例であり、そんな男女の行為には非凡な動作があるけれども一方で、未調整な情動状態にある彼らは自分自身と周りに危険を及ぼしている。男を戦場に送り込む際に半分酩酊した状況におく目的は彼らの「調整」を一時的に解放するためかもしれないし、それから、何世紀も音楽隊が働かされ、戦時に鼓舞してきたのも、こうした情動状況で低次の調整にするためだろう。「ぬかるみを脱するには本能に任せよ」とは非知性的であるに十分だがしかし、故意に誘発して人間に人工的な手段（たとえばそんな道筋に含む手法は、「信仰治療」・自己暗示・宗教復興運動など）を及ぼすと、ある状況で低次の調整になるし、そこに知性や理性がなくなり、その代わりに未調整な情動が手順となり、それを描写するならば侮辱であり、さらにとても低い進化にある知性としてもよかろう。あらゆる懸念の行き着く境界線に狂気が待ち受けていて、使い方をそのような手段において成し遂げようと目的へ向かい続けるならば、心身的な実体験に含むものは唯一、反復されて有効に生じる狂気となるし、それを人々は訓練している。こうしたあらゆる実例において「結果をすぐに得ようとする」原理は進行中であるうえに、人々のさらされたここまでの不自然で有害な経験があるのに、そこから多かれ少なかれ影響を受けたままで余生に至るというのも、未調整な力学の暴発となるこうした出来事から何か学ぶことなど滅多になされないからであり、そうなると多かれ少なかれ再発に至り、他の側面で助長され危険な兆候を示すことはしょっちゅうあり、最終的に悲劇となることも

多い。ほぼ驚くにはあたらないというのも過去に実体験してきたからであるし、1914～18年と1939～45年に我々の直面した危険で未調整な力学は人間の行為なのに、戦前からそのことを公に発言していた者など極少数ではなかったか。ヒトの支配される由来を自らの未調整な情動におくならば、わずかな刺激でさえ原因となり、自分でふける危険な行為へ向かうこともよく起きて、その行先にある一時的な体験をまるで良いものであるかのようにする心身的状態になり、それを我々は「狂気」と呼ぶ。繰り返しそのような体験をすると、そこで始まる形式はいわゆる習慣になるし、こうした事例において、習慣的に不均衡な心身的行為をやると不運なことに、言うまでも無く、さほど長くはかからないうちに助長され悪習慣になる。(註36)いわゆる「精神的な」まやかしはよくあることで、比較すると純粋に「肉体的な」まやかしより一般的であるし、そこで、我々の誰もが十分に気付いていることはそうしておぼれているとすぐに習慣が形成されることであり、それから、おぼれた悪習慣がひとつあるとその傾向で助長され別の習慣になって、急速に増大する度合いでまたおぼれることだ。

　こうした案件に悪習慣や調整欠落を人が併せ持っているところから、我々の認知しなければならない事実があり、人類種に期待するとしても、訓練して調整して様々な側面で自身の行動を文明社会に合わせるのはある時点まではできないこと、つまり、ヒトが信頼できる感覚的評価を手中にしてより満足いく使い方をする心身機構を内包するまではお預けになることだ。人々が欠落した調整にあるならば協調不全になるし、そんな人の感覚的評価は信頼に値しないので、どんな形態にある訓練法や他の外部からの影響を受けようとも確保は不可能になり、満足いく水準における心身機能をヒトは指揮できず、満足いく水準における調整は内側でも外側でも有機体に生じるべくもない。

　そのように人間に現れ、こうして欠落した調整になるとわかれば、ヒトに必要なのは再教育を受けることであるし、それを全般的な基礎に置くと、その結果、信頼できる感覚的評価が修復されると同時に満足いく働き方をする心身機構になるかもしれない。道筋をこうした形式に置いて、再教育で供給する「手段を吟味すること」があるし、そうしてどんな「結果」にも理知的

に対応しなければならず、特定したところではなく全般的な基盤を伴って、持続する使い方をしながらこうした道筋を理性的に進み、そこで未調整な衝動や「激情」をだんだん止めて優勢になるのを減らし、そうして、理性を最終的に優勢にする。そんな有機体になれば、その時に求めて満足いくように不健康な渇望に応じることはなくなり、一方でそんな渇望が見つかるならば、そこに関連して信頼に値せず妄想的な感覚的評価（堕落した筋感覚）があろう。

事実として、原理の筋道を立て全般的な基盤に置くこと、つまり、手段を吟味することで我々が指揮にあたる「結果」では、暗に常識的な手順になるだけとわかるだろう。「常識（common sense）」とはとても使い古された言い回しであるし、我々全員が特定の概念でどんな意味か決めているだろう。我々の知る大勢が指摘するだろうし、個人的な見解はそれぞれ異なることもあり、どんな観点で意味付けしようとも、常識を持ち出せばその観点に宗教や政治や社会や教育などの案件が上る。我々はそれゆえに自分らの見解を持ち、観点を常識におくならば、そこに出された実例をじっくり考えても、人類種は明確に常識を表していないとわかる。人によっては認めざるを得ないというか、自分の苦しみが消化器系や肝臓系の疾患にあると知り、この原因は自分のだらしないアルコール摂取や過食のせいであると知っているのにまだ続けて耽溺し、習慣（単数もしくは複数）のせいでたとえしんどさや苦しみが結果に出ており、たとえ、確実に医療関係者が節制を勧めその人の道を健康へ呼び戻そうとしていたとしても、行為にあたり常識に従っているとは言えない。

読者のおっしゃることに、その人が酒も過食もやめられないなら、おそらく上手に考え直すと、この人に不能な行為があって、指示される常識に従うようにやれないかもしれないのでは、となろう。第一に明確であるのはその人の認知した事実であるし、自分が病気であることだ。事実、その人が医師へ受診に行ったことは証拠になるし、刺激（単数もしくは複数）がここでの関連において意識に上ったということは疑いようもなくその人にすっかり準備があり、薬の服用など運用形式に治療の処方があったが、そうして提供されたものは邪魔しなかったので習慣による酒類や過食への耽溺は続いた。そ

れにしても、もちろん望ましい健康回復は確保されえず、そうした不合理な手順は役に立たなかった。習慣は常に妨害要因となり、この事例で薬や治療は大して重要ではなく、ある時点で、悪習慣である暴飲暴食が根絶されない限りは変わらない。

　以上のように導かれた我々がよく考えてみると、心身行為は有機体に内包されており、そんな有機体における習慣はいわゆる目に見える形になるとわかる。事例として、ある人が祝福されるほど満足いく水準において心身協調していれば、節制が法則になり、不節制は例外になって法則に背くであろう。ひどい協調状態にある人ならば正反対の事例になろうし、程度の差こそあれひとつか複数かの側面で習慣となる不節制はだんだんしっかり助長され、あまりにも頻繁に反復する耽溺となり、野放しの感覚的欲望に繋がり、ここで取り上げた事例の飲食において、こうして進んだ耽溺が法則となり、例外ではなくなる。

　続いて熟考しながら我らの辿るところを、培われた飲酒習慣とし、そんな被験者を描写すると懸念がある。我々の発言で、培われたとするこの習慣を推定すると、人類史のある時点では人類の習慣にはなっておらず、つまり酒類を摂取しても、そこまでの分量で原因を作り肝臓や他の内臓疾患になるところには至らなかっただろう。事実の懸念される理屈を述べたところで、しかしながら飲みすぎを始めるようになった特定の時期がその人の人生にあるとわかっただけではあまり手助けにならず、我々に確信できたとしても同じことだ。そこで重要点に留意すると、その人の感覚的評価が信頼に値せず偏向していたことが挙げられ、そして、そんな心身有機体は不満足な状態で協調不全にあるので、その結果、次第に優勢になる感覚的放蕩におぼれ、そんな結末が飲みすぎや他の耽溺から生じるうえに、落ち込んだり弱ったりする状況が伴うと分かる。こうした後者の状況は強力な刺激の中でも最たるものとして反復され、やりすぎはますます頻繁に起き、こうした反復で和らげようとしながら何度も落ち込んだり弱ったりする状況を迎え、それがまた新たな耽溺を呼ぶ。不運なことに、この道筋で「自らの墓穴を掘る」ことになれば、感覚的放蕩の割合を急速に増やしながら機能する有機体はとことん堕落する。

ほぼ確実に初期段階から飲酒体験における被験者の気付きなど無いし、満足いく協調や感覚的評価が欠落している。実に、およそその人が熟考を施して、自身の心身状況を見直すことなど今までにあったのか。その人にとっては酒を飲むことが時々あっただけであり、その人の飲食する数多い他のものと同じように、決して一瞬たりとも意味付けに習慣となるべくものなどなかったし、さらに疑わしく、その人に能力が欠けていれば、続けるとしても摂取をごく稀にするとか、継続せず摂取を全然しないと望むとか、そんなことがあったのか。こうして晒された程度に自分勝手な潜在意識を助長してきた人類種がいるかもしれず、ある時点で、強力な要因の影響する道筋に関連して潜在意識的で不合理な結論を迎えるまではそのままであり、例えば、ひとつそこに達した被験者を我々が描いているように、その観点からその人の能力で、続けるとしても飲酒をごく稀にするとか、中断して飲酒を全くしないとか挙げられる。仮にその人が意識的に試みて捜し出し、正確な前提から推論を立てたならば、そして、その人の努力により成功に至るならば、その人は発見しているはずであり、自分の全般的な機能が不満足な水準にあると以上のような気付きがもたらされ、自分でやらないといけない何かの手段によって確実に自己水準における心身的な協調や感覚的評価を満足いくようにするはずであるし、その後に、その人の許容した自分自身の楽しみがあっても、ずっと抑えながら自分勝手な結末を見直し、自己能力で悪習慣をやっつけるだろう。仮に、このような分析による心身的要因を満たすように成し遂げたのであれば、その人の誘導される結論があり、**この案件で習慣を打破するにあたり、ある水準における感覚的評価こそ最も重要な要因だ**、となるに違いない。その人はだんだんアルコールを欲するようになるかもしれず、おそらくそれが非常にじわじわやってくると同時に呼応して、衰退する自己水準における協調や感覚的評価をするかもしれない。こうして喜ばしい実体験に満足するところに以前からの異常な欲求があるとすれば、ほどなく優勢になる心身的道筋において、もう片方で訓練を受ける領域は理性や常識になるとしても、そこでこの人はもしかすると誘導された考えによる結論を許容し、自ら被害者になり飲酒習慣に戻る。

　全てそのような体験において、そうこうするうちにとうとうその人の懸念

となれば、否が応でも気付き、有害な結果はこうした習慣のせいであるとわかるし、その時によくあるのは、せざるを得ない努力により欲求と戦い習慣を根絶することになろう。しかしあまりに多すぎることに、そんな努力は頼りにならなかったり不可能な線に沿っていたりする。物知り顔の友人がいたとして、しきりに促しその男に使いなさいと、いわゆる「自制心」で戦ってそんな欲求を調整しなさいとお節介するかもしれない**けれども、そんな欲求は感覚的な欲求であるし、そこでそんな道筋をいわゆる「自制力」に置くにせよ、本事例において長い間にわたり優勢だったのは堕落した感覚的評価であり、そこに関連してこうした欲求があるのだから、そうなると、望ましい救済の横たわるところは修正された感覚的評価であり、それが普段の状況になり、そこで我々の見つける関連に、異常性や不健康な欲求のないものになろう。**『人類の最高遺産』で言及したように、そうした衰弱状態に有機体が置かれるのも、ある時点で人類種が欲していて、ある形式における感覚的満足を実際の苦痛を通して得ているからだ。アルコールの過剰摂取の場合では、毎回の耽溺に伴う苦しみがあり、しかも激しい苦しみになることも多いけれども、これでさえうまく働かず抑止力にならない。我々はそれ故に気付かねばならず、莫大な影響を受けながら偏向した感覚による欲求をしている人類種がいる、と認知しなければならないし、満足いく発達をしながら調整にあたる自己の心身的道筋を進めるならば、信頼できる感覚的評価を抜きにしてはやれないし、それを手渡ししながら普段の知覚的欲求とすることになる。

　もう一点ある。根本的な欲求や必要は満たされなければならないし、逆にもしそうならないのであれば、深刻な結末が遅かれ早かれ起きてくるに違いなく、事実として、試みに満足するように欲求や必要に応じて誘導されると多くの個人が乱用や不節制に溺れるとしても、この結論は左右されない。乱用や不節制と常に関連する異常性があり、そして、異常性は異常な状況のせいで起きる、つまり、心身機能が有機体でうまくいっていないから起きているし、これを適用した案件には乱用や不節制をしている食事と同様に飲酒があり、関連にどんな他の必要や欲求も挙げられる。乱用もしくは不節制とは、ある試みで満足しようと必要や欲求に応じているうちに元々は通常だったも

のが、異常になってしまったのであるし、こうした異常な欲求や必要があり続ける限りは、役立たずになり、拒否するつもりになったヒトが「手段を吟味すること」で自己の不節制や乱用に対応しようにもなんともならない。我々の活力はその代わりとなって適用されるべきであり、試みにより根絶にあたり、異常な状態のせいで不節制や乱用になるのをやめると同時に、そうすることで修復にあたり、通常の心身機能をする有機体や信頼できる感覚的評価を取り戻し、そうして確実に維持しながら正常に我々の欲求や必要へ向かう。

第七章　心身の均衡

　何かが欠けていれば、満足いく状況に心身的均衡を置いてあらゆる人間行為をしていることにはならず、もっとも顕著な兆候は機能不全となって有機体に出る。現象として、誤った潜在意識的な使い方をする心身機構が我々の教育やその他の側面にあり、それが強いられ次第に増大し、こうした状況で不完全な均衡となる。一見するとまるで以上の事実は一般的に当たり前とされているかのようであり、そうしてみると我々の想定では、不完全な均衡がある年齢になると生じ、それと同様に我々の想定では、助長された締まりのない突き出た腹になろう。これは確かにとどのつまり我々の結論であり、継続は力なり（実践すれば上達する）となればすなわち、まるでこちらも明白であるように見えて、何か誤った実践で動作し歩行しているのも間違いない。
　事実として、人々は歩行について何ら明快な理解をしていない、つまり、指導や調整する指示で指揮にあたり満足いく協調や調整をする心身機構で動作に至って歩行しているわけではない。それ故に不具合（単数もしくは複数）の現われる機能になった機構であれば、たとえそこで人々の懸念に上り、気付く原因（単数もしくは複数）があったとしても、人々は不能である、つまり、確立をやり直しそんな水準に信頼できる感覚的評価を呼び戻して除去に

あたり、こうした欠陥をなくすようにやることは叶わない。ここで必要とされる道筋は全般的な基盤に再教育を置くことであるし、そうして修復されると満足いく機能が有機体全体に行きわたり、そうなるとまた、確実に継続して上昇する水準になり、心身的均衡を正確に行きわたらせる暮らしになるだろう。

　以下の記述に私の苦心したことがあり、それは、ほぼ全ての試みにおいて、修正しようと想定上もしくは実際の心身的不具合にあたると新しい不具合が助長され、その傾向でさらに低い水準へ心身的均衡が向かうことだ。こうした関連において興味深いけれどもとても不運な事実があり、この不満足な状況が助長されると、被験者は手渡しされた欲求により急ぎすぎるようになり、これが潜在意識的な努力になると、それで肩代わりしたつもりになり、ますます均衡を崩す方へ行きながら調整欠如になる。極端な事例において、均衡の崩れたところを以下の兆候で最も顕著なものとして挙げよう。被験者の意識に上るなら、第一に、弱点や困難の影響はその人の全般的な均衡として歩行に出る、それからなんの試みもなされければ発見もされず、原因（単数もしくは複数）が新たな認知で弱点や困難になるとされないまま続行すれば、それはまるで、その人のやり方はやろうとしながら「歩行を適正」にすることになろうし、言い換えると、歩行にあたりわずかな不安定も自分の意識に上らないようにやろうとするだろう。しかし事実として、この弱点や困難の助長される証拠があがり、被験者の指導にあたる感覚や全般的な心身協調はこの有機体において不完全である。従って明白に、いかなる潜在意識的な指揮で努力するつもりでも、自分の役割として「歩行を適正」にすると、つまり、もっとちゃんとやろうとすると、その運用はこうして全く同じ経路に沿って、不完全な指導をする知覚や協調不全にある機構に由るのだから、それ故に、成功は不可能だ。

　留意しておかなければならないことは、あらゆるこうした「試行錯誤」を実体験する間にも恐怖反射の続くことであり、過度の興奮は落下不安から生じ、そこで、全般的に信頼に値せず不確かな心身の道筋になり、そんな働き方がそんな潜在意識的な指揮で努力する間に続く。この道筋全体を取り上げると、ひどく有害な心身状況は助長されまもなく兆候はそれ自身で現われる

と見つかり、その他の側面でも心身機能に出るので、きわめて頻繁に最終的な結末として深刻な危機を迎える。

　容易に跡を辿れるし、助長されたあげくこうして崩れた均衡になるところは、たいていの考察で「純粋に肉体的」な側面とされている。実例紹介の出番となり、ある少年の事例として、通常のやり方で分類すると適切な歩行者であった、としよう。我々の想定によると、その少年の怪我した年齢はおそらく 13 歳頃で、落馬したか、階段で転んだか、遭遇した何か他の事故によるものか、そんな必然から医療的措置を受けしばらく入院していたとしよう。明白に、傷のせいで通常活動の停止をしており、そのせいで多かれ少なかれ弱くなった状況が全般的に生じ、それから、確実に特定の困難があるのも、関連として有機体に傷ついた部位があるからだ。その結末があり、心理的な瞬間として、この患者の成す第一の試み、要するに歩行にあたると、特定の妨害要因の兆候はそれ自体に現われ、少年が即座に進んで克服しようと、「やろうとしながら歩行を適正」に自分の理解に沿ってやるところに生じる。少年の試みで歩行を「適正」にやろうとする必然から、潜在意識に沿った計画による「試行錯誤」となるに違いないというのも、ほぼ確実に少年には知る由もなく、どうやって自分が歩いていたのかなどわからないからであり、ほんの小さな考えでさえ指導的な指示が懸念に上っておらず、協調を必須とする動作で歩行をして発達しながら満足いく均衡になることは起きえない。(註37)

　必要なのはここで分析することであり、心身的な道筋に含んだ自己努力で成功に向かうのであれば、そのような努力に要求されるのは、全く高次の水準において協調した機能をする有機体である。実際に明らかに我らの目にするところで、こうした水準における機能をしていない時があって、それは、指揮する人のずっと経験している関連にこうした負傷があり、そして、それに伴う治療によりゆるやかな回復をしている途中にある、つまり、いわゆる療養中の段階にある時だ。本当の成功は実践的に不可能であるので、その理由を下記に示そう。

　こうした試みで歩行されると、その時に被験者の意識に上るのは、有機体全体を通して衰弱していること、かなりの調整欠如にあること、心身的均衡が干渉されていること、信頼が欠如していることなどであるし、相まって全

体に繋がる希望と恐怖があり、その観点で何を自分がやれるかやれないのかと思えば、そんな関連で再び恐怖がやってくるし、その根源には苦痛があり、その苦痛は結末であり、不正確で潜在意識的な試行で使う部位に起因しており、それが負傷中である。こうした全体の組み合わさった心身的状況で成される一連の経験があり、それは新しいものであるから、事故当時にそうした表出はなかった。毎回の潜在意識的試みによる歩行で呼び起され、意識に欠陥や変な感じが上るとしばしば危ない感じになるので、傾向として増加へと実際の問題が向かう、すなわち、そうした懸念が正確な使い方をする心身有機体の全般に絡み、そこへ「歩行を適正」にするつもりで依存している。

こうして明確に、試しに歩行を適正にやろうとしながら潜在意識的な指導に任せれば、試しに逆戻りしているだけであり、習慣（単数もしくは複数）の助長される動作で歩行していた事故前と同じになろう。こうしたやり方で歩行すれば直情的になるし、特定の直情的な道筋が結末となり、これは特定の心身状況における操作によって、すなわち直情によって起こる。変化して、そうした状況を一刻も早く抜けだしなさい、絶対に中断して、特定の直情に信頼を置く働き方を止めなさい。

こうして実例に示したように、実際に起きる見事な事例には確固たる必要性があり、そこで求められる新しい経験を心身へ用いることになる。少年の願いは歩行である。そんな刺激でそうやろうとすると、そこで生み出される即座の反応になり、そこに含んだ道筋には懸念となる潜在意識的な指導や調整があり、それは習慣的であるがしかし、そうして依拠する効率に沿って寄与された水準における協調状態で機能する有機体となる。不運なことに、こうした水準が低くなるのもその人の経験のせいであり、関連に事故があったので心身機械はうまく働いておらず、満足いかないのは以前と同様であるし、これを言い換えると、実に大半の場合で働き方はとても不満足になる。被験者に比較は可能であり、結果的に、その人の現在している努力と負傷する前とは違う。こうやって比較するととてもひどいので、その人の意識に事実として上る。こうした要因から、その人は「もっと頑張ってやろうとする」だけだろうし、そのようにその人がやろうとするならば、「歩行を適正」にやろうとするし、そうなると潜在意識的な基盤に置かれて、その人のとる道は

ほかならぬ継続して不合理な「試行錯誤」手法になる。

　我々の次に概説するところで、実体験する手順の基盤となる原理を再教育にし、意識的に全般的な基盤を確実にして、先述の例にあてはめるとしよう。第一に我々は許可しないし、被験者が「歩行を適正」にしようとするのはやるべきでなく、不許可をある時点まで続け、その人に寄与する専門家の操作により正確な体験で全般的な使い方をする心身機構になってから、やっとそうして十分に得られ、正確な指導や調整をする指示になるし、そうして補助を受けて確保した**手段を吟味すること**により、その人の使うべき機構となれば、どんな試みでも歩行を適正にやれるようになる。

　認知に上った弱点や困難は前触れかもしれず、実験にあたり、心身機構に含まれたそんな使い方をする有機体全体を扱うならば機会を得てやれるようになり、我々の特筆する欠陥や奇癖はそんな使い方をする機構において特定の動作で歩行するところにあるとわかる。当該テクニークを我々が進めると、そこで要求される実践において被験者は一旦停止するべきである、つまり、やろうとしながら改善へ向けて自分のやり方で歩行するのをしない。我々はそれ故に努めて丁寧に、生徒に実演（デモンストレーション）して、生徒の自己努力で改善するつもりで歩行すると「ぬかるみを本能で切り抜ける」ことになり、無駄なだけでなく全く不合理だとわかってもらう。同様の道筋（デモンストレーション）によって生徒に示されることがあり、まさに生徒の受けとる刺激で歩行する直前に開始しなくてはならない治癒的ワークにより、働きを自己抑制能力において予防する使い方のあること、つまり、誤った潜在意識的な指導や指揮に関連する自己概念で「歩行」するのをやらないことだ。こうした繋がりの説明を受けた生徒なら、そんな使い方は不正確で潜在意識的な指導をする指示を向けた機構にあり、懸念された動作による歩行に関連して信頼に値しない感覚的評価があり、それが原因になって機構の働きが不完全になり、その結末が弱点や困難になり、その対応に我々が追われているところであるとわかる。

　被験者が多少でも慣れるように、こうした抑制的な実体験を重ねる時に我々は連続して寄与するし、生徒の知識となるように新しい正確な指揮や指導的指示をしながら手技による操作も行うと、しばらくして満足いく使い方

をする機構が座位でも臥位でもその他の姿勢でも起きてくる。こうした実体験は反復されなければならず、ある時点で、新しい信頼できる感覚的評価が確立されるまでやり続ければ、その時までには入れ替わっているだろうし、実際に変化した使い方をする心身機構が有機体全般に及んで、満足いく状況における協調や順応を成すだろう。ある時点で、必要な改善がなされ全般的な協調や調整が確保されたならば、その道筋で我々の概説してきたように多かれ少なかれ意識的な働き方をして、そうして対応する改善により均衡の保たれた歩行がやっともたらされるだろう。

　読者のご理解を頂かねばならず、詳細を含めてこうした道筋（違いがあるので、事例によりけり）を完璧にここでおさらいすることはできないし、さらに、全く初めてのレッスンから教師の目的があり、源流から生徒が意識的になってもらうように、何を自分がするべきかあるいは**するべきでない**かそこに気付いてもらうために寄与すれば、そのような手助けで生徒は自分で直ぐにでも始められ、適用する原理を含んで、試しに歩行するときに限らず多かれ少なかれあらゆる動作をする時に、つまり、日常生活に及ぼすことになろう。別の言い方で、生徒に教授されないものを挙げると、行為として特別に新しい体操をするとか理想の新しい姿勢を一定時間にわたり毎日行うとかはないし、同時に継続した使い方で自己の誤った機構や信頼に値しない指導的な感覚を自分の旧式のやり方に置きながら様々な行為をするのもやらないが、しかし、生徒に示され**どのようにすれば**自分がすぐ阻止してよいのかわかったなら、多少なりとも誤った使い方の減るような機構で全般的な活動をする日常生活になるだろう。

　増加する均衡欠如がいわゆる「肉体」的側面に見つかるのであれば、どの事例でも、手渡しで対応する均衡欠如がいわゆる「精神」的側面にあるだろう。それから、どのような考察による「精神」や「肉体」の現象があろうとも、留意しなければならないのは我々の現時点における進化が潜在意識的な次元に置かれていることであるし、反応をどんな刺激（単数もしくは複数）に向けようとも、少なくとも75パーセントが潜在意識的反応（主に感じ）であれば、対する25パーセントが何か別の反応となるし、こうして見積もった比率でも潜在意識的な反応はおそらく見積もりが低すぎるだろう。

仮にも、こうした事実に十分気付いた人々が興味をもって教育や暮らしぶり全般にあたるならば、好機が訪れるかもしれず、そんな気付きをこうして推奨できる理想としながら向上に向かい、人類を大切にする指導者が社会や宗教や政治的な側面で生まれるだろう。

註１　ついでながら私の言いたいことがあり、適切に構成された文明社会であったならば、基盤にある原理は意識的調整から成り立っていただろうし、親になる資格があったとすると、由来は訓練と実体験から知った子どもの必要性に置かれ、さらなる点として、彼らは満足するやり方を知ったうえで必要に応じていた可能性がある、〔がしかしそうはなっていない〕。116 頁

註２　考えに「正しさ」があると、ほぼいつも伴われる生産物つまり結末があるがしかし、正しさに伴う手法により操作されることはない。我々がやらなければならないとしてもただ聞いてみればよいし、どんな授業でもこの観点から理解するなら、指示を子供が受け取るにあたり、例えば「ちゃんと座りなさい」、「はっきり話しなさい」、「深呼吸しなさい」、「さあ、どんなに静かに皆さんは歩けるでしょう」など、すべて特定の「結果をすぐに得ようとする」指示になるけれども、そこでめったに含まれない正確な手段を吟味することに由るならば、生徒は運用可能になる。さて、指示に含んで正確な「手段を吟味」する、とは、道筋での運用に内包された満足いく使い方をする心身機構において懸念がある場合だ。117 頁

註３　全てこうした体系の枠組はそれにしても「特定の」つまり「結果をすぐに得ようとする」原理にあり、そこにはかけらも、根本的に満足いく心身の発達がない。ついでながら、物忘れに関連して、以下の記述はずば抜けて興味深いだろう。誰もが気付いているのは、不活性な肝臓は最良の使い方でないし「精神」力もなくなることであり、そのうえ我々の知るところで、ある人が悪習慣の耽溺を続けた段階で肝臓や腎

臓の不調になっているならば、彼らの理知的道筋は深刻に干渉されており、そんな人の意識によるとちょっとしたことでひどい物忘れがある。事実群がこうして提示され、我らの留意する相互依存の関係が「精神」と「肉体」との行為に見られるとわかる。仮に、生命的な機能をする「肉体」機構や臓器が不調であるならば、その有機体には程度の差こそあれ徐々に毒が溜まり、「精神」機械は徐々にどこまでも悪効率となる。このような事例において、たいへん理解に苦しむ神秘的なやり方があり、通常の記憶体系が可能になった人は治療されて「肉体的」不調の現れはなくなるけれども、もしそうでない場合に成功する結末はほぼあり得ないというところにある。

　詳しくは、第三部第四章「記憶と感じ」を参照のこと。117 頁

註4　バイロン氏の記述に「息をのんで我々が立つとき、感じる絶頂にいる」とある。117 頁

註5　この欠陥のある使い方がさらに強く出るのは、腕の働きを通常の日常行為でやるところ、特に、動作として字を書いたり絵を描いたりする時だ。腕を休ませテーブルや机の上で誤作用をさせた支えにすると、身体において腕や手や指などが携わる動作の必然として、動作し書くところも批判の対象になり、結末は有害であり、子どもの有機体は一つの**全体**として歪み、そうなると、深刻に干渉された道筋における動作で習得する字の書き方になるので、多くの事例において、満足いく結果など実現不可能だ。117 頁

註6　私の着目するこの事実は『人類の最高遺産』に載せた。118 頁

註7　ある教師の記述によると「誰だろうと観察に基づいて、注意深く突出した特徴の表れる世代を捉えるなら、言及できないはずがなく、すなわち、
（1）警戒される不完全な体格とは、つまり、欠陥のある脊椎・誤った姿勢・不正確で協調不全な筋肉系による肉体行為・圧迫された背の丈などである。
（2）同様にひどく大きな制限が純粋な精神分野にあり、つまり、いつも固定観念に縛られる・理解不能になり尊重をもって別の**観点**を取ることができない・うまく獲得できず本質的な自由がわからない、などだ。これら全部が症候群であり、何か奥にある原因から生じている」となる。118 頁

註8　読者に参照してもらわなければならないのは『人類の最高遺産』であり、失敗

に終わる「身体訓練」や教練、根絶に向かっているのにこうした欠陥が表出しているところなどの記述がある。証明可能かつ実際にやって見せることもでき、たとえ特定の欠陥がひとつたまたま除去されたときでさえも、いくつかたいていずっと有害な他の欠陥が培われ、その期間は上記の道筋で除去にあたる最中である。119 頁

註 9　私は十分に気付いており、いくらかの努力によって繋がりや相互関連を持たされる学科があり、学校の課程において以前の教授法ではそれぞれ別の科目になっていたところで、様々な科目の中心となるひとつの考えを持って教授にあたり、例えば、歴史学の関連付けに、劇文学・数学・大工仕事・自然を描く授業などを置いているだろう。しかしこれはまたもや**特定の相互関係**になるので、そこに影響されない論点を私は採りあげているというのも、必要なのは協調する子どもの有機体がひとつ全体になることであり、協調した使い方をするこうした有機体となり、あらゆる動作において生活上の利益を得ることだからだ。121 頁

註 10　こうした意味付けにおいて正しくいえることは、生徒が聞くのはただ自分の聞きたいことだけである、というのも、生徒が欲しいものを決める由来はその水準にあり、それが固定される由来は生徒の現す習慣にあるからだ。128 頁

註 11　全てここに著した固定観念に関する記述が当てはまるのは、教師も生徒も同じだ。129 頁

註 12　我々がこの案件を考え抜けば、認めざるを得ず、そのような案件において、ある人が強く満足いく良心を主張することにより、あまりにも頻繁に単なるひとつの試みとして責任転嫁している。その人の気付きには、ある伝統的なやり方で関わる自らの困難がある。その人自身の実体験において、こうしたやり方は大抵の結末として失敗に終わる。それでもその人の主張では、たとえ自分の試みで失敗したとしても少なくとも最善は尽くした、となる。言い換えると、その人は試みを、自分の良心を満足させるところに置き、合理的な知性に置いていない。その人のしがみついているこうしたやり方でやろうとするワークになる理由は、安易なやり方であるからだ。もしかして、その人が立ち止まり理性的に物事を整理するならば、そして、基礎となる自己判断を経験に置くならば、以前の失敗から知識を得て、こんな伝統的計画を捨て、新しい計画を捜さざるを得ないだろう。こちらは容易なやり方にはなりえないだろう。困難なやり方になりうる。その意味は、いろいろあるなかでもひとつ苦痛となる精査

であり、自分の心身的な奇癖や欠陥や偏見や知覚などの逸脱があれば、その人にとってこれは兆候であり、自分の悪状況を示し、大酒飲みに病んだ肝臓や腎臓の症例が起きるようなものだ。肝臓や腎臓に好機会を与えるために、大酒飲みはワインを諦めないといけないのだがしかし、そんな人は調整しないしそんなことはしない。同じことが生徒に起きており、我らの描写にある。その人は知っているし、特定の心身的習慣が要因となって自分の状況があるのだから、こうした習慣をとっくに一つの部分としているその人がいて、これを言い換えると、習慣に現われるような倒錯した知覚の感じに浸っていて、生徒は努力もせず諦めようともしない。131 頁

註 13　生徒はあまりにもとりつかれた考えで「特別な治療」をするつもりでいるし、そのせいで、この原理による予防（抑制）の受け入れに対して、そこまで低評価となって 100 の内 99 の事例で無視されるほどだ。131 頁

註 14　第 4 章「実例」を参照のこと。132 頁

註 15　ついでながら指摘する事例として、ある人の助長したひとつの「恐怖症」を挙げると、その関連付けに、交差点横断・電車移動・橋や広い場所の横断・一人で部屋にいること・過度に警戒し普通の物音にも驚くことなどがあり、それを既に現しているその人は深刻な状況で不満足な心身的均衡にあり、そこに原因となる過敏性があり、特定の刺激に対して反応が強すぎ、「恐怖症」になるとされよう。133 頁

註 16　この案件にこうした新しい手段があるけれども、そこに触れるのは次の章としよう。134 頁

註 17　指摘しておかなければならないこととして、そのような実例のうちで我々の議論に上るものがあって、生徒の「正しいやり方」は間違ったやり方であることだ。正しいやり方（つまり、教師の正しいやり方）をまさに全くこれまで認識したことなどなかったところに、生徒にとっての「正しいやり方」があるというのも、こうした正しいやり方は今までに一度も生徒の内的な実体験にないからだ。136 頁

註 18　これは正反対になる妄想であり、その人の陥った自己意識があるが、それで覆ってあまり目立たない奇癖としている。例えば、ある生徒は実際以上に自分自身など大したことなくあまり目立っていないことにして、その奇妙さがある度合いになり

その人の自己意識にそれが上る程になると、想像力を使って、どこでもその人の行くところで人々がその人を見るのもそれに関してそうするのだが、しかしそこで、その欠陥は非常にわずかであるから気付くことなど他者にはないだろう、としてしまう。私の指摘を『人類の最高遺産』第二部・第六章「個人の過ちと妄想」に挙げたし、有害な影響に引き続き起りうるところで、ある人の誤誘導した試みにより覆い隠したり変えたつもりになったりした特徴があり、人々がそんなものを信じているとそのうちに非常に深刻なツケを払わされることになって外見に現われるがしかし、比較として、他の非常に深刻な欠陥を人々が完全に見過ごしているところからしたら、それでも相対的には小さな奇癖であるかもしれない。140頁

註19　これが唯一合理的な結論となる理由は、そんな見解において、ほとんどの人々はますます兆候として知覚的な奇癖（感じ）を示し、比較するとその人らの理知的な道筋が少ないからであり、そのせいで我々の見つけるものは、とても数多くの様々に衝突する意見を保持している人々がいて、単純な論点を深刻な課題としているところだ。明確な警告をすると、理性の振る舞いをあまりにも小さな一部分にして、それで大方の見解を持つと、そんな我々の判断する観点が物事を左右する。そうした理由から、我々の見つける自分自身がそのような恐ろしいぬかるみにおいて二千年も戦ってきた後で、向かう先は、より良い水準での心身的機能になるし、その戦いで望んだようにもたらされる時代で親善・万人の団結・寛容・相互理解とならんことを願う。
143頁

註20　ただ必要になるとしてもある特定回数反復する有害な実体験があれば、たとえばはっきり本文に記したようなものがあれば、そこで生産されるひとつあるいは他の異なる段階があり、それが我々の据えられる狂気の境界線となる。多くの段階においてこうして発達する一時的な狂気があるし、暴力を伴って肉体的兆候になる。
143頁

註21　とある友人は医療専門職だが、お手紙を最近くださり「私はますます確信しておりまして、人々が学習可能であるとしても、唯一、何を人々が知っているかというところにあります」とあった。
　集団の組成は個人からなり、そこで信頼に値する感覚的評価を寄与しようにも、集団教授の原理に置くことはできず、命令書や説教でも不可能だ。これがなされるとしても、唯一、個人教授により各個人がワークすることになる。さらに、人によって

は、集団になるとやりがちな支配体制に「群本能」があるけれども、我々に必要な手助けで人類は進化し、そんな影響を乗り越えて、一刻も早くこうした結果へ向かうために、我々は意識的になり個人的に発達しなければならない。144 頁

註 22　認識にあたり、こうしてきわめて重要な連結で示す開始点は以下の両者間にあり、すなわち手法を教授する際に、意識的な基礎を置くのか、あるいは、無意識的な基礎を置くのか、というところにある。145 頁

註 23　こうした応用により同様に破壊する習慣があるし、あらゆる側面での行為に及ぶ。148 頁

註 24　こうした関連において、長い期間の要求される道筋での再教育になるかもしれず、しばらくたってやっと新しい正確な実体験が確立可能になったなら、それが証明になって、躓き岩があったと参加者におわかりになるだろうし、言い換えるとそれにしてもここで、再び我々の理性で本案件を捉えるならば我々に見えるのは、特別な能力により習慣を壊すにしても、習慣は時にはとても長い年月で熟成されたことであるし、頼りの綱は、持って生まれた特定の素質や才能が生徒にあるところ、とりわけ、そんな水準における鋭敏性で自分の知覚を認知して、発達する能力で抑制するところにかかっている。149 頁

註 25　こうした観点において顕著なのは、生徒の感覚的評価に関連して、そんな使い方をする有機体は最も信頼に値しない（生徒は例えば、「感じ」では自分の頭が前に行っていても、その時、ご丁寧にも頭を後ろにやっている）ことであり、そんな人こそ全く望まず、信じたがらず、自分は本当に知らず、どんなことを自分が自分にしているかわかっていないのだから、その人はあらゆる忠告にもかかわらず、いつまでも頑固にやろうとする指示で自分自身を運用しており、その代わりにやろうともしないのは、抑制してこうした欲求をやらないままでいたり、受容して教師の手助けをもらいながら自分で運用にあたったりすることだ。151 頁

註 26　私の知るところでもあり皆さんのおっしゃりそうなことで、たとえ子どもが教授を受け抑制することになったとしても、その意味を私の使う言葉にすると、要するに、予防して誤指揮された行為をやらないこと、となるので、たいへんな時間を割いてこうした部分をワークしないと不可能であり、飛び級して学びを修めるなど無理

だ。子どもの発言で、私に向けて何度もこの関連で「私が立ち止まってこういうふうにするのは学校ではやれません。みんな、早くしろと云います」とあった。返答として私に言えることはただ、時間を費やして教授にあたる子ども達がいて、そこで抑制して、衝動による不合理な行為をなくせるようにするのか、いや、もしかしてそうしないのであれば、皆さんがこの先そんな行為の奴隷になるのは必至だから、これは時間の損失にはならないけれども、実際には時間の貯金になるということだ。153頁

註27　こうして「待つ」ことにより自分自身に時間を与えるのは、理解を深め意識的に復唱する指示のためであるし、そうしたものが相まって正確な**手段を吟味する**ことになれば、生徒は程なく自分の結果を得られる。154頁

註28　ある記述により、こうした進化について私が初めて発表したのは1910年だった。158頁

註29　無理な注文はもちろん、ここにあらゆる詳細にわたって助言してどんな事例にも対応することであるし、なぜなら、こうした指示は当然多岐にわたるからで、そこに出ている傾向や特徴は個々の生徒によりけりだ。熟練した教師であればしかしながら可能なはずであり、供給にあたり、こうした指示を実際的に応用するテクニックにおいて、必要に応じて各々の事例に対処する。我々は習得して、ここで関連する差異を作らなければならないし、様々な教師の技と原理を教授するテクニックとの間で、そうしてずっと働きをなすことになる。159頁

註30　数多くの方々がご自身に誇りを持って自己調整（セルフコントロール）しているとおっしゃるところで、そんな人は、本当は隷属しながらひとつに固定された「結果」へ向かっている、つまり、調整した自己など無く、立ち止まってから考え抜いた「手段を吟味すること」により、自分らの「結果」に向かうようにはしていないがしかし、何でも除外して同意できない「結果」をないことにしておいて、そうした準備を正しく適切なものとしている。皆さん自身の主張によると、自らの調整は純粋に自らへ課したものであって外部から強要されたものではないとおっしゃるかもしれないがしかし、他者にとっては、それ自体が象徴的に一つの形式にある堅さだ。その一方で、調整の結果に一旦停止があるならば、理知的に考えなおした**手段を吟味する**ことにより欲した結果が確保されるかもしれないし、そこで無関係になって堅さは無くなるだろう、さてそんな堅さの切り離せない隷属状況にあると、偏見を伴った不合理な考えや

信念になる、言い換えると、杓子定規な観点から何が正しく適切な品行や手順になるか決めることになる。173 頁

註 31　興味深い妄想が普及しており、教師陣は呼吸訓練をするところでわかっておらず、筋肉発達が増えたのは胸の外部壁であるのに、それを胸腔内（胸部の）容量の増大と取り違えている。180 頁

註 32　事実として、無数の「やめなさい（don'ts）」に子どもは従わされ、盲目的服従の求められる学校や家庭があっても、なんら影響されない私の主張をすると、現代っ子の表象に一連の深刻な欠如がある、つまり、抑制的側面は、あらゆる行為を含めてそんな使い方をする心身有機体に見られない。186 頁

註 33　同じことを適用すると、プロの歌手はどのように自分が歌っているのか自分で知らないし、それと同程度に、政治や社会の指導者は今日において知らないままであり、いかに大幅に自身が影響を受けて自己決定や行動をしているのか、その由来に自らの先入観や「激情」を置く一方、理知的な道筋に置くことは少ない。190 頁

註 34　ジョン＝ダンカン＝ダン氏。著書に ABC of Golf、Intimate Golf Talks（Dunn and Jessup）がある。(訳注　アレクサンダーワーク支持者として有名である。) 190 頁

註 35　次の引用はタイムズ紙・1921 年 10 月 29 日付だ。そこでちょっとした笑い話に示唆的な間違いが挙げられており、有望な生徒に正しくやらせようと何かの欠陥を直すつもりでも、ある時点で、**手段を吟味する**ことにより修正にあたり、それが第一に与えられ手にされない限りは、不可能になるというものだ。

　「とことこ歩いていると、コースのちょっと向こうに居合わせた二人の老紳士がショートホールを回っていた。第一打は良いショットでグリーンに乗った。お次の方は乗せられなかった。『どんなに狂っていない人でも、こんなことが起きるなんて信じられるかね』とその人は語気を荒げた。『小生なら、正しくすぐにでも貴兄を直して差し上げられましょう』と自信満々に一番さんが言った。『できればそう願いたいところです』とくやしい二番さんが言った。『さて、わたくしとしてはですな』と一番さんが言った。すかさず筆者は待ちかまえ息をのんで、ついに見つかる秘密によりあらゆる打撃もできようかと思った。『あなたは振り抜いていないのです』。ああ、こ

うしてさらなる失望が苦々しく残念な人生に加わった、というのも、**私は知っていた**し、私自身も世界中の大半の人々もしょっちゅう「振り抜いていない」のであって、そこでそんな知識をくれても、私のプレイはちっとも良くならなかったからだ。『さて、一番さん、一番さんよ』と私はつぶやきながら、『ちくしょう、何か良いことでも私にくれようとしてるのかい。おたくの云わなきゃならないことは、**何を私がやっているのか**であって、どうしていいかわからない私が腕や脚でうまいやり方と思ってやっているところで、実は、そのせいであまりにひどく下手を打っているところなんだ。おたくはちっとも名コーチじゃない、見損なったよ、一番さん』と私は悲しみにひしがれ立ち去った。」［太字は私によるものだ、F.M.］191 頁

註36　心配症は数ある悪習慣のひとつであり、一旦確立されるとたいへん崩しにくい。興味深い特徴がこの習慣にあり、事例によっては、たとえ原因を除去して心配の種がなくなり、被験者も認めその原因は取り除かれたとしても、そんな原因を取り除いたからと云って、「精神」的状態は取り除かれていないと被験者は訴え、心配のタネが残っていることもある。事実としてその人の助長した心配性の習慣があり、ある状態でその人はせっせと作り出す刺激を不安に向けている。196 頁

註37　読者にはおそらく思いあたる事例があろうし、友人のどなたかの試みで「歩行を適正」にやろうと、怪我の後に歩いているところで、きっと**その人は我流**の満足いくやり方になっている。私の論点は被験者が判断不能にあること、つまり、自己の使い方をする心身機構が歩行において満足いくものであるか、そうでないかわかっていないことだ。全く確実に、誰であろうと専門知識をこうした関連に持つ者であれば指摘可能であり、特定の害をなす欠陥が被験者の自己の使い方にあれば、それと怪我と相まった結末が様々な実体験として治療や回復の最中に起きてくるし、そこで試みに「歩行」すると、あらゆる箇所の奥にかなりの衰弱があり、感じとして干渉された均衡や全般的な調整欠如となろう。203 頁

第三部
感覚的評価に関連する人類の必要性

第三部　感覚的評価に関連する人類の必要性

第一章　「汝自身を知れ」

　人によっては、ふと考えてみて、現在流行している人間の努力を政治や社会や工業やその他の分野で認知すると、我らの時代は「疎外」されており、多くの人の認めるように集団生活はこうしてタガの外れた時代において多少なりとも壊れた交流にあり不合理になっているとわかる。こんな落ち着きのない不確実なところに陥ってしまった個人が集団を構成すると、苦しみながら盲目的に皆が個人的改善へ向かい、何ら明確な理解もなく、原因（単数もしくは複数）があるから困難が起きることも知らず、言い換えると、根本的原理を組み立て適用して満足いく**手段を吟味すること**によれば、そうした困難は予防されるか克服されるかもしれないと気付かない。

　「人よ、汝自身を知れ」と古の諺があるけれども、私の見解ではずっと基礎的なところで「人よ、汝の必要を知れ」としたい。もちろん取り扱うことになれば、自分自身を知る人こそ自分の必要を知っているかもしれないし、それから、自分の必要を知るところの奥に、汝自身を知ることもあるだろうがしかし、そんな取り扱いの適用されないところで、およそ人類の感覚的評価は信頼に値しない。我々の観てきたように、信頼できる感覚的評価は必須要素であって、これを協調した心身の成長や発達をする個人の基盤にすれば、満足いく心身の成長や発達をする集団になるし、そして、このようにすることで確保するのもこうした成長や発達をする集団のためであり、必須な指示である「手段を吟味すること」を認知すれば供給され、本当の必要性に人は気付くだろう。

　不運なことに、我々の試みで提供したり満足したりするようにこうした必要性に応えるつもりでも、教育や社会や政治や経済や工業や宗教やその他の分野で明白に、現在に至るまで、多かれ少なかれ失敗しており、そしてこの責任は、大量に調査した事実から、我々の努力を潜在意識的な基盤において指揮するところにあり、これを主要な進化のための手法にして、教授や治療や統制や指導や調整に対応する供給をしようと集団に向かえば、その代わり

となる第一に適用する原理（単数もしくは複数）を含んでおらず、つまり、個人的な適用は意識的な基盤に置かれていないとわかる。以上の記述に沿って我々の熟考した計画とは、人間が発達や努力をするうえで意識と潜在意識と双方の次元で生きていくためのものであるし、大いなる可能性で進歩しながらそれぞれの次元で向上するものだ。

　潜在意識的な次元にある伝統的な計画では、今までもそして今も試みを続けながら除去しようと、「肉体」的な欠陥や奇癖をどうにかしようと身体文化（体育）や体操などで対応しているし、「精神」的な欠点や性癖をどうにかしようとしている別のカルト集団は「精神」的な訓練と称する特定の体系により発達に向かい、記憶術や意思力育成などをしている。調査によって示されるように、演繹的な懸念があり、そこで採用される上記の手法は誤った前提に基づいていて、根本原理である意識的な指導や調整により発達したり成長したりする創造物は無視されている。さらに見つかることがあろうし、「肉体」的だとか「精神」的だとかの手法が用いられるならば、どんな明らかな利点が特定の側面に起きようとも、それに伴って別の害が仕込まれて不具合となるし、そこを教師も生徒も無視しているがしかし、それが遅かれ早かれ自ら姿を現し、徐々に助長されて習慣（単数もしくは複数）になる。

　進歩を続ける近年のいわゆる「心理的」見地において疑いの余地すらなく、人類はあまりにも頻繁に無自覚であり、自らの最も顕著な心身的欠陥や奇癖や傾向などに気付いておらず、そのような事例で取り上げられもしない、云うなればそんな側面に、意識がある。後ほど我々に可能となって、どんな本物の試みで達する満足いく状態であろうと、こうした関連で気付きを得ること、すなわち自己を知ること、それができるとしても我々はこつこつやらなければならず、そこに繋げるには我らの心身的な発達に沿って増加する使い方になり、そんな道筋で理性による意識的な努力をすることになるし、そうするうちに達成し、満足いく水準における再調節や協調をするようになれば、そこで、確立された新しい信頼できる感覚的評価を通して我々は進まなければならず、実際に訓練をしながら、こうした満足いく意識的な使い方をする心身機構であらゆる動作をしながら日常生活を送るだろう。

　読者にも馴染みのある方はおいでだろうし、当該原理には特別なテクニー

第三部　感覚的評価に関連する人類の必要性

クがあり、それが進化したのも上記の要求に応じるためであったとお気付きになれば、「自己を知ること」は部分であると同時にひとまとまりでもあり、云うなれば道筋からなるものであって、知識は増えたり速度を保ったりしながら発達し、意識的に心身の指導や調整にあたることになるとおわかりだろう。こうした知識を基盤にするべきであり、そんな動作が生活のあらゆる側面にわたる時を迎えるならば、この教育で全般的な発達をする子どもが育まれ、その原理は建設的な意識調整になるだろう。この原理に由れば我々は持続可能になって、水準を向上しながら「自己を知ること」になるうえに、こうすれば最も確実なやり方として向上する水準になり、それが何であれ他のものを上回ると我々は知っており、こうして確保すれば満足いく結果があらゆる側面で習得されよう。

　ある友人が私に印象付けたかったようで、彼の言い分を考慮すると、権威筋として最新の心理学で認められたものがあり、基礎とする論点は彼の親しんできた知識にあり、人類の歴史学で彼の得た長期にわたる丁寧な研究成果があり、高名な歴史家のお墨付きだそうだ。この信念により彼はそうして満足したわけだが、私には見つけようもなく、彼に示唆して本当の歴史における人類の努力を知らせる気になれなかったし、紹介された最新の心理学とやらに記述すらしていない歴史家諸君であって、実に、それは未だ着手されてもおらず、人が当たりをつけることすらしていないのならば、将来的な可能性として完成へ向かうことなど思いもよらないだろう。

　私の書き留めた人類の努力について意味することは、個人的に人類が努力をする関連で個人的な発達や成長をすることであり、そこでそれ故に、どんな本物の歴史で人類が努力をしてきたにせよ、我々の取り除かなければならない記録があろうし、人類の行為群は戦争や他の分野にわたっており、そこで人類を揺るがしてきたのは烏合の衆による直情であったし、例を挙げると、ある人が善し悪しなどを命令すると即座に追従するその他大勢が居て、考えもなしに非理性的に自動機械のような集団になることだ。私も用意周到に認め、人類史として、戦争や他分野における集団的行為に大いなる関心を持つ人々は数多いがしかし、そこにはごく僅かな利益や価値しかなく、とりわけ人類の未来における懸念を比較するならば、個人的な努力において、人類種

の苦しむ日々に見つけようとしている解決方法は血や肉にある困難に向けたものである、つまり、直接の懸念は人類の健康状態にある。こうした困難は自然な結末であるというのも、人類が努力して適応しようと自ら絶えず変化する心身状況に向かうと同時に試みながら進化をするつもりでも、未開状態から文明状態へ移るところに伴って、人類の初期に確立した潜在意識的な概念で教育や全般的な発達をするつもりであるからだ。
　これは同様に真実であり、毎日の発達や全般的な実体験をしている一般男女があらゆる側面で人間行為をしているところにあるというのも、我々を取り巻く闘争や攪乱があるからで、そんな力学となる働きが心身有機体としての各個人に及んでいるし、それと同程度に我々の発達するいわゆる「精神」的な道筋は急速に増加し、そんな速度をヒトは過去に体験したことが一度もなく、それと同時に試みて、働きが横並びにあるいわゆる「肉体」的道筋において、こちらは何年も減らし続けたから満足いかない調整や指揮になり、そんな結末として低水準の心身協調になった。
　長い道のりを辿る日々の困難が我々を今も取り巻いており、それではただどこまでも閉ざされた希望と同じであるし、引き続き毎度潜在意識に指揮され、特定の「結果をすぐに得ようとすること」を試みながら解決をもたらそうと、こうした問題に応じている。毎度の失敗は「自ら墓穴を掘る」せいであるうえに、「試行錯誤」手法に類人猿がしつこく執着しているのは事実であり、失敗するにもかかわらずほぼ文明社会すべての側面に出ている。
　私が次に扱うものは以下の観点であり、特定の体系にある教育や発達が大衆の注目を集める瞬間において、そうした計画で対応すると特定の問題や欠陥となるので、そこを私がなんとかして紹介し、望んだとしてもそうした懸念の正当化は不可能であり、その理由はこうした体系に含んだ特定の基盤にあり、またその理由として、そんな道筋に含む実践的応用から求められる信頼は潜在意識的な経験に置かれているにすぎず、それで指揮や調整しているからだ、とおわかりになるだろう。我々の到達する次元で我らが進化するのであれば、その時に我々は拒否するべきであり、つまりよく考えた末に、長所があろうと短所があろうといかなる新しい体系においても、教育や発達の成立が意識的な基盤にないならやめるべきだ。

こうした体系群から一つ取り上げると、近年になってあるグループが英米で新しく価値ある形式とした教育があるけれども、原理に含むものは単純であり、そんな人の働き方は我々の祖父の時代にサーカスの訓練士がやっていたものと変わらず、訓練中の馬の行為をだんだん変わる音楽に合わせ、音楽が変わるところでステップを変えたり似たようなことをやったりしているので、ある議論として全般的な心身の発達の基盤を理知的な調整に置くことについては蚊帳の外である上に論外であり、さらなる言及などやりようがない。

別の体系が取りざたされており、新しい進歩的な運動でありよく知られた特別な主張がなされ、その関連で価値を発達に向け、幼児の知覚を伸ばす、つまり、視覚や感じや味覚や聴覚や触覚などを養うとされている。組織化された一連の素材、言い換えると、教育的遊具を提供する技術によりこうした試みをして知覚を培うとされるがしかし、そこで気付かずにはおられず、観察した授業において、子供の作業中にまたもや**限定されて**おり、全般的な発達のないところを目的にしたのがこの技術である、すなわち、致命的な過ちがあり、我々の考慮では相互依存する「精神」や「肉体」があるのに、これを分離して人間有機体を扱っている。十分可能だろうし、子どもはこうした素材を用いて手に入れ、特定の器用さを見せるかもしれず、そんな使い方をする手における限定された発達が、云うなれば、触覚にあろう。しかしそこで仮にも、動作する必然性を特定の作業に向け、そこに幼児が携わっているならば、幼児の依存している指導は不完全な感覚的評価であるし、そうして全般的な使い方をしている有機体において続いて起きるに違いないことは、どんな特殊な改善が触覚におきようとも、それに伴った使い方をするその子の心身機構が過ちから始まっていれば、やればやるほど過ちの増えることであり、懸命にやろうとすればするほど、あるいは吸収しようとすればするほど、その子の働き方はさらに潜在意識的な結果へ向かう。たとえ特定の改善がひとつの方向に起きたとしても、より多い深刻な不具合の出る使い方をする機構が**ひとつの全体**として助長される道筋を進むだろう。私の経験では、特殊な訓練を受けながらこのような幼少期を過ごしている子どもがいて、そんな子どもの表出する通常以上の件数に心身的な欠陥や不全が挙げられ、その子らの感覚的評価は通常よりさらに信頼に値せず、それから、どなたで

(註1)

あろうと私の論点を追ってここまでの紙面に目を通した方はおわかりのように、これこそがそんな事例であり、どんな特殊な発達であろうとも、それを探して成し遂げるにあたり潜在意識的な基盤でやるとなるべくしてこうなる。

　相互依存している「精神」や「肉体」があり、筋肉機構全般における心身的動作を認知する理論は以前からあるにもかかわらず、未だに、教育手法の目的に特定の発達が置かれ、それがそのまま流行している。(註2)

　現実問題に関連してまさにこうした疑念が起き、特定の発達を限定した知覚に置くところに今ではよく認知された事実があり、視覚を例にすると、多大な影響をする「筋肉収縮」は有機体全般に及んでおり、そのうえ、これを採用するとあらゆる知覚が懸念となる。過去の長年にわたり我々が実践的に証明してきた改善事例において、そうした影響が視覚に起きたであろう生徒諸君がおり、皆さんは再教育や協調を全般的な基盤とした意識的調整を受けて来られた。各々の事例において、この改善に繋がって全般的な改善があったし、協調した使い方が有機体全体に生じた。

　以上を論点として常に強調しなければならず、そうして推奨する主張とは全般的な基盤で再教育や調整をすることであり、それに対する反論とは再教育や調整を特定の基盤に置くことである。視覚に不具合のある人には数多い他の心身的な不具合もあるだろうから、再教育を全般的な基盤で推し進めなければならないし、それをやってから、どんな試みであろうと特定の再教育をすればよろしいだろう。上記の当てはまる事例として、そんな人は不具合のある使い方をする器官で発声していたり、不具合のある使い方をする腕や脚があったり、他にも何かの欠陥や奇癖や欠点があるだろう。

　子どもの事例において、仮に、その子らが再教育を受けて協調する次元で意識的調整をしていたならば、75パーセント程度は解消されていて、通常の知覚における不全や困難にテクニックによって遭遇するようなことはありえず、教師の働きにより教育する他の側面でもそうなる。

　そしてそうなれば特に問題なく、特別な度合いの知性などなくとも気付き、途方もない時間やエネルギーは節約され、もしかして我々の採用する包括的かつ建設的な原理をこうして含んで採用したならば、あらゆる形式で人類の

第三部　感覚的評価に関連する人類の必要性

発達や全般的な成長がなされ、我々の試みで確実に進歩する文明社会となりうる。

　満足いく協調をする子どもがいるならば、その次元は意識的調整にあり、そうして手に入った心身機構における機能は最大へ向かいながら、あらゆる側面に従って、そんな水準における協調に届いているだろう。こうした状況の表出するところで教師が引き出しにかかると、子どもが素晴らしく特別な心身有機体において機能を適切にやるように、教師は寄与できるようになるので、新たな信頼が生まれて多かれ少なかれ増加しながら改善に向かうし、そこに存在しないのは興奮しすぎによる恐怖反射や無駄な頑張りだ。

　考えてもみたまえ、逆に、何か有害な心身的結末が子どもに起きていて、あらゆる妨害要因が子どもを取り巻いていて、その結末はある状況における悪協調から起きているとして、さて書き方の習得をたとえにすると、子どもが手に取った鉛筆を使って初めてやろうとしているところで鉛筆の持ち方がカチカチで歪んだ指でなされているのであれば、そんな結末は有害な状況であり、ストレスや固さを全般的な使い方で示す心身有機体になるだろう。もし仮に教師が指摘に至らず、直接は子どもにその子の使い方でやる書き方はあるべきようになっていない、と告げなかったとしても、子どもはおそらく意識するし、調整欠如で通常より下手な水準ではうまく書き方がやれないとわかる。遅かれ早かれ、しかしながら教師は努力して改善に向かうだろうし、子どもの書き方にあたりうまい指摘に及ぶかもしれない、がしかし非常に気の毒な結末を迎えるだろう、というのも比較してみると、ある水準を得ていた可能性があるからで、もしかして、その子が初めから再教育を受けて再調整をしていたのであれば、そしてそれによって可能になるやり方で鉛筆を持っていたのであれば、そこには全般的な不具合など存在せず、私の言及どおりになっていただろう。

　私が用意周到に既述し証明したので、ほとんどの手法では潜在意識的な基盤が働いて固まった状況を迎えるとおわかりになっただろうし、これを言い換えると、除去にあたる過ちや不具合や相当数の他の事柄をほとんどの場合でさらに有害なものにし、ある道筋で除去するよりも増やす方へ助長している。ぐるぐる巻きになる次元はそれ故に、我々の試みで進歩や発達するつも

りになるから発生しており、我々の直面する新しく増加した困難があり、その除去が望まれても、我々は実際にはそれを助長しながら教育や他の道筋を進んでいる。さて、次に取り上げる別の試みがあり、そうして成される教育的道筋で相殺するために特定の手段が取られると妨害する影響が出て、確実な奇癖や不具合となり、その兆候がそれ自身で助長される由来は同一の教育的道筋にある。ちょっとした考えで読者も見分けられるだろうし、発達したややこしさと不分離な道筋である。

　実に、この道筋が実施可能となるのは子どもが学齢になったとたんであるというのも、実体験する学校生活においてあまりにも頻繁にややこしいところへ誘導されるからであるし、もしかすると、初めから子どもの機能の近づくところはさらに小さくなる方であり、最大方向に行かないだろう。訓練手法などにより実際問題は複雑になり、最終的にはおびただしい特定の試みがなされ、そうしてなされる治療は多くの欠陥や欠点に向けられ、そうした認知が子どもの努力に見られるとされるが、しかしながら、大方の不具合はまだ兆候をそれ自体で現していなかっただろうし、もしかすると、子どもの心身機能は満足いくものと入学時には思われていただろう。従って、確立についてこうした状況で第一に熟考するべきであり、どんな健全な教育的計画であろうとなされるべきだ。試みとして、協調不全に置かれた子どもに教育を与える際に、特定のやり方によって特定の欠陥や欠点を扱うならば不合理な道筋になり、とりわけ我々がよく考えてみれば、重要部分の役割が子ども生活にあって、その由来となる道筋は模倣である。次の考察をこの論点としよう。

第二章　模倣

　心身的な道筋において模倣と呼ばれるものをまるで大半の方は高い度合いでこれならやりやすいかのように見なし、比較すると、他の基本的な道筋より操作しやすいとおっしゃる。皆さんお気付きのこうした資質を我々が呼び

表すと、身近なところで潜在意識的に真似する特徴が周りの人にあることが要因になり、そんな役割は大部分の発達や成長に関わり、そんな使い方を我々個人の心身的な自己に置くことにもなる。圧倒的な証拠が挙がっており、ある観点において生来の資質や潜在意識的な性癖から模倣に向かうのみならず、そこで、別の観点において実害が最終的に生じ、そんな結末は模倣のせいかもしれず、我々が今から考察するところにいくつか主となる要因を載せれば、そのせいで落胆する結末が繰り返され、実践的にこうした生来の資質が文明社会にあるとわかる。

　本書で扱う欠陥や奇癖や不完全な使い方などは人間の心身有機体から生じており、これを言い換えるとさらに、こうした論点には、大半の人々を多かれ少なかれ取り巻いている様々な欠点があるし、同時に相当数の欠点はあまりにも極端になっているので、云うなればそうして構成する状況において、人類種が奇形を産み出しているとしてもよさそうだ。こうした原因が横たわり、落胆に至る有害な結末は模倣に沿って起きている。というのもある道筋で模倣すると、操作不能なものを残存しながら、ある時点で何か顕著なものを模倣するまでなされ、そこで、主要な刺激は模倣へ向かい、それは我らの知覚からやってきており、潜在意識的であろうと、意識的であろうと、何か特徴的だったり顕著だったりする兆候は別の人に生じており、そのような兆候は、まるで規則のように兆候として心身的欠陥か奇癖であるからだ。あらゆる側面にわたる現代生活の危険の中でも、他者の欠陥や奇癖を個人が模倣して自分にもらうことは極めて大きな危険であり、従って最重要なことはそうした危険の除去か、もしくは少なくともそれを小さくするようにすべきであるのも、我らがあらゆる活動を習得したり何かすることを取得したりする際に、とりわけ、人々が師弟関係となる際に、例えば、学校や運動訓練などでは、実に、どこでも教師と生徒は密接な関係にあるから、そこに可能性があり、操作に模倣の道筋が起きるところだ。

　大半の子どもが学校で見せる兆候に欠陥があり、自己の使い方において、通常動作する暮らしで観られるように数多くの事例で非常に深刻な欠陥になっているので、あらゆる種類の教練や治療的訓練が施され、そんな試みで除去にあたるこうした欠陥群がある。然るに、ほとんど例外なく、そうした

救済的な側面や他の側面に教師の働きを及ぼすつもりであろうとも、我々の学校はあまりにも頻繁にそれ自体を取り巻くやりすぎの形式にあり、同一もしくは他の欠陥や奇癖を生む。仮にも教師という名に値するのであれば、確実に生徒に影響するし、ひとつというよりいくつものやり方において、ほとんどの生徒は傾向として潜在意識的に教師を模倣するだろう。さて既に指摘したように、およそ顕著な兆候として、こうした教師は明らかに最強の刺激となるし、生徒の道筋を模倣に向かわせるだろう。こうした兆候を例に挙げると、一風変わった質の発声やそんなやり方で開く口、使用する腕や欠陥のある発話や発声、そんな使い方をする様々な部位からなる有機体で立ったり歩いたり座ったりすることなどであり、実に、あらゆる欠陥や奇癖が兆候となり、顕著な特徴が教師に見つかるのであれば、最強の刺激の向かう生徒の素質により模倣されるだろう。認識に上るように、深刻な結末を含んだ記述をしたから確信するだろうし、教師の兆候に欠陥や奇癖があれば、それをやっている誰であろうと結果的に教師自身が信頼に値しない感覚的評価により不満足な使い方をする心身有機体のひどい実例であって、実に積極的な危険にさらされた生徒に疑われるように、満足いく心身の結果を反復しながら生徒と教師と共に歩むのは深刻なほど極小となり、その由来はこうした妨害要因にある、つまり、身に着けた欠陥や奇癖は模倣されたものである。

　どんな側面を習得するつもりであろうとも、それを潜在意識的な基盤に置くならば我々に立ちふさがる事実があるし、そこに、生徒と教師に浸透している誤った思考があり、生徒が観察して、教師が何かをうまくやるところを見よう見まねすれば、それで自分も成功すると思っている。生徒は全く確信し、これに関して教師も確実に、自分の教える生徒にするようにと、教師の信じる自分が自分でやっていることを見せたならば、教師はうまく生徒にやってもらえるようになるとしている。(注3)

　さて、我々はおおよそ気付いており、生徒が何かの芸術分野で送りだされ、偉大な芸術家を観察するのはよくあることでもあるし、目的は生徒が何かを学ぶためで、それを補助にして自分の芸術に役立てようとしているのかもしれないが、それにもかかわらず、生徒のほぼ逆らい難い印象を受ける特徴がその芸術家にあるとしても、分類すると欠点になり、その人の「より良い部

分」にはなりにくいとしてよいだろう。

　こうした特徴は生徒の飛びつく要素となり、それを必須として自分で改善行為をしようとするがしかし実体験から常に証明されるように、この信念は過ちである。始まりのところから、そんな特徴が欠点であっても天才性によってその芸術家は自分で克服できたのかもしれない。おそらく可能性として、その芸術家が上手くいっていたとしても、**そうしたものがあるにもかかわらずやれているのでありむしろ、そうしたもののおかげでやれているのではな**かろう。[註4]それにしてもさらに、たとえそんな特徴に飛びつく生徒がいて、模倣に価値があったとしても、唯一のやり方は生徒に実践的な使い方ができて初めて可能になり、そうするには第一に、研究により全般的に働く有機体としてその人を模倣することになり、そこで特徴を名指しすると特殊な兆候以外の何物でもないし、それから第二に、自分自身の存在を再教育に置くことに由って指揮可能にするためには、全く同じ全般的な使い方をする有機体の良し悪しはさておきそこに沿って、そんな水準でそのような使い方を楽しんでいる専門家のように、生徒が真似することになる。

第三章　集中、そして持続（継続）する投影で指示すること

　ある考察で実体験を概説した前章に関連して、意識的な使い方をする道筋で模倣をするとしても、ほぼ疑いようもなくこの概念を用いた模倣に含んだ**特定の**試みは、得ようとする「結果」に向かっており、別の言葉にすると、特定の兆候を選択して特定の模倣をしており、そうするとこれ故に、そんな道筋で模倣をすると「執着する特定の個所や対象物」を真似するばかりになる、つまり、いわゆるよく知られた「集中」（concentration）になる。

　こうした概念にあれば、集中は破滅的で偏狭な概念となるし、もし我々が判断を下して良いのであれば、そんな使い方になる言葉を赤裸々に実践するところで、有害な兆候があり、それに続く意図によりある人が「集中」に向

かうところが挙げられ、これを別の言葉にすると、こうした有害な兆候はますます誇張される方へ向かいながらそこに従う度合いを示し、教師の見つけるところとなり、その必然から生徒を駆り立てる方へ発達させ、この怪しさを得る方へ向かっているとわかる。

　一体どこからやってきて、こうした考えで「集中」することになるのか。どんな次元にある道筋において、教育に必要だと考えられるのか。

　ほぼ疑いようもなくそんな概念や使い方になる集中があり、源流にはある欲求で楽になりたいとか、他にも自発性や健康的な楽しみの関連とかがあって、そんな使い方をする有機体でよく考えてうまくやるつもりになっており、そこに特徴的な人々がいて、よく云われるように「注意を払い」ながら、どんなことでもやりたいようにやろうとしている。何が未認知なのかをここに繋げると、しかしながら子どもに限っても、心身有機体の機能は不完全かつ不適切であり、兆候としてそうした症候群に「注意散漫」があったり自発性が欠落したり観察力や好奇心が削がれたりしており、いみじくも理知的な取り組みをしている教師がいてもそうなる。疑いようもなく、子どもはおそらく200年前であれば、生まれつきかなり信頼できる本能があり、適切に呼吸の必要に応え、そこで必要となる心身的な部位の全てを上手く操りながら満足いく発達をしていたという比喩は、そんな教育的道筋が採用された次元において意識的調整がなされていたならば、すなわち、働きの任された原理に「手段を吟味すること」があればの話だ。不運なことに、働きが任されたのは潜在意識的な基盤である、すなわち、「結果をすぐに得ようとすること」にある原理であって、そこで有害な影響が働いて、こうした「結果をすぐに得ようとする」原理の助長は非常に急速になり、ある時点のある次元で、そんな教育的道筋に子どもが晒されていれば、他の欠点のなかでも、気が散ったりいわゆる「注意散漫」になったりするばかりだ。こうした欠点となるいわゆる「注意散漫」が増大してあるところまで拡大し、そこで対策が求められるまでになると、何がこれ以上自然な成り行きになるのかというほどに、教育専門家が潜在意識的な指揮や調整や支配をされている以上、それ故に、由来を「結果をすぐに得ようとする」原理において試みながら打ち消そうとして、その由来を何かの考えで「心を落ち着ける（注意）」とし、ある対

象物か計画に向かうべきだとするのだろうか。用語「集中」は『Students' English Dictionary（英英辞典）』による意味で、「ある力学か要因かで動かして共通の中心に向かう、あるいは、ある対象に向かうようにさせる」とあり、後者が一般的に受け入れられた用語だろう。

　そこで、そのような対策が取られたと仮定しよう。我ら全員の知っているように、その採用は本当に長い年月にわたって続いているので、今日、普遍的に広まって世間一般の信念となり、何をもって特定の人の確信する「集中」となるのか。調べてみれば、集中を信じていない人がいるかどうかわかるし、そこで皆さんの調査結果によりご自身で納得することは、真実として、ここまでの記述にある主張通りだろう。この主論を友人に紹介するにあたり、議論に持っていくためにその人に話して、自分は集中を信じておらず、実に自分の信念では、そんな訓練をすると有害な結末になるとしたらいかがだろう。皆さんの確実に遭遇する注目があり「しかし、確かに我々のすべき集中がありまして、我々は心を何か自分でやっていることに置いています」、「一体どのようにしたら我々は心を何か自分でやっていることに置けるのでしょうか、集中せずにやれるとでも…」、「人は本性として懸命に自分の最善を尽くしますし、確実にその人の成功する度合いがあって、それはその人の集中力にかかっています」などなど云われるだろう。

　周りの人が皆さんに幾度となく告げるように、人によって仕事を上手くこなすには全く静かでないとできないとしていて、どんな雑音も邪魔になり一連の思考がやれなくなるそうだし、そこで数多い他の論点も持ち出し支持にあたるので、そう云う方の信念に集中があるとおわかりになるだろう。唯一満足いくやり方があり、それでこのような議論は終焉する。教師が、ワークする基盤を意識的調整においた働きで心身的な実演（デモンストレーション）を試みて納得できるようにする、つまり、こうした特定の側面で我々は用意周到に誰でも納得できるように、そのつもりになれば皆さんがご自身の目で信頼可能なそんな実演をご覧に入れよう。主張や議論に関連する心身的行為を受け入れるとしても、ある時点において、その人のやっているところで示されて実際の実演が真実とわかるまでは控えるべきであり、もう一方で、証拠として同時進行で人々が自分自身と交流するために自らの理性が要る。そ

うしたやり方で証明する実演があり、その時に、記憶に留めることは心身的兆候を示す人の信念に集中があることで、動作として読んだり書いたり考えたり実践したり、どんな他の無数の日常活動の中でもそんな人は集中している。第一の観察として緊張表現が目つきに出ており、ある表現として不安や落ち着きのなさがあり、象徴的に過度の興奮による恐怖反射を表し、言い換えると、事例によっては目つきがおかしく、全体の表現から察すると自己催眠状態にあるとしてもよいだろう。それから皆さんの注意を全般的表現に向け、顔の表情から順々に兆候の現れている胴体や四肢に向けたらどうだろうか。皆さんのお気付きになるように、やりすぎて有害な度合いになった緊張が有機体全体を通して出ているだろう。どのようにしてもそれ以外のことなど起きようか、その被験者はその代わりに意識して理性を使ったのではなしに、原因（単数もしくは複数）から生じた傾向により助長され不具合になったのも潜在意識的な努力（そんな手法は「試行錯誤」にある）を続けたせいであり、偏った一組の不完全ないわゆる「精神」的投影や「肉体」的緊張をして、その由来を未だに強力な組み合わせとしているのに、一体どうするのか。

　たとえ話に、ある人の習慣的な行為による特定の動作を挙げ、その例として、椅子に腰かけるところとし、そこで、非常に大きな関わりにより不要な緊張をしているので、教師がこれを指摘して、理知的になった生徒が**手段を吟味すること**に由来した動作になり、行為においてそんな不要な緊張なしでもやれるように、生徒に必要な方向（一連の指示）を出しながらこの結果に向かい、信頼できる感覚的評価により満足いく運用をする指示を要求した、としよう。たとえとしてさらに、生徒は、その代わりに続いてこうした指揮は全く簡単な指示であるしそのように寄与されているのにそれをやらず、そこで生徒が自分で命名した「集中」をやり始めた、としよう。どんなことを生徒は実際にするだろうか。特定のやり方で生徒の集中する一つの指示があると同時に比較的無視される他の指示があり、同じく、全般的なやり方においてその人は偏向しており、新しい一組の意識的指示を生徒が依頼されて寄与しながら繋がった動作で椅子に腰かけるところで、由来を未だにずいぶん強力な一組の指令に置いたまま、それを従える自己概念で要求する**動作によ**

り**集中する**。こうした最後の進路を不合理な生徒が歩むと、生徒が**あらゆるものを**成し遂げようとしながら、強化することになるのは全て旧式の誤指揮された行為である、つまり潜在意識に関連する動作になり、そうして椅子に腰かける一方で、新しい理知的な指揮が重要であるのにそんな動作は絵に描いた餅になる。その人の組み立てたものを私は描写してきたし、どうなろうとその状態では市民戦争を内包する有機体となり、著しく増える緊張や固さを常に伴って、こうした状況にある。そんな論点が最も明らかに生じる事例があり、生徒がお願いされて静かに腰かけるところで何もしないようにとされ、一方そこで、生徒の身体に教師の動かす複数の部位があり、それを生徒の代わりにやってあげるところになる。私の経験において、生徒が依頼されて何もしないようにと云われたとたんに、生徒が即座に見せる前兆の全てにきつさや硬さとなる注意が示され、生徒が依頼されて何かするように云われた時と同じになるので、それは、我々の習得してきた結び目であり、どんな試みであろうと集中時に起きるとわかる。指摘してこれを生徒に示すと、そこで生徒の返答は十中八九「私のやろうとしているのは、何もしないことです」だ。生徒は実際に信じており、自分が何か**すること**で何もしないつもりになっている。いやはや、そのような論点に我々の誘導される由来は、我らの信じる集中にある。

　こうした案件全体に最たる教訓があるし、そうして示される危険とは、対応しているつもりで特定の対策を「注意散漫」のような心身的欠陥に向けると、そうした基盤において、不完全な使い方をする心身機構が全般に及ぶことだ。ある時点において、人が助長してきて「注意散漫」になったならば、そうして現れた状況に、信頼に値しない感覚的評価があるので、過度の圧力や固さを心身の行為中に起こしており、そんな行為に常に繋がる協調不全がある。被験者がこうした状況にあれば、どんな試みで供給する特定の対策も危険を孕む。ある次元で意識的調整をするならばそのような危険を脱出できるがしかし、現実的に潜在意識的な基盤にあってはいつまで経っても不可能だ。

　さて偏狭な結末に関して、いわゆる「集中」がある。幸運であろうと不運であろうと、十分に引き受けて動作する教師としてしっかり気付いた困難が

あるし、見つけようにも大人でやれる人はおらず、いうなれば、思いついたことを一度に二つ以上同時にやることが難しい、言い換えると、働きを満足いくようにしながらどんな進化でもそこで要求される協調した使い方をするにあたり、たった二つの部位でさえ有機体で同時にやるのが難しいようだ。協調した使い方をする様々な部位において、どんな進化であろうともそこで求められ、継続した意識的投影による指令の向かう様々な部位を含むことになり、第一の指令における懸念は指導や調整をする第一部位での動作が**持続されていること**にあり、同様に、指令群の関連する第二部位へ動きが投影され、とそのように次々と生じるように、それにしても数多くの指令が要求される（いくつの数になるかは要求によりけりになる、つまり、その道筋で懸念される固有の動作による）。通常の試みにおける使い方では、複数の部位で治療的ワークをするとしても、第一の投影で**終了してしまい**、それが正確か不正確かによらず、そんな使い方をする部位で懸念される第一動作になる。これが当てはまるならば、他の投影も全て懸念されたままよその部位の動きになり、これはもうひとつの例として、集中した努力の関連であり、手順の基盤を「結果をすぐに得ようとする」原理に置いたものだ。投影を継続し意識的指令をするならば、正反対になり、そこで求められる広範で理知的な態度を取ることになり、その結果、被験者の手にするのは、明確な概念による指令を必須（「手段を吟味すること」）とする正確な行為で固有の動きをすることであり、さらに、生徒の投影でこうした指令を正しく相互関連して出せるようになれば、協調した繋がりにある指令の結果として、協調された使い方をする有機体になる。

　引き続き協調不全な使い方をする人間有機体の関連付けにないものを挙げると、広範囲に理知的な態度を繰り返す利益だ、と今示したところだ。そこで、大半の人々は助長しながら多かれ少なかれ協調不全な使い方をする機構にあり、そこに含む信頼を「結果をすぐに得ようとする・エンドゲイニング」原理に置いているから、驚くにはあたらず、非常に数多い生徒が癖で投影する無配慮で**繋がりのない**指令をしている、つまり、指令が理知的でなく、ざっと観ても協調した使い方をする様々な部位というには懸念があり、**そこでそれ故に、結末として悪協調した動きになる**。従って、そのような生徒がお見

えになり、治療的ワークの次元を意識的調整でやることになれば、つまり、依頼により投影する繋がった指令を継続してやることになれば、生徒は当然大きな困難を発見し、崩そうとする習慣は生徒の形成したでたらめな注意や誤った潜在意識による指導と指揮である。実に生徒に概念がないと決まって見つかり、様々な部位の繋がった動きもなく、指令により相互関連することもない。私の云い方によると、生徒の可能性として寄与する第一指令がある、つまり、指揮を向けた第一部位を動かすかもしれないがしかし、仮にその点に到達してもそのとたんに生徒が試みをやめてしまえば、もはや、そうして運用しても第一指令に関連して要求される第二部位の動きにはならず、たとえ必要不可欠な繋がりが複数部位の間にあると同じ指摘を生徒に何度も繰り返しても、そうなるかもしれない。主要な理由は生徒の信念にあり、自分が「心を込めて産み出す」なら一つしかできないから、つまり、複数のことを同時にできないとしているからだ。生徒の表現で「私にはやれないし、そんなたくさんのことを一度に思いつくなんてムリだ」となる。これで、全く直線的な定義による集中を記述したことになろうがしかし、現れされた妄想は生徒側のものであるというのも、その理由はもちろん、生徒が、自分で「心を込めて産み出す」ことにより複数の事項をいっぺんに潜在意識的に自分の生涯を通してやっているからであり、そうでなければ生徒は運用できず、最も単純な日常行為さえ果たせない。

　単純な実例によりこれを明確にしよう。たとえ話として、ある人が腰かけていたところから立ち上がって話しをしようと、友人の部屋に入ってきたところへ向かう、そんな場面にしよう。刺激が、立ち上がるために座位から動いていくところで自分にやってくると、そこでその人は反応を向け、ここで決意して立つことになる。即座にこの決意が下され、そんな指令の関連するところでしっかり確立された習慣によって立ち上がろうと座位から立位になるように投影されるし、行先に心身機構を含めば、そんな動作により立ち上がる行為がなされ、最終的な想定では、いわゆる「立位」になるだろう。たとえ話としてさらに、この人はすぐ夢中になって通常会話や科学談義などを友人と一緒に三十分ほどするとしよう。我々の主論点が懸念される間にも、その人を夢中にさせる由来としてそんな要求が会話中に生じており、言い換

えると、実に、その人はあなたに告げ、その人の集中している案件がその談議にあるので自分の最善を尽くさなければならないとするだろう。論点として我々の興味をそそるのは、考察にあたり**手段を吟味すること**であるし、その人はずっと立位だったけれども、**そこにその人の意識はないし、今までも決して意識したことなどない**。我々が既に言及したように、そんな投影に関連するその人の決意で立ち上がることになったのだし、そのうえこうした投影は維持されていたに違いなく、ある時点でその人が異なる決意をするまで、例えば、他の姿勢に動くまではそのままだったはずだ。明確なことはそれ故に、そんな道筋において潜在意識的に発達する間に、人類種のもうひとつ発達した能力で持続しながら繋がって投影する指令を出せることになろう。それ故に断言すると、必要性や重要性を維持しながら投影するとか、ワークにおいて協調や再教育を基盤に置くとかについては、新しいどころか非常に古い根源的な原理であり、そうして人間は発達してきた。

　論点として興味を引くものは全てこうした考察の横たわる事実に有り、こうして流布された信念で集中していれば、手渡しで受容した「結果をすぐに得ようとする（エンドゲイニング）」原理に沿っており、そこで、それに逆らう原理があるならば、それは考え抜かれた末に明確であり、**繋がりを持った手段を吟味すること**により「結果」を確保可能とし、そこで「心を込めて産み出す」べき多くの課題があっても、（持続的に投影する指令）に由れば必然的に目的にかなうだろう。全体的な心身の傾向として、ある人の信念で成功するために集中が必要だとしていれば、そこで集中の採用により発達へ向けて訓練しながら自己努力し、様々な側面における行動をして、「心を込めて産み出す一つの対象物」としている。これはまさしくぴったりと「結果をすぐに得ようとする」原理に当てはまり、それに拮抗するものとして、「手段を吟味する」原理で求められる能力により「心を込めて産み出す」数多いさらなる対象物があり、必要に応じることもできるし、それから、そこで暗示される**数多い事柄**は全て連続しているうえに、収束に向かうところでひとつ共通した成り行き（持続的に投影する指令）を辿る。

　日常生活の側面で発見できる見解として、100人のうちの99人がよくよく考えてみれば、「手段を吟味すること」に関連した使い方をする心身的自

己において、明らかに妨害や干渉を受けている。人々は確信しており、自分らの注意を払いながら複数のことを同時にやるのはできないとしており、それはすなわち、自分自身に対しても自分らの作業や仕事や職業に対しても同じだ。まるで一度も生じていないかのようにしていることがあり、つまり、人々の心身的自己は道具や機械であり、それでなんとかして人々の運用する経営や専門職が成り立っており、そのうえ、その人らの水準でうまくやるならばそれ故に、こうした側面で自分の仕事や専門的行為をするのも、そこに従った水準において機能する上記の道具や機械のおかげであるのに、そうは見ていない。こうした道具や機械により**手段を吟味すること**になれば、皆さんは適用可能になり、ご自身の仕事や職業を上手にこなせるだろうし、それに続き、適切な注意を払いながら機能する上記の道具や機械を必須として、適切に満足いく注意を払いながら皆さんの仕事や職業を行うことになろう。先の告白はそれ故にやろうとしても続けられるものではないし、もしそれが手渡しされるとおっしゃるならば、まるで、こうした二つの最重要かつ相互依存にある心身的道筋を同様に悪いと認めることになり、適切な注意を払いながら**手段を吟味すること**により皆さんの「結果」が得られるところで、そうして皆さんの提出する注意を「結果」に向けることができないかのようであり、すなわち、なんと馬鹿々々しい。そのような告白は実に、固定された次元における進化段階となり、そこに人類は集団として立ち往生している今日だ。そこは確実にさほど高次元ではなく、我々がじっくり考慮して、潜在的な可能性が人類種にあると同時に事実として発達してきた動物や未開人を見直すと、二つの道筋で懸念されるのは、そんな使い方をする生物自身とそんな自己の使い方により行動する暮らしと、双方が相互依存するところになるだろう。

　全世界で一般人は信念とするだけでなく訓練までして、いわゆる「集中」しており、そんな概念にある用語自体とその実践的適用に従って心身的欠陥を伴う個人がいたら、関連してその人の意識に上る特定の欠陥があり、信念に従ってその人の理解による「集中」をしてそれを無くそうとしているだろう。一度その人が採用して上記の偏狭な道筋を歩むようになれば驚くにはあたらず、その人に見つけることは不可能になり、することや思いつくことを

複数同時にするなどムリになる。有害な心身的状況がこのように確立されたのであればもう上手くいかず、満足いく状況であらゆる機能を果たすことは叶わない。

　そうした一方、我らの観察によると進歩を続ける生徒がおり、そんな生徒諸君が再教育をずっと全般的な基盤で受けてきて最終的に証明された可能性があり、ヒトが寄与するやり方を学んで適度な注意を継続するならば、言い換えると、「心に留め」おく「手段を吟味すること」に由るならば、満足いく使い方をする心身機構になると同時に働きをこうした機構において繰り返す日常生活になるし、いずれにせよ、これが仕事でも職業生活でも他のどんなものでも望ましい結末を迎え、ずっと発達しながら全般に心身が健康になる。人間機械は利用可能になり、数多くの事項をいっぺんに行うこともできる、つまりそうした事例における状況で統合され、心身は協調するので操作可能（ある状況で、そんな道筋における本物の集中現象）になり、被験者は気にもせず操作する道筋で集中などせず、その人はその道筋で協調する。実のところ、そのような人が思いつく必然性に集中の上ることなどありそうにもないし、言い換えると、その人の認知に必要性すら浮かばず、それがそうなるなら、その人の考察で集中に光をあてたとしても、道筋からの要求で特別な注意を払って集中を適用することなどないだろう。

　以上、満足いく状況において協調するところやそんな兆候で協調する生物を言及してきたし、そこに現われる形式において集中は確保不可能であり、「思いつくことを集中」したり他の人に告げて思いつくことを集中させたりするのはできない（意味にひとつ加えると、ヒトは「集中」不可能だという感じがその用語にある）。本書全体を捧げて触れている誤謬であり、どんな依頼によっても、協調不全にある人が試みて除去にあたる不具合や奇癖は何かの記述でも口頭の指示でもなくならない。確実に、どんな人であろうとうまく集中できない人は、ある感じで寄与する適度な注意によりその案件を手にするところで、協調不全にある人だ。そのような人に依頼して、克服するための由来を自分で失敗している集中に「集中すること」や「集中することの学習」に置き、そこに従う自己概念でそうした動作をしてもらうと、それを原因として有害かつ不自然に引き裂かれた人格になる。必要なものは治癒

であるし、満足いく状況で心身が協調するように全般的基盤を整えれば、そこに含む使い方により真の道筋において集中が起きてくるだろう。

第四章　記憶と感じ

　教師はほとんどの学校で今日において、仮にも我々の判断する見解として教師諸君による表現を置くならば十分に気付いており、注意欠如が子どもに増え続けており、言い換えると、子どもらのまるで尋常でないほど乱れる由来に注意欠如があると見えるので、教師の云い方によると子どもは「集中不可能」であり、さらに言い換えると、しかしまるで、非常に乱れる由来にいわゆる「忘れん坊」が増え続けていると教師諸君は見えていないようだ。おそらく彼らはまだ気付いてもいない、つまり、気付くべきであるのにそうなっていない。上記の通りだとすると、ほぼ疑いようもなくそんな教師陣の気付いてない事実があり、「集中」を学習すると、引き続き心身的努力の関連する動作により「集中」することになり、その傾向で干渉された道筋において記憶（この用語を最大幅で取り扱う）がなされ、そこに伴う結末は不均衡かつ偏狭になり、たいてい不適切な印象が登録される。
　多くの現代人が認知しているように「忘れん坊」は成長しつつあるので、多くの試みがなされ、なんとか記憶体系を取り繕おうと「精神訓練」の授業などがなされ、そこで手助けするつもりであっても、教育を受ける人々に上手に確実に、損失させる関連付けをしている。ここで繰り返す論点は我々の関心事として横たわる事実であり、こうした体系で全ての基盤は「結果をすぐに得ようとする（エンドゲイニング）」原理にあるので、どんな試みも一切なされていないのと同じ（事例として挙げた「注意散漫」対策と似たり寄ったり）であって、その関連に特定の欠陥となる兆候がある、つまり、この事例において「ひどい記憶力」になっていればそれに伴い他の心身的欠陥が見つかり、関連にひどい記憶力がある。
　ある次元において我々が助長したせいで、いわゆる「忘れん坊」が多かれ

少なかれ全般的な欠点になっているならば、そこで我々に必要なのはよく考えてみることであるし、心身的状況を含んで、つまり、様々な不具合を示す使い方をする心身機構で助長されてこうした状況になったところまで見直すことになろう。

　記憶とはある印象の登録であり、そんな結果は何かの刺激（単数もしくは複数）から生じる。永続する質で印象を刻むとしても、それが依拠する固有の心身的道筋に懸念がある、というのも、登録する印象群が有効かどうかはこうした道筋で役割を果たす全般的な心身状態にかかっているからであり、それから、とりわけそんな水準における感覚的評価の表出が特定の事例にあるからだ。環境も影響するこうした状況に従って、そんな水準における心身機能の表出している時点で登録される印象は出来上がり、それと同時にさらなる要因がこうした事例にあり、そんな度合いで能力を得る由来は個人的なものであり、そこで懸念される繋がりに知識や実体験があって、それが伝達される由来は寄与された刺激（単数もしくは複数）にあるものの、そこに伴う知識や実体験は過去に得てきたものだ。我々が気付いたように、我々の生活習慣が目に見える形になるのも我々の心身機能に由り、こうした機能で治める自らの習慣が本案件にあり、登録する印象は記憶に繋がり、それとまるで同じ影響があらゆるところで我々の様々な行為に及んでいる。

　新聞や軽い小説の読者にほぼ疑いようのないほど進行した習慣が見られ、付随する衰退が読書に起きている、言い換えると、重要だとして残される価値ある知識について、そこに付随する有害な心身的習慣のせいで今日、人間の記憶に深刻な影響が出ていて、度合いの差こそあれ、それに従う水準における心身機能はヒトの懸念である。人々の勉強や記憶に関わるところで、活字になった内容が書籍に載っているのも理由があり、こうした手段で望ましく得ながら永続した知識にしたいからだろう。まるで規則のように、人々が単に急ぎ足で眺めているだけなら、活字の載っている新聞や雑誌などを記憶するつもりなどない。同様のやり方で人々が一瞥するだけなら、その日のニュースで登録するのはただうっすらとした印象になる。おそらくこうして出されたらその日かその週くらいは持つだろうがしかし、ひと月も経てばたぶんあいまいになり、一年もすればそんな印象は完全に消えているとしても

よいだろう。以上の習慣で取り込む微かな印象を読書として、それを繰り返す日々を送る数百万の人々がいても、まずそんな読書方法では勉強にならない、つまりある形式で読書をしてもそうして成す登録は確実に永続する印象にならない。「拾い読み」をすること、言い換えると、受け取るにしてもかすかな印象だけで何か読んだ気になること、これは有害な習慣であり、仮にもそこに甘んじてそんな速さばかり確立するならばすぐにその人は懸念に気付き、進行する忘れん坊があらゆる側面に及ぶだろう。

　我々全員が気付いているように、何か我々の名付けた「忘れん坊」は多かれ少なかれ一般的に欠陥のある道筋にあり、物覚えをしたり知識を思い出したりするところで、ますます顕著にここ20年か30年間でひどくなっており、これではまるで精神異常や他の煩わしい害悪のようにも見えて、欠陥が阻止されないままであればいつの間にか蝕まれ、大事な我々の心身的道筋はダメになるに違いない。

　というのも、合理性の根拠となる関連に記憶上の事実や様々な事実があり、事実が刺激（単数もしくは複数）となって向かう道筋に懸念があるのならば、言い換えると、これ故に記憶に失敗するならば、そんな道筋において、満足いくような合理性は棚上げにされるからだ。

　我々の扱うところに影響する固有な知覚的習慣があり、その関連に記憶があるので、ここで役に立ちそうな考察により、相互依存つまり、作用と反作用のある感覚的評価といわゆる「精神」的な行為を観てみよう。考えの伝達される由来に誰かの声があってそれが届いたとすると、他者の意識に聴覚が通じたことになるし、記述された言葉は視覚を通して届くことになり、つまり、その時に我々の手にするあらゆる刺激は知覚を通していて、そこに触覚（感じ）や味覚や嗅覚などもある。一般的なやり方として見うけられるところで、我々の知覚が働いて先導部分になり、あらゆる道筋における記憶や合理性になる、つまり実に、重大な順路で心身的行為になる。そんな水準における機能により、既述した道筋において合理性や記憶となるし、その論拠が置かれるのはそれ故に、直接的であろうと非直接的であろうと、そんな水準において機能する感覚的評価だ。

　もちろん、読者の指摘する実例があるかもしれないし、注目に値する記憶

力を成し遂げる人々は特定の側面におられるがしかし、筆者の経験したこうした事例において、突出した側面がひとつ見つかると同様に、あらゆる他側面に欠落が見つかるものだ。実にそんな事例は私の言及によると、単なる異常だ。

　随分と興味深い個人的経験があり、それは、ある若者の異常な兆候で、関連に時刻表などへの対処があった。仮に皆さんが彼に頼んで調べてもらう列車があるとして、特定の、例えば３時発にあるとすると、彼はページをめくって、特定の電車を探すのに目を上下に走らせて発車時刻の羅列を流しながら、明らかにざっと一覧する間にその時刻表を彼は記憶し、それが一覧表全部にわたる。３ヶ月後に皆さんが尋ね、その人に列車名と発車時間一覧を答えてもらうなら、どの２時間をとって皆さんが列車名を挙げても確実に正しい答えをくれるだろう。しかしこれが同じ若者なのだが、自分の傘をいつもバスに忘れ、買い物に出かけて普通に身近で使用するものなのに何だったか忘れ、手ぶらで帰ってくる始末だ。実に、生活上の一般的なやり方や、判断基準を通常の水準に置いた人間の知性を鑑みると、彼は全く絶望的だった。(註6)我々はこうして適例を得て、注目に値する記憶力が特定の側面に見られてもそれに伴う記憶の欠如や不合理性が全般的な行為に及ぶところを示したし、そんな状況を明言できるのも、たまたま私の個人的知己にこの事例に関連する妄想的な感覚的評価があったからだ。

　ほぼ疑いようもなく、およそ初期の悪習慣となる結末にいわゆる「忘れん坊」が出ていれば、それは実際に助長されながら様々な道筋、つまりあらゆる教育形式で行われてきただろう。こうした助長が最も顕著に出るのは、そうした教育過程において生徒がやらされた行為に何か「肉体」的動作のある時だ。それ故に現在、我々は不合理であるに十分すぎ、無理やりに不運な児童生徒の各々にやらせながらおかまいなしであり、子供の個人的水準における感覚的評価を顧みず、そうして習得させようと「肉体」的訓練や体操の訓練をやらせているし、そこで、我々は予期しなければならず、大半の子供は急速に助長されて「忘れん坊」になり、それが幼い頃よりひどくなるだろう。筆者が用意周到に実演すれば、本当にこうした声明をだれでも目の当たりにし、科学的だったり知的だったりする身体が男女ともにあるのだから、そこ

で決意して、取り挙げる実例をこうした側面における教育方法にしよう。

　読者が苦労を厭わずに参加されたならば、学校やフィットネスジムやどんな屋外での授業だろうとそこに関連して体操や教練や試合などのあるところで特筆されるように、注意深く観察すれば、どの子供も大人も忙しく主な努力を向けて習得しようとしており、教師の指示をする由来は「肉体」的行為を何か細かい部分でやるところにあって、そうした指示により特定の注目を集めようとしており、そこであまりにも集中し没頭しながらこうした部位を動かしている、と読者には明らかになるし、他の部位へも指示が寄与され、その由来も教師にあるとわかる。読者が生徒に質問しなければならないとしてもただ、これが本当にわかったのかとなるだろうが、言い換えると、専門家として心身の再教育に携わるものであれば、観察をするだけで、表現が生徒の目つきに出ているし確実に他の兆候もあるから全く確信できる。

　以下に示す出来事はこうした関連でよくある話であり、こないだ再教育のレッスンをしている最中に筆者自身が経験したものだ。生徒に依頼し、聞いてもらう単純な指示があり、そこに含んだ使い方は唇や舌やアゴなどにあり、そんな指令を口に出してやっていた。（もちろん必要なワークの観点に、全般的に協調した使い方をする有機体があり、教授するなかで既にそのように寄与されていた。）一回目にそんな指示の寄与されたところで明確になり、まだ教師が話し終えるより前に生徒はそれを記憶しようとして、指示の寄与がなされると同時に由来を「肉体」的（感覚的）道筋においた、つまり、由来を「感じ」におきながら指示の発話と同時にやろうとかなりがんばっていて、一方、得られる指示の由来を道筋に置ける記憶（「暗記すること」と我らは云う）にはあまり置かなかった。

　生徒は再び依頼され、聞いてほしい指示がなされ、そこで、動く試みは何もしないように云われると、動く部位のないところに懸念があった。生徒への依頼は単に、懸念となる自分自身の道筋において、そんな指示を記憶することだった。そんな指示の寄与が二回目となる前に、しかしながら、生徒は何度もとても忙しく熱心に、固有の動きを首や唇やアゴでやった。生徒にそこで尋ねた、どうして貴兄はそんな動きをするのですか、と。生徒は即座に「私のやろうとしているのは、確実に指示を守ることです」と答えた。それだか

ら説明して、そんな手法で生徒がやろうとすると、正確に満足いくやり方で確実に指示を守ることにはならず、言い換えると、そこでその代わりとして、指示を第一に記憶するべきであり、そして、唯一これがなされたときに限り機会が訪れ生徒の運用する心身的な側面に向かい、それから唯一提供されるとしても、指示に含んだ手段を吟味することに由り、その動作が行為に移されることになる、と告げた。

　口述による指示が到達するならば、我々の意識は聴覚を通してなりたっており、記述による指示であれば視覚を通しており、結末となる作用や反作用の影響する由来は、ある水準において全般的な心身機能をする有機体にある。しかしそんな水準において心身機能をすると現代の子どもも大人も不適切であり、生物は危険地帯へ直接さらわれたのだから、そこでヒトが試みて運用するならば、どんな行為になろうとも、そこに求められる新しい心身的経験があろう。とても数多くの事例において、そんな水準における上記の機能があまりに低められてきたのでヒトの懸念となっており、云うなれば、ずっとこんな危険地帯に置かれたままであるかもしれず、そんな案内をする感覚は信頼に値しないし、大方は有害な妄想だ。

　全く想定内のことで、どんな刺激であろうとも伝達の由来に感覚的評価があり、それが意識に向かうのだから、刺激が影響を受ける由来は心身的状況に現れ、そうなると疑いのあろうはずもなく、この影響の関連に反作用がある。我々全員の気付いているように、様々な反作用を示す人々がいても、同一の刺激（単数もしくは複数）に応じている。さてそこで、心身的状況が例えば我々の見つけた関連にあり、信頼に値しなかったり欠陥があったり妄想的だったりと、そんな案内をする知覚（感覚的評価）にあるならば、我々は確かな期待などできない、つまり、適切な水準における心身機能を全般的に反復しながらいわゆる「精神活動」を送ること、これは叶わない。健全かつ包括的な合理性のほとんどない人とは、感覚的評価が信頼に値しない人であるし、言い換えると、そんな人の筋感覚は堕落しているとしてもよかろう。

　我らの実例紹介に戻るとしよう。事実を挙げて提示したところであり、生徒が、ワークするつもりのやり方を自分のやっていたようにするところに続いて、固定観念的な計画に観点をおいて、そんな試みで指示を記憶しようと

していたわけだ。生徒の概念において、動作により記憶することはずっと「肉体」的であって、「精神」的な動作以上にやっていたし、そこでもしかして、生徒の事例において心身機能がずっと磨かれていたならば、ある水準で指揮して信頼できる感覚的評価になり、生徒の計画は明らかな成功を迎えていたかもしれず、言い換えるとここで、この関連において最も興味深い事実があり、全体の実体験でずっと明言されていた。というのも翌朝のレッスンで生徒に依頼し、指示を反復してください、と告げると、「私には今思い出せません」とおっしゃったからだ。そんなわけでこうして証明され、生徒の固定観念にある計画に沿って記憶するつもりになり自分で指示しながら感じでやろうとすると失敗する、とわかったところで、一体どうすればそれ以外の事項の起きる可能性があるのかとじっくり考えてみれば、たいへん不完全な感覚的評価により生徒は指揮にあたっていたのだろうか。習慣で試みる行為を動作して、その後に、指揮や指導にあたる指令で懸念となる記憶をするつもりになっても、こうした事例における関連として、不適切な使い方にある道筋で抑制しようとしており、比較してこうした意志力を言い換えると、それだから、ある時点で生徒が追い込まれ直面せざるを得なくなって新しい心身的実体験になれば、その人の抑制的道筋は無効になる。この意味があり、生徒が徐々に助長したせいで自分自身の内側から不均衡な心身状況になっていると、そこでいわゆる「精神」的な印象を生徒が受け取ったとしても、それが学習動作中に著しく曖昧で信頼に値しなくなることだ。

　目標を均衡修復にしてこうした事例にあたるならば、必然的に、第一に発達へ向ける意識的で理性的な抑制（予防）がある。こうした結果に向かうならば、懸念のある人は学習して「ダメ（No）」と云い続けなければならず、どんな刺激の向かう心身的行動にも対応しつつ、それをある時点まで、つまり、その人が時間をかけて考えぬいた末に理知的な**手段を吟味すること**とは何なのかがわかり、そうして結果を望むまま得られるようになるまで続けることになるし、それから、次に生徒は反復して記憶し、指令の関係する複数の手段をとらなければならず、その後に、そうした働き方で指導や指揮をする機構において必須となる固有の心身的動作になり、そうして行為に至る。[註7]

第五章　複合化や複雑化が関連するストレスや緊張

　あまりにしょっちゅう我々の云われることで、およそ原因があるから問題になり、ますます複合化の求められる生活を強いられる、そんな現段階の文明社会にある。指摘を上回るほど我々に本当の問題が生じているのも、ほとんどいつでも採用している実生活を低次で未進化な「結果をすぐに得ようとする（エンドゲイニング）」原理においているからであるし、我らの試みでそうした要求に応じて結末に至れば、我々の助長した自己内部の状況にストレスや緊張（そこに我々は無知であり、我々の見方では何か自己と分離している）を抱えながら、潜在意識的で不合理な努力を採用した自己により常に変化する環境に応じていて、そんな環境をいわゆる進歩する文明社会と称している。
　第一に我々の所持するストレスや緊張は自己内部にある、つまり、自己とは機能する心身機構であり、我々の働き方を満足いくように有機体の必要に応じて維持する健康状況があり、そうして全般的な行動をしているところにある。誤りや欠陥となる側面が心身機構にある、と示唆する記述をしてきたところだが、そうした結末の起因は不健全かつ誤誘導する原理にあり、そんな懸念のうちに我らは個人的な発達や成長をする。
　次に我々の持つストレスや緊張はいわゆるよくある「生存闘争」とか「複合化した人生」などの云い方にあり、言い換えると、ストレスや緊張の生じる由来は我々の努力で成そうとする車輪にあるし、複合した人類の造り出した機械的な生活があり、それを反復する社会や工業や政治や教育や宗教や倫理などの側面にある。
　こうした二つの領域にわたってストレスや緊張があると我々は示唆したし、二つをじっくり考えれば常に不可分であるのは間違いなく、そうすると見えてくる我々の社会や教育や工業や政治や宗教や倫理などにおける生活の根底があるというのも、そうした存在を実体験している我々個人の心身的生活があるからだ。間違った原理を適用した動作で暮らすと、双方の事例で全

面的な原因が生じ、そうした有害な状況で緊張して不安定な状態になり右往左往をこの瞬間にもやっている。仮にも、予言者や哲学者や指導者が過去にこうした事実を認知し、そんな人らの示す証明により明確な分析や洞察があればどれほどよかったであろうか。彼らはそうせず、最悪の運勢をこの事実に帰することにしてもよさそうで、増加傾向にあれば行先は軋轢であるからその代わりの統合には向かわず、行先が不満であればその代わりの満足に至らず、行先が憎悪や敵意となればその代わりの親交や平和にはならず、ざっと見積もってもこうした現況の組み合わさった不満になり、その代わりになる満足いく次元における人類進化はない。我々のいらだちはどこにでも転がっていて、いらだつ男性や女性や子供がいるし、そのせいで「神経」に触るとか何かの症候群になるとか、それから未来への警鐘としてひっくるめると、ますますいらだつようになるだろう。有毒でじわじわはびこる根部から癌細胞のように軋轢が生まれ、拡大を続けながら既に衰退原因になっているので、数多くの事例において実際に身動きが取れずにおり、生命を保つのに必要な部位である我らの精神機構的な生活と同様に我々の社会や工業的な生活においても困難になり、採用にあたり特別な原理で統合を成し遂げようにも、既に危険信号を発している。普遍的な論点として、我々に必要な統合はあらゆる側面に及び、我々全員に馴染みのある叫び声に「団結して立ちあがろう、分断は打倒される」とあるし、これは普遍的な応用であり満足いく人間の努力にあろう。にもかかわらずほぼあらゆる側面における人間行為で、つまり、宗教や教育や社会計画や政治や労働組合などにおける増加傾向が見つかり、我らは軋轢に向かっている。振り返って、歴史上で人間の努力してきた過去数百年間をじっくり考えてみるならば、原因（単数もしくは複数）になるところで、増加するばかりとなる無数のセクト（流派）があり、それが宗教とか数ある様々な体系におかれた教育とか社会の再構築とか数ある政治団体とか、おそらくもっとも顕著な増加傾向の採用は錦の御旗を掲げる労働組合主義とかにあり、そこで見積もった原理が邪魔して、統合しない。確実に公平な結論に導くならば、原因（単数もしくは複数）があるからますます軋轢が生まれるのだし、あらゆる側面における責任の所在は深刻な欠陥（単数もしくは複数）を根本に据えた人類にあり、そこで造られた団体があ

る。仮に原理の内容が健全であり、そちらを採用したのであれば、その傾向で統合へ向かうであろうし、事実として人々がすぐに懸念して失敗し、同意し続けることをやらず、かなり価値ある原理を自ら決意して適用するとしたはずなのにそうはやらないのだから、そこで確実に白状しており、自己が不健全である。上記の内容をその通りであるとしてもよいのであれば、我々の失敗などありえない認識にそんな重要事実が挙がり、警鐘を鳴らすほど大きくなった軋轢は複雑化した人間の行為に及ぶと、上記に示唆したようになり、そこで、常に複雑化に関連して誤指揮された行動になる。仮にも、我々が後生大事に現在の体系で生活するならば、暮らしをさらなる複雑化に向けながら何百年も続けることになるだろうし、いろいろなことが生じてきて、ある時点でおそらくそれほどの度合いとなる複雑化に達するならば、もはや我々には時間はなくなり、いやはや生存さえままならないだろう。

　上記に明示したことは、不合理な道筋で誘導され有害な複雑化に至ると、教育的側面を頂点に他のどの側面でも生活に支障をきたすことだ。我々の教育手法に並行した失敗が見つかるだろうし、我らの試みで進歩しようとする社会や政治や工業や宗教やその他の側面において、そんな対策はたいていさらなる害になり、元の病状よりひどくなる。なんと馬鹿げているのだろう、例えばそんな試みを「人類の向上」のために工業的側面に向けたとすると、関連に堕落した概念があるので、連れて行かれる先は低水準になり、そうやって人類が日々の努力をすれば、よりできなくなる方へ向かい、そうなれば低水準におけるヒトの心身機能になり、そんな側面で労働するのか。我々全員の気付いている心身的な結末として、最善を尽くした日々の労働においてほぼ望みのない人がいて、そんな人はもはや得られるはずもないのに、満足や幸福をこうした源流に求めている。さらに政治分野においてもこれより愚かなものがありうるのかというほどに、一般政党が見せる態度の誘導先は、実際そうであるように、望ましくないヒトの兆候である欺瞞や偏見や利己主義や「激情」ではないのか。不合理で不誠実な道をたどり、支持を保留するか手段を非難するかのどちらかであり、それをある人の信念で適正で価値ある人間性としているが、理由があったとしても、たまたま自分らを擁護する政治団体のおかげであり、矛先を自分の所属していない団体に向けているだ

けだ。現在の計画において、政治と欺瞞は相互依存している。再選を望む人の政策形式は欺瞞から成り立っており、自分を卑屈に見せまいと他でもそうやって歩んできた人生で、とりわけ重大な公約において、自分には全然果たす望みのない公約を述べ、そして、有権者も自分で理性的な能力を用いれば大抵の場合その人には果たせないものだとわかる。人々が未だに佇む進化段階において、理性は抑えられ群衆本能が勝り、人々は捉えられ、演説か人柄かその双方かに降参してしまう。有害な結末を迎えるのにそんな行動をとる人々がいて、そこにまつわる深刻かつおよそ異常な心身的欠陥が表出し、どの側面であろうと生活に支障をきたしており、我々の直視せざるを得ない事実とは、そこで、人々は表向きに悪さを仲間に被せて時計の針を逆回ししながら今日の文明を引き倒そうとしているのではないことであり、それどころかその逆であって、そうして誤指導された人々は身を捧げて自ら向上するつもりであり、同胞に働きかける一方で、自分自身は影響されるがまま偏執的な情動や偏見による行動をしている。歴史上、我々の社会計画した側面における工業主義や政治や宗教や教育や医学などは過去300年にわたって最大関心事となる案件であり、そうした態度において懸念があり、それは、試みとして改革や組織再編や進歩や統合をするところだというのも、こうした試みにおいて相変わらず発見されるように、特定かつ「結果をすぐに得ようとすること」による試みがなされているからで、結末として特定の「結果」を手中にした時でさえ、新しい複雑化が進んで社会的な紛争や有害な差別化に繋がる。仮にも我々が阻止するつもりならば現在の不均衡となるこんな方向を止め、そこで、進歩して満足いく方向に行くために、我々は徐々に向上する水準において一人ずつ精神機構を協調し、それから通過段階を建設的な意識調整で進み、そこで調整する関連に確立された「手段を吟味する(ミーンズホエアバイ)」原理をおいて、その代わり、「結果をすぐに得ようとする(エンドゲイニング)」原理をやらないようにしなければならない。

註1　集中については、第三部第三章を参照のこと。221 頁

註2　顕著な実例を記述するなら、その関連に再教育を挙げても良いだろう。40 年程前にフランスの著名な科学者の認知する価値に再教育があったようだが、そこで採用された形式における再教育は特定の基盤にあり、その代わりとなる全般的な基盤には置かれておらず、私の知るところではこれが現在も行われている。原理の内容を述べた『人類の最高遺産』の一節にある事実や論点を用いれば、真価としてかなりの価値を全般的に置くことになり、その逆に、特定の発達や治療はどんなものであろうと価値が低いとおわかりになるだろう。222 頁

註3　取り上げる事例は歌手であり、最終的に咽喉の問題のせいで引退を余儀なくされ、表舞台を去ってから歌の教師になった人らである。私の思い出した二つの実例があって、歌手たちが引退を余儀なくされたところにこうした原因があったうえに、私も直に聞いたことがあり、彼らの発声努力は何度も引退前から予言者など必要なしに確かにこうなるとわかるものだった。というのも、人は喉やその周辺の圧力に耐えられるものではないからで、無期限に酷使した被験者の案件では、きつくして喉頭をずらし、胸や内臓を歪曲し、全体に不完全な使い方をする心身機構をしていたし、そこは、満足いく使い方の依拠する通常の状況における特定の部位であると名指しできた。こうした同じ人が教授するとなれば、直ぐに推し進めて生徒に教えようと、彼女らのやれる範囲で歌唱法や呼吸法を自分自身の信じているようにやった。我々に想像できるとしても唯一、彼女らの信念として自分らの手法は正確だとしていることであるし、その理由は、自分ら自身が自分で採用して歌を学んだ日々にやっていたことだからであり、そうして続けて練習してきて、時を迎え自分らが教える側に回り、そこで事実として、自分ら二人ともが失声したのも、忠誠を通し続けたこうした特殊な手法によるものだったということさえ意識に達していなかった。そうでなければ、どうして彼女らがあえて挑んで手渡し、他者にそんな手法を用いたのだろうか、それが原因となってここまでの危害を自らに起こしていたのではないのか。ある能力による人類種の自己催眠が何よりも明らかになり、こうした実例において人間の性癖はこうなるとわかる。226 頁

註4　不運なことにこうした傾向に気付くと、あらゆる側面でそのようにして習得されているとしてもよかろう。論点に、テニスを例として取り上げると、S.H. スミス

第三部　感覚的評価に関連する人類の必要性

氏はだらけてしゃがみこんだところから性急なドライブをかけるとか、ゴア氏の注目に値するフォアハンドドライブとか、ドーティ氏の使い方には持ち替えないグリップがあるとか、いろいろだ。こうした特徴を模倣しようと他のプレイヤーが考え、改善するつもりで自分の試合に臨んだがしかし、何度となく実経験で必ず証明され、この考えは誤りであるし、その理由は本文に示した通りだ。227 頁

註5　そんな認知は欠陥である「注意散漫」とそこで採用される対策に及び、それと平行して第一の認知ができ、「肉体」的衰退への対策が採用されている。誤った原理を根底にするところで両者の対策は同一だ。229 頁

註6　私はここで釘を刺しておきたく、称賛に気をつけなければならず、それは大げさな価値を置いた知性があっても、単にその兆候それ自体が何か特定の側面にある場合だ。判断するにしても常に、人類種の知性による行為を全般的な基盤におき、その道筋で生活する上でなんにしても使い勝手がよくなければならない。真正の専門家をたとえに出すと常に、第一に熟練した全般的実施者であり、そんな側面で商売や専門職など全般的行為をしているに違いないし、満足いく成長のために専門家が必要とするのは持続的に成長したり発達したりする種々の実体験であるから、全般的実践者のみが指揮できる。こうした重要案件において、正確に相対的価値を測ることが最重要であるので、仮に、我々が確立にあたり健全な判断基盤で未来に向かうならば、我々の第一に寄与する考察を「手段を吟味すること」に向け、それから動作することになるし、動作そのものよりむしろ手段こそじっくり考えなければならない。一体どんな有益部位の行為で動作すれば役割を担えるだろうか、人類がいわゆる「知性」や「肉体」を発達するにしても、それが損傷状態にあるならどうするのか。240 頁

註7　我々のここのところ目にする流行り廃りで論評に挙がる体系があり、その主論に修復できるとあり、つまり、記憶をなくしても特定の手段によって授かる「精神」的祝福に由ればやれるそうであるが、しかしながら全く行き過ぎであり、最も楽天的な期待をしているどんな人だろうと、その人が未だに嬉々として一時しのぎの正気にいるのか、あるいは、その人の備えに理知的な知識を基盤とする心身的道筋があるのか、そのどちらかであるし、そこに必須となる満足いく記憶があるかどうかだ。この特定の事例において、急速に流行ったり廃れたりするこの体系で賄う糧は反映であり、とりわけ関連に称賛がある、要するに、この体系所有者が出版するたびに何度も筆跡に残る名前に対する称賛であり、そんな男女の何人かは認められた指導者であり、現

代の思想家とされている。不運にも我々はそう呼ぶことなどできず、こうした男女を頼りにしてやらせても、正当な称賛として体系を持ち上げるわけにはいかず、結局、それは単なるひとかけらの「精神体操」であり、つまり、一連の体操の運用に沿った確固たる指示によると全く全体性を無視することになり、そんな心身的状況になった人に懸念があり、そんな原因（単数もしくは複数）により「精神」的欠陥が生まれるので、そうした指導者諸君の思考は自ら全く無知だ。めくらにめくらめっぽう道案内されためくらでは、20世紀においてもまるで洞窟住まいの日々のようだが、それにしてもその道筋で生じるさらなる破壊的結末は現代のほうがおそらく初期の日々よりひどい、つまり、人類がずっと限定的な側面で心身的行為をしていた頃の方がまだましだったのではないか。243 頁

第四部
感覚的評価に関連する喜び

特徴的な記述で本当の幸せを著せば、素直で健康な子どもが夢中になって何か関心のあることをやっている時だろう。お嬢ちゃんがティーカップを洗ったり拭いたりお人形の着せかえをしたり、お坊ちゃんの遊びでおもちゃの列車や車を組み立てたり、木や糸を材料にして組み立ていくらか近代的なおもちゃに仕上げたり家や橋や作業模型として何かの機械にするところだったりする、としてもよいだろう。子どもはいつでも機械に興味津々であり、言い換えると、実に、「どのように働くのか」を発見するのは自然な欲求で、どんな健康な子どももやりたがるので、さらにとても重要になるのは学校で実験を行うことであり、再教育を全般的な基盤とすれば、子どもはさらなる関心をこのワークに抱き、他の学校活動の何よりも面白がるだろう。子どもが遅いはずはなく、認知すれば自分自身が最も興味深い機械であるとわかり、自然な関心を持つ機械で発見を重ね、十分な視点を持った道筋において自分で自己再教育する。我々が実体験を積めば、こうした興味は知的な興味になり、そうして働く自己の心身機構でヒトの成長は着実に幅広くなされるだろう。というのも、心身的な道筋を進みながらそれに伴う子どもの欲求で得ようとする知識があるからで、機械的な作用は、生命のない機械にあると同様に、行動に求められる関連で習得する知識として満足いく使い方をする子供自身の機構にもある。明確にされるべきことがあるし、あらゆる懸念に対しても、どんな道筋で成長や発展をする子どもでも大人でも、経験する働きは機械的に心身有機体でまず生じて、その後であらゆる他の機械的体験になるのだし、そうなるとどんな経験を得たとしても、後になってそんな側面が生命のない機械的な体験となるのであり、それがこのように物質的に増加した価値を持つことになろう。

　思い出してみれば、表現に興味や喜びや満足を示す子どもがいたし、子供にわかってもらうこと(註1)の初めてできた時とは、言い換えると、やりすぎて堅くした首、つまりたいてい頭を引き下げて後ろにやりすぎていることがあっても、本当の間違いは全然首ではないけれども、そこにやりすぎの事実があって、その子のやろうとする筋肉が首回りになっていたとしても、何かの由来が別の機構に存在するとわかった時だ。

　忘れることなどできないのは、馴染みはないけれども満足いく兆候を子ど

もが示し、抑制ができるようになったとき、言い換えると、何かの刺激に「ダメ」出しをして、誤指揮された行為をしないで済むようになったとき（今しがた挙げた実例紹介においては、自身の潜在意識的な欲求に「ダメ」出しをして、投げ出して後ろにやる頭や固めた首にしなくなった時）であるし、それから次に、ある表現として信頼が出ているところで寄与する指令や指揮があり、その結果、理知的概念により正確な「手段を吟味すること」を取れば、全体の道筋における傾向で予防して、興奮しすぎによる恐怖反射の無くなる方へ行く。経験により証明されたように子どもは普通以上に興味津々であり、作用する自己の心身機械における道筋で、働き方に懸念のあるところで、再教育を全般的かつ意識的な基盤に置くことになる。わかってくると子どもは新しい関心をあらゆる行為に示し、そこで適用可能になり、改善する自己の使い方になり、喜んで子どもは発見に向かい、例えば、改善しながら自分らの遊びの由来に意識的かつ**全般的な**指揮をする自己をおき（これとまったく異なるものは、よくある**特定な**指揮を受け取るようにやらせるレッスンだ）、喜んでますます心身的改善に向かう。

　私の次に苦心して示す欠落があり、本当の喜びにある兆候を大半の大人は今日において示しておらず、その責のある事実として、人々の経験は改善ではなくそれにしても継続する衰退であり、そして、そんな使い方をする心身的自己になっている。ここに関連して、種々の欠陥や不全や望ましからざる特徴を示す性格や気質や体質などになっており、特徴的に協調不全を示す人々の悩み多き人生にずっとまとわりつき、特定の誤調節された心身有機体になり、そこで実際に用意された状況はイライラや抑圧の元になり、眠ったり歩いたりする間も逃れられない。そうやって誤調節の表出されたままにあれば、そうした誤状況の増大する毎日や毎週を重ねることになり、そうなると、助長されて不満足な心身状態になり、それを「不幸」と我らは呼ぶ。驚くにはあたらず、そんな状況下にある人は懸念されるように、ますますいらだち不幸になる。イライラと喜びは両立不可能であるのに、それでもなお、人類種族の働きをこうして既にいらだった有機体に置かなければならず、あらゆる心身行動に要求される由来は文明社会の生活様式にある。これが成り立つ理由として、どんな努力を人類種がなそうとも、自分の有機体が既にい

らだった状況にあるのであれば、その傾向に強いられた種族はどこまでもさらなるイライラに向かうのは間違いないからであり、そうなるとそれ故に時の過ぎ行くままに、種族に訪れる幸せは減るばかりだ。そしてさらに、種の体験する喜びは以前より短期間になり、ある時点でとうとう種が否応なく放り出された状態において不幸のままになれば、心身的状況の偏向した状態で病気と健康の按配を測るところまで人々は到達し、実体験における偏向した形式で、満足して苦痛に苦しむ、つまり、「喜びの悪健康」と呼べるものにさえなろう。こうした偏向の繋がりに純粋な動物的特徴があり、その傾向に伴う病的な状況やそうしてやりすぎになった有害な兆候が示され、そうした状態には異常な興奮や顕著な抑鬱があり、そこでヒトの理性は失効して支配され、情動的衝動が優位になる。

　我々の考察だけでも、実体験している人類種の悩ましい状況にいらだちや抑圧があると既におわかりだろうし、ヒトの試みで運用するこんなイライラした有機体において全般的なやり方となって日常行動に出ていると認知できるのであれば、幸福感はますます稀な経験になり、それがもらえたとしても極度な短期間になり、傾向として時間経過と共にますます減るだろう。それが重要となるのはどこだろうとそうした経験を得る側面であり、休息や労働や娯楽や行楽やゲームや全般的な教育などどこにでもあり、言い換えると、あらゆる行動において妨害要因となるそんなイライラや抑圧が残存し、多かれ少なかれ変わらない。この意味があり、実体験する方向にイライラするばかりの人がいれば、その人の手に入れようとしているかなり高水準の感覚的評価や満足いく協調をする心身機構があるとしても、きっと確実にイライラでひどい害を受けており、そうして既に回りをイライラや圧力で囲まれた人は最終的に有害な状況で信頼に値しない感覚的評価になりそんな使い方をする有機体になる、と我々は示唆してきた。さらにそのような人のいらだつ由来が実体験にあるならば、それがこれっぽっちも影響を受けないところでこそ、その人の感覚的評価は信頼できるようになる。

　心身的状況において、その人の苦しみにイライラや抑圧が出ているならば以下のようになっており、あらゆる努力をするどんな方向でも多かれ少なかれ失敗している、つまり比較すれば、努力する人があまり苦しんでいない場

合よりひどく、要するに、おそらく刺激としてますますイライラしないものなどなくなり、その人は懸念ばかりになり、失敗（かなりのものか完全なものか）を迎える以外になくなり、手にするものはひどい結末以外になくなり、我々の感情や自尊心や喜びや信頼など、実に、我らの気分や性格全般に影響しないものはない。ここに書き留める表現や全般的な素行として、ある人の成功した人生とそれから、別の人の失敗した人生を挙げると、要するに、ある人は成功を続けながら何か単純な動作をしており、労働やゲームや何か習得することなどをしていて、それから、もう一方の人は上手くいかずなかなかの失敗か完璧な失敗かのどちらかをやり続けている。仮に我々の記述で、どんな人だろうと日々かなり成功の得られる努力をしているところを紹介するならば、一番ずぼらな観察者でさえ納得する顕著な結果があろうし、成功の先にどれほどの喜びがあるのかきっとわかるだろう。子どもを観察し、まだ幼く学校に行く前と学校に行きだしてからとのどちらでも、あるいは、実体験している大人の日常行動のどんな側面の観察でも、いずれにせよ、働き方が有機体で上手くいっているのであれば、幸福や満足感の治める最高状態があるだろう。信頼が生まれるのは成功からであり、失敗からではないのだから、我々の道筋における教育基盤や全般的な技術を取り入れた生活基盤とする原理があるに違いなく、その原理で我々が可能になれば、確実に満足いく**手段を吟味すること**による結果が確保されてもよさそうであるし、それだから以上のように指揮すれば、大きな割合でそうした満足いく体験は発達し信頼に向かう一方で、反対側に少ない割合があり、そうした不満足な体験の傾向に沿って我々の信頼が害され不幸になるのは減るだろう。

　有名な医療専門家から送られてきた患者がいて、私に診断してほしいとのことだった。その後、医師に求められたので、私の論点を詳細にわたって述べたし、結論として指摘したのはその患者が困難な生徒で再教育のやりにくいことであり、まとめると、ひどく不均衡な情動状況があり、その状態では害になるほど短気であり、医師の明言で「当職がお伝えしなければならないとすれば、あの患者は辛酸をなめており、職業上かなりの失敗をしでかしておりましたな」とあった。

　こうした論点を描写するために、今から我々の採り扱う実践的経験があり、

そんな人類種の側面を娯楽やゲームとするのも理由があり、我々の推測によるとここでどんな比率になろうとも、ヒトの動作に沿った要求は自分の願望や欲求に基づいており、予想によれば、そうした心身的体験で喜びを成そうとしているからだ。

　誰もが気付いており、愉快な予想やさらに喜ばしい軽い興奮もあるだろうし、その関連に初期の実体験として、男女が友人と連れ立ってゴルフやテニスやクリケットやサッカーや他のゲームなど、そんな形式となる娯楽に興じるところがある。こうした愉快な予想の生じる事実があり、そこに関連する兆候に我々の喜びと呼べるものがあるし、そうした行動に興じるならほぼ疑いようもなく我々は指揮をずっと喜んでやれる方が良いに決まっているし、そこでますます満足の増えるような実体験をしようとどんなゲームや娯楽形式でもやればやるほど、我々が個人的に努力するところにどんな比率であろうとも、そうして訓練するゲームに懸念が起きてくる。それにしてもこうした事実は我々の知るところで、大半の事例において、兆候に現れる喜びは予想に反してだんだん減少し、どちらかというと増加しなくなり、何度も重ねて実際的な経験によりそうした形式で娯楽に興じているにもかかわらずそうなってしまう。こうした事例で、およそ我々は確かな証明をしていて、それは、何か根本的に誤った使い方を我らの心身機構に採用しながらこうした機構の向かう要求により特定のゲームや娯楽などをやっていることになる。

　そんな理由を以下に明確にするために試みて組みなおし、心身的な体験を作用や反作用におき、種々の結末を迎えるある人の決意、例えばゴルフを取り上げよう。そうして取り上げる事例は誰であろうと普通人（並外れて上手なゴルファーでない人）であればよろしく、そこを観察するとして、その人が最初のレッスンを教師や専門家などと行うところにしよう。無難にまとめると、第一に、この生徒の感覚的評価は多かれ少なかれ信頼に値しないので関連に協調不全な使い方をする心身機構があり、そして第二に、その人は一度も全般的な基盤で再教育を受けたことがない。不運にもこうして応用すると、同様な教師であれば、そこでの意味として、両者の事例で、彼らの知識に基づいた使い方をする心身機構において、そこで彼らのやろうとしている働き方でレッスンをするとその結末は不満足であるうえに有害であり、そん

な潜在意識的経験になる。無難な推測をすると、彼らにはほとんど意識的な知識がなく、そんな使い方をする機構が理論領域にも実践領域にも及んでおり、それから、ほんの少し意識があったとしても特殊な基盤上になる。真の関連性となる「原因と結果」は全般的な基盤にあるし、その関連で働く機構があるのに、そこで寄与される必然的な考慮など何もないと今から見ていくところであり、大半の結果（症候群は何らかの「原因（単数もしくは複数）」から生じる）がたまたま認知されたとしても、そこで彼らは上記にある扱いはしないだろうが、しかし「原因」を扱う際に「結果をすぐに得ようとする（エンドゲイニング）」原理に従っているだろう。

　我々全員に耳馴染みのあるところで、例えばそんな形の指示を教師が寄与すると、生徒の観点の向かう先は、「クラブをしっかり握りなさい」とか「必ず目をタマに置くこと」とかになり、他の事項の何であろうと、生徒がすべきなのかあるいはすべきでないのかを様々な部位で有機体においてある一定時間やらせている。さてそうなると明確になり、どんな目撃者でも知識を伴えば、満足いくような働き方をするには全般的な基盤に心身機構を置くことになるとわかるので、特定の生徒が心身的に運用不能になり満足いくようにやれず、かなりの数に上る特定の指示を寄与すれば生徒の困難に対処できるとされていても、そこで現実的に、どんな試みであろうと生徒側で運用にあたるそうした指示の基礎が「結果をすぐに得ようとする」原理にあるならば、結果として、訓練しながら増加に向かい、困難は減少しない。常識的な案件として多くのプレイヤーが上手くやれず、目をタマに置いておけないがしかし、生徒と教師のどちらも気付いておらず、根本的な妨害をしている心身的要因群が懸念され、こうした失敗になる。

　やろうとしても、この本の範疇で論議してこうした要因の詳細まで関連付けてゴルフを語るのは無理なので、私の意図はその代わりになるよう、生徒の試みで運用にあたり、教師の指示する立脚点を信頼できる感覚的評価において、協調する全般的な基盤を成すところにしよう。ついでに釘を刺しておきたく、その教授計画において、今からレッスンを観ていくのはたとえ話に過ぎず、寄与するやり方として何も実践的な手助けにはならず、生徒にこうしろと指揮するものでもない。例の教師は確実に不可能であり、満足いく診

断を下そうにも、その案件に信頼できる感覚的評価がないこともおそらく知らず、生徒が適切な協調をする全般的な基盤にあるかどうかわからず、言い換えると、どんな事例であろうと事実として、その教師の試みでは診断するにあたりいずれの関係性もない。その教師は単なる憶測により、自分が寄与すれば生徒は特定の指示に従って何をやって何をやらないかがわかり、それで教師は良心的な運用による教師の本分を果たした、としている。他にも、教師の知っていて然るべきことは完全にうまくまとめて「アップとダウンのスイング」をやるゴルフクラブの動きであるのに、そこで例えば、教師は数多い細切れの指示を生徒に寄与し、それをやらなければならない無数の様々な部位が有機体に生まれる。さらに教師は知っていて然るべきであり、こうしたあらゆる指示はお互いに連携していなければならず（つまり生徒は思い直し、実際の練習において複数のことを同時進行でやらないといけない）、それから、あらゆる様々な部位が有機体にあっても働き方は「交感的」でないといけないし、別の言葉に言い換えると、「協働」しないといけない。さらに別の言葉にすると、その教師は知っておくべきであり、協調した働き方をあらゆる機構に含まなければならず、そうすると、もはや教師による寄与がなくとも、生徒は、**手段を吟味すること**により達成可能になり、こうした必然から**全般的な**基盤で協調した使い方をする心身的自己になる。

　さて我々のずっと指摘してきた用意周到な証明のように、大多数の現代人は多かれ少なかれ協調不全である。そこで仮にもその通りであるならば、一体どうすれば可能になるのか、生徒が協調しながらこうした心身有機体を全般的な基盤に据えて運用し、ゴルフ教師による特定の指示を初日からその後のレッスンまで続けるとある時点で生徒が修復され、満足いく水準における全般的な協調をして、その由来を何かの道筋における再教育において、それで修復して信頼できる水準における感覚的評価になるのか。

　明確に、そうなると今までの記述において、生徒のレッスンを我らが観察してきたように、不具合がついて回っており、運用にあたり教師の指示通りにはやってきておらず、そして今から引き続きその人の体験を辿ると、結末として、様々な努力で運用にあたるそうした指示に不具合のついて回る状況だ。

想定内のこととして、初めてストロークをおこなった後に、教師の目につく特定の失敗（単数もしくは複数）があったなら、そこへ生徒の注意を促すだろうし、同じく想定内のこととして、生徒は（働き方を「結果をすぐに得ようとする」計画においているので、甘んじてその道筋で自分を「集中」と呼ばれる状態にして）開始し、集中しながら様々な修正にあたる提案を教師から受け、要するに、その関連に失敗（単数もしくは複数）の指摘があり、それから生徒はもうひとつのショット、つまり、「やり直し」をするだろう。そうなるとおわかりのように、この試みにおいて、生徒は決めてかかった一つあるいは別の修正を最重要なものとして、そこでなお続けて集中しながら特別にやろうとするし、実践的に他事項を除外しながら、繰り返しこの道筋において毎回起きる試みを続ける。

　さて、もしかして可能性があり、この計画で集中しながら修正する生徒がうまく除去して、何か特定の失敗（単数もしくは複数）が減ったとしても、私の口を酸っぱくして述べたい論点において、生徒は、手に入れるとしてもこうした結果には代償を伴い、見逃した何か他のところに同じくらい重要な修正があり、要するに結論として、集中すれば一度にひとつしかやれない。こうした道筋で集中するならば、それ故に、我々の指摘した前章のように、生徒はおそらく失敗を増やすことになる。それだけでなく、心身的道筋に含まれて不可分になり、過度に興奮して恐怖反射になり、そうして次第に助長された情動状態が邪魔をして、生徒は進歩の無いままゲームすることになるし、そうなると、確立された恐怖症になり、そんな影響でその人のプレイに害が及ぶだけでなく、その人のあらゆる行動が干渉されるだろう。ある事柄は確実になり、仮に協調不全な人の成す潜在意識的な努力によって運用にあたり、そのような特定の指示が我々の今取り扱っているようなものであるならば、結末は**全体として**不満足に違いない。およそ心身的体験は有害な体験になると同様にそんな傾向により害されて自分を信頼できなくなり、こうした信頼欠如が意識に上るのも完全な失敗かかなりの失敗のせいだから、そうしてさらに加わった妨害要因が状況にのしかかり、興奮しすぎによる恐怖反射のせいで助長された有害な情動病状になり、そんな関連にある状態はかなりの不幸だ。

最大要素の一つとして、人間の発達において組み立てた形式に信頼があるし、結末に信頼の現われる手法を習得するように生徒を仕込んで手中にしてもらえば、正確な**手段を吟味すること**により結果へたどり着くし、どんな試みであろうと、結果をすぐに得ようとしなければそうやれるだろう。この手法で試みるならば、生徒は多かれ少なかれ初めから成功し一連の満足いく心身的な体験をして、その代わりに不満足な体験は減り、それに伴って知的な信頼や喜びが生まれ、関連して、そこには「至上の勝利」を収めた人類の意識的次元があるだろう。

　文明社会に置かれたそんな我々がそこで不安や不幸や無関心になっているからには、現実的な物事において、人生上で顕著な兆候を示している人類種としてあらゆる努力により可能になるべきである、つまり、人類の持つ興味や満足をあらわに見せる健康な子どもがいて、その子の働き方で自分の有機体を上手く扱っている時のようになるべきである、これを別の言葉にするとさらに、創造する状況で満足いく成長をして、そこに伴う全体でこうした道筋に含む根本的な心身的兆候を続けながら申し分のない一生を歩むには、そうする中で、淀んだままそこに伴う頑固な心身的習慣をやり続けたり、特定の「結果をすぐに得ようとする」使い方にある心身有機体を続けたりしていては不可能だ。

　意識的な働き方をする心身機構を基盤に据えるならば、特定ではなくそれにしても、全般的な協調によってあらゆる日常動作を成し、本当に終わりのない知的な問題として意識調整をすることになり、反面にある破壊をなくして、発達する興味や全般的で知的な喜びはありふれた行為になり、「腰かける」ことや「立ち上がる」ことにさえ見つかるだろう。

　例えば度々反復する動作に、「腰かける」ことがあろう。この行為において、潜在意識に調整された人は椅子に触れると直ぐに、その代わりに受け入れて椅子に自分を支えてもらうようにやらず、今まで通りその人の言葉による「腰かける」ことをやるし、つまり、特定の不要な動作をしたり、ちぐはぐに置き換えた調節による全般的な状況に有機体を置いたりして、そこに含まれる不完全な使い方をする機構でその人は潜在意識的に自分を席に着かせる（「腰かける」）ための働きをする。

この意味は、その人の行為で動作して「腰かける」ところに従って自分の潜在意識的な概念を伴っていることだ。言い換えると、その人は「だらけて」いる、と我らの云うところにあり、こうした協調不全な状況のもたらされる時にそんな道筋で腰かける自分を終了しており、それをやっている間ずっとその人の気付きに問題がある。その人は気付かないまま誤った使い方をする機構を内包し、イライラや圧力に繋がる有害な姿勢を潜在意識的にやっていて、さらに不運なことに、その人の**感じ**で自然かつ快適としている。同様に、立ち上がるときにも、その人の「感じ」によるやり方で立ち上がるとそこで反復し、同一の潜在意識的で甘やかされた自動的習慣になり、そんな繋がりにある動作で立ち上がり、そして一旦「立ち上がった」ならばこの道筋は再び終了され、それをやっている間ずっとその人の気付きは懸念される。双方の例でその人の終了した心身的道筋は、実際には決して終了されるべきでない。その人の水準における気付きは実にこうした関連で不適切となり、その人の感覚的評価は信頼に値しないので、そんな心身的状況を以下に示唆すると、それと不可分なところで無関心になったり全般的な喜びの欠如になったりしながら通常の日常動作をしている。

　その一方で、ある人が腰かけたり立ちあがったりする要求に沿って建設的な意識調整をする時には、道筋に含む適切な継続状態において、ますます気付きの増える観点を利用する機構になり、その結果として、誤った使い方をする機構になったとたん、その人は懸念に気付いて即座に代替し、満足いく使い方になり、不満足な使い方は減る。こうした繋がりで気付きが増えてくるとますます成功するようになり、成果に沿って、理知的かつ満足いく「手段を吟味すること」に含まれた持続的道筋において案内され、特別な関心や喜びがごく一般の日常動作にもたらされる。(註3)

　意識的基礎に心身の道筋を置くならば終了しない、言い換えると、それは継続的であり、それ故に含蓄のある本物の成長や発達をする。こうした適用はあらゆる日常動作に及ぶので、確立された心身の使い方になり、繋がった道筋において建設的調整や持続的成長をするし、ここに含まれ不可分となる心身的兆候を我らは「喜び」と呼ぶ。そんな道筋は結果として採用した「手段を吟味すること」のおかげだから、適用を「結果をすぐに得ようとする」

原理でやるとそのようにならず、こちらに伴う特定の試みで顕著な人間努力をすると、潜在意識的な次元を基盤とすることになるので、こちらを採用して遂行するならばいわゆる「喜び」にならない。こうして我々の解説したようにさらなる必要性があって、潜在意識的な調整にある人々が**特定の喜び**に向かうならば、そんな人々はあらゆるところで欠点を抱えながら不安ややりすぎになり、その一方、永続的な喜びに伴う知覚は満足や安心であるし、その繋がりに節度をもった全般的な調整がある。

　不運にも我々はずっと教えられてきたので、あらゆる通常行為に最も必要であるが故に最も反復される日常動作について、それを自動的かつ無意識的にやるべきだとしており、言い換えると、こうした理由からそうした動作に無頓着である。そんな心身的状況を以下に示唆すると、ある誘発により淀んだ有機体になり、そのせいで状況はますます目立って歳を重ねるごとに我々はだんだん能力を失い、意識的に興味を持ったり喜んだりすることは減り、そんな普通に有用な行動をする暮らしの側面で何かを行ったり聴いたり見たりしなくなる。ほぼ驚くには当たらず、それから遅かれ早かれ我々の求める満足はさして普通でなくなるうえに有用な行動も減り、いやはや、そこで作り出す過度で有害な欲求から特定の興奮や刺激や何か他の**特定な喜び**へ向かっているではないか。

　我々は尽力し、あらゆるやり方で教育して状況を作り出し、生涯にわたり成長を継続するべきだから、淀んだ状況に付随する凝り固まった習慣でやることなどできない。そうなると将来において我々の見つける男女は、現在見つかるようではなくなっているだろうというのも、実際に引退を怖がる人々がおり、そんな人々には商売や会社で働いて得てきた生計を立てる能力があるのに、理由として、彼らは無関心になってしまい何か他のことをするつもりもなく、受け入れられず、自分自身の新しい生き方がやれないからだ。こうした悲劇はよくある話であり、痛切な特徴となって我々の近代生活に及んでいるとおわかりになるだろうし、そのような事例における人々の懸念は、ほとんど調整の及んでいない心身機構（例外的に特定の限定された側面はあるが）であり、人々は利用不能であり、完全に新しい側面における実体験をするとしても、もっともしんどい形式にある心身的機能なしではやれなく

第四部　感覚的評価に関連する喜び

なっている。

　こうした疑問を調べると、道筋において理性的な動作をしようにも、普段から潜在意識的な調整を受けた人が年齢を重ねて定年間近になり今までの就職先や専門職を離れる頃に明らかな傾向が出て、逆戻りしながら依存的になり、ますます自動的手法による手順をとるようになるとわかる。そうこうして大多数の男女がこんな年齢に届く頃になると、人々は単なる自動装置になり、繰り返す日々を同一の心身行動で過ごし、徐々に自分を制限し、時を重ねるにつれますます狭くなり、ある特定側面での行動ばかりすると同時に、欠陥や不全が全般に出るような使い方をする機構になり、その機構にこうした行為が依拠している以上ひどくなるばかりだ。この意味として、そうして年齢を重ねる状況で衰退や沈滞は次第に培われていたわけで、それが有機体全般に及び、まさに最悪の準備をしながら新しい生き方に向かう論理的必然として、[注4]男女が会社や専門職から定年退職するときには気の毒なことになっている。以上の解説で、どうしてあまりに多くの人々が仕事を辞めたとたんに破綻するのかを示した。

　誰かの言葉によると、人類種は退屈な環境で生活したり動いたりしているけれどもそんな退屈は死の床で暮らすようなものだ、とある。しかし、何か退屈を**内包する**人類種の心身的自己があるなら、退屈の引き起こされる出来として少しずつ停滞に至った知覚が懸念されるが、はてさて、新しい体験に伴う成長や流れを内包する有機体として生を受けたのではなかったか。これこそ実に退屈であり、最も害になる形式だというのも、それが手渡しされ増大する度合いで淀みになると、心身有機体の隅々に行き渡るからだ。我々の認知で、例えば細胞に危険な淀みがあるとすると、その時に道筋が懸念され、修復されるべき老廃細胞は停止して作用しなくなるし、これを言い換えると、こうしたことが生じるならば、その淀みに従って相似形を成すところで引き続き、知覚の停止が懸念され、新しい経験があろうとも上述したようになり、いずれにせよ、そんな形式で淀むと退屈や不幸になる。

　さらに別形式の退屈があり、この結末は「もの知り」になって大人ぶるせいであり、要するに、そんな意識に我々が固まると成長を止めてしまう。ある人の到達点でその人が決めつけて自分は自分の課題を「知っている」とす

263

れば、その決断が意識的であろうと潜在意識的であろうとその人は何もそれ以上の学習をせず、そうしたとたんに無くし始め、何を知っていたかもわからなくなり、これを言い換えると、ある時点でその人が気付いて、自分が「大人になった」なら、そうして到達した次元でその人はもう面倒くさくなり、種々の可能性で成長に向かっていたのに、それが過去のものになり、もしかするとそこでその人は終わっているかもしれない。倦怠や退屈や不平に続いていち早く確立され、こうした状況を迎える。

　我々にもうひとつ見つかることがあり、人によって満足げに自分は「知っている」としているけれども、そんな人はほぼ何も観察できないと同時に最も不幸な不平分子であることだ。およそ人の許容するところで、認知は、あまりにも頻繁に期待通りにはならないけれども、これは再び最終的に心身状況に現われる。仮に認知が期待通りにならないだけでなく、さらに場合によって期待を上回るとすれば、我々の心身的な計画における発達は根本的発達であるし、持続的な成長により新体験が生まれてくるに違いないので、結論として、我々の到達点などありえず、ある時点で我々の学習が終了したと言うのもよくない。ここに内包するものは次々と期待される新体験であり、それは成長したり発達したりするし、その結果、認知された何かの新体験が心身機能に起きても、ある知覚により終了したことにはならず、最終的な興味を失うこともないけれども、これは明確な示唆として、一歩進んだ成長や発展をしたことになるし、いくつもの踏み石により次々と段階を歩めば、他にもいろいろ起きるだろう。

　新体験において懸念があるのは、徐々に改善へ向かいながら機能する人類種について既に示唆した記述のように、その第一の論拠を成長する理解に、つまり、**意識的発達**に置くところとなり、操作上の懸念は指揮をしたり調整したりする心身有機体全般にあり、目覚めている時も睡眠中もある。

　ウィリアム＝ジェームス氏の提案によると、毎朝、目覚めたら健康を求めるべきだそうだ。我々はもっと先まで行きたいというのも、我々のテクニックを開示すれば、その関連で指揮にあたる人類種はますます高水準の状況における心身の機能をして健康になるからであるし、そうなるとそんな経験が結果に現われ、その使い方はこうしたテクニックによってもたらされると確

信し、全く重要な責任が人類種にあり、我らが現段階で進化をするとしても、その栄枯盛衰は**継続的に**各個人の努力にかかっており、根本的で建設的で意識的な調整をして、人類は心身有機体における潜在能力を発揮する。

　真実として、人類は特定の適用をしてきたし、いわゆる意識的調整の働きによる自己能力で理知的な関係にある「原因と結果」や「手段と影響」などを観てきたけれども、それは他所事であり、人間有機体に対してではなかったし、こうした試みにより、特定の調整を受けた環境で結論を導いても、本当に信頼できる調整により実際の結果を迎えたわけではなく、これを言い換えると、我々の体験はまるでそこに現われているように、むしろ長期にわたって続けて採用すればするほど、我らは、こうした形式における信頼に値しない「意識的調整」によってますますひどくなる方へ進んできたように見える。私の実体験してきた関連において実践的に適用してきたテクニックをここまで描写してきたように、これは確信できるものであり、仮にも、我々が指揮する意図を持ち、信頼できるよう建設的に調整した環境にして、満足いくように理知的な関係にして、「原因と結果」や「手段と影響」をこうした関連に置くのであれば、我々は第一に指揮可能にならなければならず、根本的で建設的で意識的な調整をするヒトの心身有機体とならなければいけない。こうして求められる高次の水準がさらに高次となるように心身機能することになれば、その役割として要求されるように、満足に成長する理解をして意識的な使い方をする素晴らしい機構になるところが懸念される。こうした道筋を備えた人類種となれば、心身的に行動する側面においてほぼ無制限な潜在能力を発揮するが、そこは、今まで自分で自分を明らかに最悪の形式におき、不合理かつ潜在意識的な指揮で行為していたところだろう。

註1　もちろん教師は手技による操作を寄与しており、生徒は前もって信頼できる感
　　覚的評価をする関連にいる。詳細な解説は第二部第三章「不完全な感覚的評価」を参

照のこと。252 頁

註２　子どもが素行を改めるのは、その子が抑制を習得して、自分の欲求のままに反応するのを止め、ある特定の刺激に応じなくなる時であるし、その後に、続けて寄与する新しい指令や指揮を先がけにして、新しい手段を吟味することになれば、ある特定の「結果」を望ましく達成できる。こうして変化する表現として、とてもわかりやすい事例にひとりの少女を挙げると、その例ではその子の助長してきたかなり顕著な悪習慣がそんな使い方をする心身有機体に出ていて、そこで、いわゆる「駄々をこねる」表情がレッスン開始時に見られた。ある段階までその子の再教育が進むと、彼女は発達して意識的認識をするようになり、新しい正確な体験を確保するために教師が手助けした甲斐もあって、その子は抑制できるようになった、つまり「ダメ」出しをして、以前には刺激が一旦始まると全体に連鎖した動きで不正確かつ有害にやっていたところでそれを減らすようになった。その子がこうした発見をした時、言い換えると、「ダメ」出しにより自分自身で予防できて、自身の悩みであったうえに長期間に助長された悪習慣で上腕部にやっていたことが減らせるようになった時、全体の素行が改まったおかげで、そこに伴う信頼は全く新しくなり、進んで寄与して自己指揮してひとりでできるようになり、新しい協調したやり方（正確な「手段を吟味すること」）により、まさに例の動作を自分で一旦停止して、自身でやっていた旧い協調によるやり方をしなくなった。事実として、その子は筋を通せるようになったどころか調整した手段を吟味することまでやれるようになり、彼女の獲得可能になった「結果」があったし（その代わりに、盲目的で旧い潜在的なやり方を慌ててやることはなくなって）、グズグズは拭い去られ、やりすぎていた特徴は見られなくなった。その子の事例において、徐々に発達する調整を伴いながら、旧い「駄々をこねる」表現にうって変わって、信頼や喜びの表現になった。253 頁

註３　『人類の最高遺産』に載せたし、つまり、「本物の意識調整を獲得したならば、『習慣』の必要がなくなり二度と固定化されない。本当に習慣は全くなくなるが、それにしても、ある指令もしくは一連の指令がなされると、その寄与に従って調整された肉体は指令（単数もしくは複数）の運用が取り消されるまで続く。」261 頁

註４　特筆するとしても、一般人の態度を挙げればよかろうし、環境に対して、ちょっとした身の回りでさえその側面において強いられる変化があり、人々が生活習慣に気付くなら、何か大げさで害になるまでの概念を人々が有しているのも苦しみや悩みの

せいであり、そこで我慢を強いられるこうした邪魔な自動反復が身の回りの暮らしにある。263頁

結論
心身的な態度

本書で扱ってきたように、様々な人間がおり、不具合や奇癖や欠陥や不完全な使い方をする心身有機体になっていれば、そんな傾向の増加する道筋で成長や発展をするにつれて、あまりにも頻繁に助長した「悪習慣」を長い間やり続け、青年期に到達する頃までに、そうして積み重ねた体験に含んだ基礎をいわゆる「精神的態度」とするだろう。
　そんな態度をとる人間であれば、そうして向かった機能をする心身的自己となり、そうして向かった働き方をするこの自己が日常行為を成し、「全てとして全て終わる」ので、限られた人しか鍵を所有せず、宝の山である心身的な実体験に至る人は少数になり、受け継いだものであろうと獲得するものであろうとそこへ到達可能になるとしても、そんな次元で理解した心身的な反作用の向かう刺激を正当とし、楽観的な観点において、どんな努力であろうとも人類は向上するかのようにしているだけかもしれない。
　理解というが、私の言及してきた理解は心身的な道筋にあり、それが現われる様々な次元において人類種が成長したり発展したりするには、そうして司られる兆候に対して適切な理解が必須であるし、どんな満足いく考察になろうとも、「原因と結果」を測るのであれば、第一の関連として、人類種自身が行動における重大な発達を成すところにあり、第二の関連として、人類の行動が自己の外界に及んでいたとしても、その時点で動作を適用した暮らしにおいて複合した反復をうまくやること、つまり、社会や宗教や政治や道徳や教育や産業やその他の実体験をする文明社会を乗り切るところにある。人類種はまだまだ大急ぎでこちらの極端からあちらの極端へ移ろうと「結果をすぐに得ようとする（エンドゲイニング）」原理による試みで再構築や「身体」改造をするつもりでいるのだから、そこで、論点を示すことにより、何を必然的な第一及び第二の理解とするのか、つまり、どうやったら「原因と結果」における最重要な関係を持てるのか、それがわかるだろうし、そして、どのように見積もった計画で向上にあたれば人間がおよそ明らかに持続的に満足できるかもわかるだろう。おそらく何かあるだろうと種々の計画で再構築しようにも、なんにせよ状況はさらなる混沌になる他なく、ある時点で、各個人の懸念に対して、再教育を全般的な基礎にして再統合した心身統合体になるまでムリではないのか。というのも、最後の分析として、「原因と結

果」は種の個体的な反作用で刺激に向かうところに生じており、そんな結末は、個人的概念を形成するそうした計画により再構築にあたるそうした案件に生じている以上、そこでたとえその計画それ自体の扱いが熟考され、満足いくものだとされていても、それでは上手くいかないからだ。

　こうして導かれ、我々は再び主題となる概念に突き当たり、それを解説してきた関連で努力して紹介してきたことは、ある状態で**協調した行動**を取るとしても、唯一そこで有機体の機能がほぼ最大に近づいたときに限られるということであり、そうすれば我らの望むところで、どんなやり方になろうとも満足いく概念になり、新しい不慣れな思考や実体験も可能になるだろう。それ故に必要なのは理解であり、「原因と結果」における第一の関連として、そんな機能をする有機体自身が要る。

　というのも我々が解決に至り、こうした問題を各個人が解消したあとに限って、我々は安全に通過し、第二の考察により、「原因と結果」の関連する諸問題を日常生活において解くこともできるからだ。その時にやっと我々は正当に主張でき、個人的な反作用で刺激に向かっても、その反作用は調整された人類種のものとなり、人類種の用いる道筋で理性的に行動し、日常的に予防し、やりすぎや有害な興奮による恐怖反射や情動などを抑え、とりわけ、ある時点で人類に求められる関わりにそうした新しくて不慣れな状況や問題が上っても、そうした問題を自然な成り行きに向け、あらゆる道筋による傾向で前進しながら進化的次元を歩むだろう。

フレデリック＝マサイアス＝アレクサンダー年表（1869－1955）

　1890年代の豪州、ＦＭアレクサンダー氏は進化するテクニークを開始した。最初に指導したテクニークは発声に応用したものであったが、次第に発見を重ね、可能性として、あらゆる暮らしの動作に応用でき、健康や幸福に根本的貢献をするとわかった。

　医師達の励ましもあり、ＦＭ氏は1904年に英国ロンドン市へと移住した。そこで紹介された氏のテクニークは俳優の間で大成功をもたらし、医療界でも評判になった。著されたパンフレット類には健康に関連するテクニークの有益性はもちろん、呼吸や発声に応用可能とあった。

　第一作『人類の最高遺産』（1910）において、氏は実体験から進化論を展開した。『建設的に意識調整するヒト』（1923）に氏の展開し説明した主題があり、そこに含まれる紹介例は実践してきた事例における史実である。『自己の使い方』（1931）で氏は解説し、どのような進化でテクニークが発展したかを詳細にわたり述べている。

　1920～30年代におけるアレクサンダーの生徒には、バーナード＝ショー、オルダス＝ハクスレー、レオナード＝ウォルフ、スタフォード＝クリップス卿、ウィリアム＝テンプル（カンタベリー大主教）、リットン伯爵、医師、科学者、パフォーマーなどがいた。1931年に氏の開始した3年間のコースは教師養成のためであったし、氏のテクニークは確実に生き残り持続的な広がりを確保した。合州国での教授中に最後の著作『いつでも穏やかに暮らすには』（The Universal Constant in Living　1941）を終え、そこに、我々全員が気付くように、我々のいつでも使っている自己、我々の使い方が常に影響して自己機能すること、我々は調和や調整が可能でありとても有利な使い方ができることなどが示されている。

　英国へ戻った後の1947年に、氏は脳卒中を経験して左半身麻痺となったけれども、自分のテクニークを利用して脳卒中から完全に回復し、死去する数日前まで教え続けた。

参考までに

　　　　　　　　　　　　　　　池田智紀　2016年6月11日

　2009年頃、FMアレクサンダー氏（以下FM氏）の著作を購入した当時、日本語版は一冊もなく辞書を使いながら何とか読もうと挑戦していた。というのも、いわゆる「アレクサンダーテクニーク（以下AT）」に関連した日本語の書籍は当時でも数多くあったが、それにも関わらず、創始者本人の著作の日本語版はなかったからだ。2016年現在では、4作品の内『人類の最高遺産』と『自己の使い方』が日本語に訳され、氏の原理を誰でも読むことができるようになった。そして『建設的に意識調整するヒト』が翻訳され、3冊目が日本語になる日がやってきたことを非常に嬉しく思う。

　創始者の著作が日本語で読めるようになった今日、FM氏の著作が日本で軽視されているのではないかと思えるときがある。というのもこれまでにFM氏の著作を読んだこともなければ持ってもおらず、著作名すら知らない「教師」にお会いしたことがあるからだ。教科書さえ読めばFM氏の原理は完全に理解できるとは言わないけれども、一切読んだこともないままATを解説するのであれば、まるで聖書を読んだことのない宣教師が布教活動をしているようだ。しかし一方では、日本語版が出版されて以来、積極的に読んで理解していこうと、勉強会を開き議論し合う教師グループもある。

　本書の翻訳は、2013年に私が教師養成コースを卒業後、『FM氏の自伝』と『アフォリズム』から始まり、幸運なことにその機会が回ってきたものだ。実際のところ、すんなり進むことはなく停滞していた時期もあり、そこでFM氏の著作を読み・翻訳していくヒントはないかと、文献調査をおこなった期間がある。

　その期間におこなった調査ではまず日本語の文献を探すことから始めた。しかしFM氏の著作について言及するようなものは片手で数えるほどしかなかったと記憶している。そうなると次は外国の文献で、最終的には第一世代（FM氏の監督下で1931年に開始された教師養成コースの卒業生）の先輩教師が残した文書が中心となり、そうすることで当時の時代背景や本書の書

かれた経緯が多少なりともわかった。

　ここでＦＭ氏の著作に関連するものに限定して覚え書きをいくつか紹介しようと思うのは、ＦＭ氏とその原理に関心のある読者の皆様におそらく役立つと思えるからだ。以下が文献調査の覚え書きになる。

個人・ヒト・of the Individual

　本書『建設的に意識調整するヒト』の原題「Constructive Conscious Control of the Individual」のタイトルに関するエピソードをアイリーン＝タスカー女史が語っている。タスカー女史はＦＭ氏の教師養成コースが始まるよりも前に、教師認定された人だ。

　彼女は回想しており、「…思い出していくと様々な人達がいました、デューイ博士を含め唱えられた異議は題名「Constructive Conscious Control of the Individual」の長さに対するもので、この言葉『of the Individual』を省略しようという提案がありました。ＦＭ氏はこう言いました、『ダメだ。その言葉が最も重要な役割を題名の中で持っているのだ。来る時代に、個人（individual）はますます重要性をなくしていくと考えられる。国家、すなわち共同体がすべてになるだろう。我らが関心を持つのは、』と氏は続けて『個人の質であり、個人とは共同体を形成するものなのだ。』と。…」(1) と書いている。

　『人類の最高遺産』では文明化する人類に関連付けて原理の解説を展開しているが、『建設的に意識調整するヒト』では「感覚的評価に関連して…」と各部で付けてあるように、個人・ヒトの持つ概念や感覚的評価と関連付けて著している。

思い出の母に捧げる

　本書には「思い出の母に捧げる」と書かれている。マイケル＝ブロック氏の書いたＦＭ氏の伝記によると『建設的に意識調整するヒト』の出版は1923年5月にニューヨーク州でおこなうと計画されていた。しかし同年2月に母親が亡くなったことでロンドンへ帰ることを余儀なくされる。最終的に『建設的に意識調整するヒト』の出版は米国で1923年9月になった。(2)

手を後ろから椅子に置く・hands on the back of the chair

本書「実例（第二部第四章）」で解説されている「手を椅子の背もたれに置く（hands on the back of the chair）」がある。これはアレクサンダーテクニークで手順（procedure）と呼ばれている、機構的に有利な姿勢（a position of mechanical advantage）を学ぶ手段の一つだ。カーリントン氏によると、剽窃者を撃退しようとする中でＦＭ氏は特許の取得を試み、それが不可能だったため本書で解説することにした（3）、とある。

「手を椅子の背もたれに置く」はＦＭ氏の『論文・講演集（Articles & Lectures）』を見ると、1910年 Supplement to Re-Education of the Kinaesthetic Systems Concerned with the Development of Robust Physical Well-being で最初に紹介されている（4）。比較してみると本書での解説はより詳細になっている。

カーリントン氏は本書の紹介文で「…アレクサンダー氏によると、手を生徒に置くこと、と同様のやり方で、手を椅子の背もたれに置くこと、が出来るようです。」とあるように、「手を椅子の背もたれに置くこと」をできることは教師がハンズオンを習得するのに必要条件であると思われる。また本書の解説では教師がどのように生徒を手助けするかも説明されている。

ハンズオン・手を置く

原理を伝達する手段の一つとして教師は生徒に手を置くことがある。ＦＭ氏の著作ではハンズオンに関連した言及が所々現れる。その始まりについてマージョリー＝バーロー女史（ＦＭ氏の姪）が語っており、「…ＦＭさんが声を取り戻した後、彼に起きたのは生活の一部として演劇学生を教えることでした。私の覚えている彼の発言があります、『…しかし彼らはただ理解ができず、私の話していることについてわかっていなかったのだ。だから彼らが引き下げた頭を後ろにやっているときに、私はただ手を置いて調整したのだ』と言いました。…」（5）と述べている。これに関してバーロー女史は、「ＦＭさんが使った自分の手を用いる手法はどちらかと言えば本能的に、最初は、そのようにやったのでしょう」とコメントしている。（6）

調べていくと教え始めた早期は自身の発見を言葉で伝達しようとしていた

ようだ。Ｆ.Ｐ.ジョーンズ氏によると、「1914年に新しいやり方で手を使って教えることをちょうど見つけ始め、抑制的な調整にあたり、手を使って応用することで彼が習得したものは、変化を生徒に起こすものであり、通常の操作や姿勢調整とは違うものだ」と言っている。(7) その後も手を使って教える研究は発展していったが、ＦＭ氏の著作を読んだ方はお分かりのように、彼は生徒として受け入れる方とかなり話し合い、了解を得てから手を置いて新しい経験を与えていた。

　ハンズオンに関連したエピソードをもう一つ。ＡＲアレクサンダー氏（ＦＭ氏の弟、以下ＡＲ）はハンズオンを一度もＦＭ氏から受けたことがないという話がある。バーロー女史は次のように言っている。「…ＡＲさんは明らかにこう思っていました、『やれやれ、これが何だ、兄ちゃんができたのなら、僕にもできるさ』と。…ＦＭさんは手を誰かに置くことをお願いされない限りやりませんでした…つまりＦＭさんはテクニークを相手に全く強要しなかったのです。…ＦＭさんはよく言っていました、『君が見つけなければならないのは自分の行く道だよ。それぞれの人が見つけなければならない自分自身の道が人生にあるのだよ』と。」(8)

　ここで引用したエピソードで示唆されるように、必ずしもハンズオンでしかＦＭ氏の原理を理解できないわけではない。『自己の使い方』の第一章を読むとわかるように、ＦＭ氏自身は原理の発見に際してハンズオンを受けていないし、むしろ自ら発見していく態度で自分自身の問題に挑んでいる。

緩む首・首を楽に

　「実例（第二部第四章）」には「緩む首（Relax the Neck）」がある。現代では教えの流れや訳語によって表現が多少変わるかもしれないが、決まり文句のように「首が楽になると（the neck to be free…）」と言われる。1946年のカーリントン氏の日記によれば「お茶の席でＦＭ氏の言っていたことがある、氏は少なくとも決意したのだと、我々にはやめなければならないことがあり、将来的に教授するあらゆる教えにある指令の中で、首を緩ませるとか首を楽にさせるとかいう指示を省くことだ、なぜならそのような指令の行先は、他の形態のすること (doing) になるだけだからだ。」とある。(9)

抑制・inhibition

　レッスンの中で特有の言い回しが使われ、本書の「実例」でも著されている。しかし、本書にあるような固定観念や感覚的評価を各人が持っており、それに従って反応するならば、失敗する。ＦＭ氏が４冊目の著作『いつでも穏やかに暮らすには』で「私のテクニックは基礎を抑制に置く、つまり抑制して、望ましくない不必要な反応で刺激に応じるかを減らし、それ故に、それを第一に重要なテクニックとして、発達する調整能力を人間の反応に及ぼす。」(10) と述べているように、まずは刺激に対する反応を抑制することが必要だ。氏にとって抑制の必要性はすべての著作にわたって一貫している。

　ＦＭ氏の原理を理解する上で重要な概念に、刺激に対して即座に反応しない、というものがある。ＦＭ氏の著作をお読みになった方ならば彼の言う抑制の意味を既に理解しておられるだろう。

　ＦＭ氏の言う抑制には生徒の同意が必要になっている。教師が生徒の同意のないまま抑制させようとするなら抑圧を伴うことになるだろうし、生徒は自分の習慣を抑制することに同意しないまま止めようとするなら潜在意識的な習慣に挑み問題を解決していく方向には進まないだろう。

プライマリ・コントロール・第一調整・primary control

　ＦＭ氏の第一作『人類の最高遺産』と本書『建設的に意識調整するヒト』の読者はお気づきの通り、用語「プライマリーコントロール・第一調整・始めに起きる大事な調整（primary control）」は本文に現れない。しかし重要な概念だとされているので取り上げる。

　最初に登場するのは1925年の An Unrecognized Principle in Human Behaviour であり、そこではルドルフ＝マグナス博士の発見した中枢調整（central control）が引き合いに出され、「primary control」という用語を使って原理を解説している。そこでＦＭ氏は「方向づけられた頭と首の存在が第一に重要であり、博士［マグナス］の発見では、私が発見したように、もし我々の手にする正当な方向がプライマリーコントロールから生じるのなら、調整される残りの有機体は単純な事柄だとわかる。」(11) と述べている。

　次にカーリントン氏によると、用語「primary control」は単純に「primary

movement（第一動作）」の後の言い方なのか、という質問に対して「そうです、おっしゃるとおり」と述べた（12）。この用語「primary movement」が最初に現れるのは、1907年のThe theory and Practice of a New Method Respiratory Re-Educationであり、当該論文は年代に合わせた修正がなされて『人類の最高遺産』の第三部になっている。そこでは「…**特定の動作で構成される訓練がそこに内包されている**と同時に、適切な知識や実践を伴う働きによる真に**一義的な動き**が、一つずつ全部の動作にある。」（13）と書いてある。

　氏の著作の中で用語「primary control」が現れるのは『自己の使い方』、『いつでも穏やかに暮らすには』の２作品であり、お読みになればわかる。それにしても「primary control」という名称はマグナス博士の「central control」に触発されて付けただけなのだろうか。

　別の文献から、米国のＡＴ教師アレクサンダー＝マリー氏の『アレクサンダーの道程（Alexander's Way）』では、ＦＭ氏からジョーンズ氏への手紙が引用されており、興味深いので孫引きする。（14）

　「…アレクサンダー自身の理解しているプライマリーコントロールは必ずしも、マグナス博士の限定された中枢調整によるものではないと明かしているし、それがジョーンズへの手紙からわかる、1945年付けだ、そこではジョーンズに警告しており、あまりに固定化した理解であり、プライマリーコントロールはそうではないと述べている。…『一体どうして彼らが誤解し、頭と首の関係だと言い切っているのかわからない。…我々には常に使っている頭と首の関係があり、そんな説明により、門外漢にはそんな働きがあるとわかってもらうことはある。実のところ、プライマリーコントロールという事柄などない。何か相対的範囲にあるひとつの状態である』と。」

（原注　F.M. Alexander, F.M. Alexander to Frank Pierce Jones, December 1945, letter, copy from Frank Pierce jones to Alexander Murray）引用終わり。

　ＦＭ氏の著作を読んでいくとわかるように、用語の意味を限定するのを避けている。氏の使う用語は「手近な言葉がなかったためにその時の状況に応じて使用した」ものだと考えられ、用語や概念の理解については注意して読

んでいく必要がある。

リトルスクール

　リトルスクールの始まりは1924年で『建設的に意識調整するヒト』の初版が出版された翌年だ。学校の始まりについて『自己の使い方』の付録に詳細がある。本書には「教育と再教育（第二部第一章）」があり、現代にも通ずる教育への洞察が述べられている。

　タスカー女史によると、彼女がインドからやってきた少年について相談した際に「これがちょうど良い機会で私が欲していたものかもしれない」(15) とFM氏は述べたようだ。FM氏が子どもの教育について考えてきたと、『人類の最高遺産』を読んでもわかる。ジョン＝デューイ博士はリトルスクールを訪れ「…私がこの教室の生徒だったらよかったのに。」と言ったようだ。(16)

アレクサンダーとデューイ

　ジョン＝デューイ（1859－1952）博士は米国の哲学者。本書に登場する著述家の事例はデューイ博士のことだと言われている。ＡＴを紹介する際によく名前が出る著名人の一人だ。しかしＡＴ関係者がデューイについて知っていることはＡＴに関連したところに限定されているようだし、またデューイ研究者がＦＭ氏と彼の原理に言及して影響を語ることも少ない。

　ＦＭ氏とデューイ博士との関係について日本のデューイ研究の論文を多数調査したが、このことに言及したものは長谷武久氏の「デューイ哲学における心身問題（日本デューイ学会紀要第41号、p.96）」だけだった。デューイ本人の著作では『人間性と行為（1922）』と『経験と自然（1925）』にＦＭ氏の名前が登場する。

　まず出会いから、合衆国に渡ったＦＭ氏はデューイ博士の同僚を紹介され、次に紹介されたのは博士の一人目の妻アリスと彼らの子ども達だった。彼らはレッスンを受け、1916年に博士はＦＭ氏と会った(17)。彼は当時コロンビア大学の教授だった。1918年の改訂版『人類の最高遺産』の巻頭言から始まり、『建設的に意識調整するヒト（1923）』と『自己の使い方（1931）』

の紹介文を書き、原稿の推敲にも貢献した。デューイ博士の立場は、『人類の最高遺産』にあるＦＭ氏の主張を巡るランドルフ＝ボーン氏とのやりとりでわかるだろう。

次に引用するものは、デューイ博士の娘ジェーン女史が父の書いた原稿を基に編集した伝記からだ。(18)

「…相互関係にある公共活動と厳密哲学と、そこに関する［デューイ］の主張として、『…私の理論には、心身・協調する能動的な要素を持つ自己・位置づけられた考えにより抑制され調整された明示的行為になることなど、そうした必然となる繋がりがあり、それをＦＭアレクサンダー氏や後年には氏の弟ＡＲ氏とのワークからもらったし、こうした理論を実在に変換するよう要求された…』とあった。」

デューイ博士は心身の相互作用について、ＦＭ氏の著作以前にエッセイなどを発表していたけれども、自身は体調を崩しＦＭ氏に出会ってワークを通して回復したことで、引用したように語るに至ったのではないだろうか。4冊目『いつでも穏やかに暮らすには』で理論から実践に置き換えていくことに関して、ＦＭ氏の論点がある。

科学的な調査について、ジョーンズ氏によればデューイ博士は基金を獲得し、ＡＴを科学的に調査しようとする機会を得たようだ。しかし実現することはなく博士を失望させた。(19) 科学的な調査は後に、第一世代のＡＴ教師の中ではウィルフレッド＝バーロー博士やジョーンズ氏などが試み、多数の論文を残している。

第一世代とＦＭ氏の著作

ＦＭ氏の著作について、第一世代が練習生・教師・トレーナーをしているときはどうだったのか。

エリザベス＝ウォーカー女史の著作から引用では、「ＦＭ氏はテクニックに関する質問に答えることを好まなかった。彼は言っていた、『あなたは本を読まなければならない』とある。そして彼はハンズオンワークで質問の答えを返した」と。(20)

カーリントン氏のインタビューから引用。「…彼は議論をしなかった、そ

れら［ＦＭ氏の著作］について本当に話さなかったのですがしかしこう言及していました、『そこにある。それはすべて本の中にあるのだ』と。」(21)

　バーロー女史のインタビューから引用。「本を読むことはとても重要なのです。というのもみなさんの訓練が、本を読まずにおこなわれたならば、ずっと、ずっとずっと遠くへと、アレクサンダー氏の実際に教えていたことから離れるからです。」(22)

　マージョリー＝バーストー女史の紹介文から引用。「本書『自己の使い方』の再版によって、創始者のアレクサンダー氏個人が直接体験したことを基に彼自身が著した言葉を通して、歴史をたどりながらアレクサンダーテクニークを学べる機会が誰にでも訪れますし、同時に、様々な動きのテクニークやボディセラピーなどが世界各地に拡がる中で興味を持たれた皆さんにも一度にたくさんの果実がもたらされるでしょう。」(23)

　他にも第一世代らの文献によればＦＭ氏の原理を理解するために氏の著作を参照し、読むことを促しており、自らのワークや訓練でも用いていたようだ。少なくとも当時の教師養成コースは、ＦＭ氏の著作を前提として進行している。

教師養成コース

　教師養成コースは1931年に開始された。3人の練習生から始められ、次第に参加人数は増えていった。授業ではＦＭ氏かＡＲ氏のどちらかが教え、ときどき二人が一緒に教えることもあったようだ。授業は午前中におこなわれており、午後からは練習生同士で自習や相互練習をして、訓練が進んで行くと併設されたリトルスクールの子ども達とワークするようになった。夕方になるとＦＭ氏は時折、彼らを連れ出し、劇場や映画に出てくる俳優の使い方について批評したり、夕食に誘ったりすることもあった。その後に氏は懐かしい様子で朗唱を披露していたようだ。(24)

　教師養成コースで何を学ぶのか、「新しい職業（A New Profession）」というＦＭアレクサンダー信託基金（管財人はリットン卿とピーター＝マクドナルド博士）のために発行された告知がある。その基金は教師養成コースやリトルスクールの運営を支援していた。その告知には教師養成コースの要項

が書かれており、そこには「［教師養成コースの］目的は練習生を訓練しテクニークを授けるためです、そのテクニークが書き留められている著作は『人類の最高遺産』・『建設的に意識調整するヒト』・『自己の使い方』・『いつでも穏やかに暮らすには』となります。」(25) とある。また『自己の使い方』の付録には教師養成コースに関する公開書簡も載っているので参照できる。

　前述した内容と関連してもう一つ、パトリック＝マクドナルド氏の The Alexander Technique As I See It とエリザベス＝ウォーカー女史の Forward and Away にＦＭ氏の発行した教師免許が掲載されている。そこには「…3 年間の訓練を教師養成コースで終えたこと、そしてこのたび寄与するのは、本テクニークを教授する資格であるし、その概要は私の著作にあり、『人類の最高遺産』『建設的に意識調整するヒト』『自己の使い方』」とある。(26)そして 1947 年卒業のウォーカー女史の認定証では著作の一覧に『いつでも穏やかに暮らすには』が追加されている。(27)

参考文献

ここまでの参考文献をまとめる。覚え書きにある「(数字)」と対応しており、順番は「著者名『書籍名』(出版社 , 出版年) , ページ番号」、英文の場合は書籍名をイタリック体にしている。ほとんどが現在でも出版中であり、どなたでも購入可能だ。

1. Irene Tasker, *Connecting Links* (The Sheildrake Press, 1978), p. 15.
2. Michael Bloch, *FM: The Life of Frederick Matthias Alexander* (Little Brown, 2004), pp. 126-127.
3. Walter Carrington & Sean Carey, *Explaining The Alexander Technique* (Mouritz, 2004), p. 71.
4. F.M. Alexander, *Articles & Lectures* (Mouritz, 1995), pp. 103-104
5. Marjory Barlow & Sean Carey, *Alexander Technique: The Ground Rules* (HITE, 2011), p. 47.
6. *Ibid.*, pp. 47-48.
7. F.P. Jones, *Freedom to Change* (Mouritz, 1997), p. 31.
8. Marjory Barlow & Sean Carey, *Alexander Technique: The Ground Rules* (HITE, 2011), p. 48.
9. Walter Carrington, *A Time to Remember* (The Sheildrake Press, 1996), p. 59.
10. F.M. Alexander, *The Universal Constant in Living* (Mouritz, 2000), p. 88.
11. F.M. Alexander, *Articles & Lectures* (Mouritz, 1995), p. 148.
12. Walter Carrington & Sean Carey, *Explaining The Alexander Technique* (Mouritz, 2004), p. 123.
13. F.M. アレクサンダー ,『人類の最高遺産』(風媒社 , 2015) , p. 281.
14. Alexander Murray, *Alexander's Way* (Seattle Book Company, 2015), p. 124.

15. Irene Tasker, *Connecting Links* (The Sheildrake Press, 1978), p. 20.
16. *Ibid.*, p. 23.
17. Michael Bloch, *FM: The Life of Frederick Matthias Alexander* (Little Brown, 2004), p. 107.
18. Paul Arthur Schilpp & Lewis Edwin Hahn, *The philosophy of John Dewey* (Open Court, 1989), pp. 44-45.
19. F.P. Jones, *Freedom to Change* (Mouritz, 1997), pp. 44-45, p. 105.
20. Elisabeth Walker, *Forward and Away* (Mouritz, 2014), p. 59.
21. Crissman Taylor & Carmen Tarnowski, *Taking Time* (Novis, 2000), p. 40.
22. *Ibid.*, p. 73.
23. F.M. アレクサンダー ,『自己の使い方』（私家版）, p. 20.
24. Michael Bloch, *FM: The Life of Frederick Matthias Alexander* (Little Brown, 2004), pp. 147-148.
25. Walter Carrington, *A Time to Remember* (The Sheildrake Press, 1996), 見返し .
26. Patrick Macdonald, *The Alexander Technique As I See It* (Mouritz, 2015), 見返し .
27. Elisabeth Walker, *Forward and Away* (Mouritz, 2014), p. 60.

　以上、関心を持ってより詳細に把握されたい方は参考文献に当たられるとよいだろう。
　初版『人類の最高遺産（1910）』が出版されて以来 100 年以上たっており、ＦＭ氏の著作は古典だと言われるかもしれない。しかし「アレクサンダー」テクニークと創始者の名前が付けられた手法だから、彼の著作をなしにして原理を語ることはできない。

覚書

ATJ 主催　横江大樹　2017年1月1日

　建設的に意識調整するワーク、その創始者が著した解説書をお届けします。
　これでやっと我が国でもFM氏のワークが本当の意味で公開されたように見えます。というのもアレクサンダーテクニークと創始者の氏名を冠しておきながら、あまりにも変質した手法のまかり通っている昨今の状況だからです。ブッダもイエスも創始者はたった一人のはずなのに、何千何万という教団ができました。もし世界中で中身が堕落しているとすれば、我々も同じ滅びへの道を辿るのでしょうか。
　皆さんがまだ誰とも実際のワークをしたことがないとしても、既にどこかでワークを受けておられたとしても、ぜひご自身で本書の内容を検討なさってください。これが原典です。創始者による一作目『人類の最高遺産』・三冊目『自己の使い方』も日本語で読めます。

　貴重な紙面をお借りして以下3点ほど私見を加えます。感覚的評価について、現代的な意識調整の応用について、ATJチームの紹介です。
　原典を忠実に訳せば、読みにくさも再現されましょう。本書全体は「感覚的評価」についての評論です。FM氏によれば、人類種は再教育をしない限り信頼に値しない感覚的評価にある、だから、それを信頼できるように訓練しなければならない、要するに、信頼に値する感覚的評価を獲得しよう、という趣旨でしょう。しかし厳密にすると、これは論理的に不可能です。私の見解では、訓練を重ね感覚を磨くことはどこまでもできるけれども、完全に「信頼できる感覚的評価」にある人など存在し得ません。評価はいつまでもどこまでも状況次第で変わるからです。このあたりの評論は私自身の書下ろし解説書に記しましょう。
　現代はソフトキリング（緩やかな殺人）の時代です。FM氏の時代には存在しなかった害悪があります。環境的には化学物質や放射能、身の回りの電

磁波障害などがあります。医療は医猟と云われています。例えば、「ワクチン」の中身は重金属などの毒です。「エイズウイルス」の感染爆発と云われて久しいけれども、世界規模の医学界において数十年研究した結果として未だにウイルスの同定はできておらず、後天性免疫不全症候群の三大原因は輸血・被爆・化学物質です。食品汚染もひどいものです。残留農薬などの化学物質に加え、未来永劫に続く遺伝子組み換え作物や放射線の照射されたものまで食品とされている現状があります。身近な電磁波障害により健康被害が出ると、WHO も警告しています。そうした原因によりひどい結果が起きているならば、そして、そこで意識調整をするならば、抑制とは、そうした原因を取り除くことです。

　ATJ とは、アレクサンダーテクニークジャパンの頭文字です。ATJ 翻訳チームにより本書日本語版を仕上げました。下訳を担当した池田智紀は、デューイ博士と FM 氏の関連で教育学修士論文をまとめた新鋭です。彼が所長を務める意識的調整実践センター（岡山市）には、FM 氏に関連する貴重な文献が目白押しです。学生時代からこつこつ収集した世界的にも珍しいコレクションでしょう。

　広島教室の岡田吏笑は校閲などのきめ細かい作業を担当しました。彼女は理学療法士・スポーツトレーナー・アロマセラピストでもあり、そうした観点からの書下ろし著作に取り掛かっています。

　本書の最終仕上げは名古屋教室主宰の私がやりました。アレクサンダーワークを開始したのは 1989 年でした。世界各地で授業を受けたのは当然ですが、授業を行う側でもあります。ロンドン・パリ・NY をはじめ、欧米でもアジアでも行く先々で教えてきました。もう何年前になりますか、スイスでの国際会議において研究授業を発表し、参加してくださった 20 名ほどの欧州教師陣から高評価をいただきました。そんな実体験から、意識調整種は絶滅危惧種と見ています。文化は辺境の地に残る、我ら ATJ はもしかしたら地球上で唯一、率先して意識調整を実践する学校かもしれません。

　私家版の貴重な教科書を有料でお譲りします。
☆ JUN セット（Just Use Naturally DVD ＆書籍、教材 4 点セット）

FMアレクサンダー著『自己の使い方』(The Use of the Self・初版1931年、マージョリー＝バーストーによる紹介文のある'80年代米国版原著の全文訳・書き下ろしの本文解説・用語解説付き）この特別限定私家版、「自然に演奏してください（Just Play Naturally）」著者ビビアン＝マッキーによる世紀の名演奏・チェロ実演と語り（DVD 70分）、レッスンクーポン券・小冊子を組み込んだ破格の教材セット「JUNセット」

注文フォーム　http://www.atjapan.jp/text-set-order.html

以下のものは書店で買えます；

『自然に演奏してください　──パブロ＝カザルスの教えとアレクサンダーワークの共鳴』
著者：ビビアン＝マッキー、翻訳者：横江大樹
風媒社
本体価格：2,200円（税別）
サイズ：A5判並製230頁
ISBN：978-4-8331-5237-2
発行年月：2011年12月刊

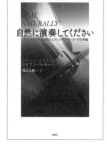

『人類の最高遺産』
著者：FMアレクサンダー、翻訳者：横江大樹
風媒社
本体価格：4,000円（税別）
サイズ：A5判並製366頁
ISBN：978-4-8331-5294-5
発行年月：2015年4月刊

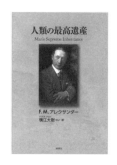

　FM氏の四作目『いつでも穏やかに暮らすには』は2018年に完成予定です。
　それから、先達の著作から引用して、それを基に再構築しているものを「書下ろし」といってよいのかどうかわかりませんけれども、『アレクサンダー

テクニーク・ワークブック』、『新人類の最高遺産』、『マインドモデリング・アレクサンダーワークを応用した高速学習方法』、『アレクサンダービューティ・内側から輝く私』、『創始者による手順・FM氏の著作核心部＆翻訳者によるまとめ』なども順々に出します。

　どうぞお楽しみに。

連絡先など

　レッスンを実体験したい方へ。

ATK：一般社団法人アレクサンダーテクニーク教師会
　ホームページ　http://www.atkj.jp
　読者の皆さんが当該ワークを試したいとすれば、ひとりで本を読んで暗記するまで言葉を覚えるより、たった一回でも腕のある教師と実体験したほうが「わかる」し「知る」ことができるかもしれないけれども、ちょっと流行ってくるといろんな人が出てきます。アレクサンダーテクニークに見せかけたインチキワークも見かけるようになりました。みなさん、用心してください。
　一方に、ATK：アレクサンダーテクニーク教師会があります。正式なアレクサンダーテクニーク教師になるために必要とされる国際基準があり、最低授業数は1600時間、それを3年程度で修得、とされています。そんな厳格な訓練を経た教師の集まった我が国の一般社団法人です。全国各地で活躍中です。個人レッスンは随時可能です。一般の方が参加できるグループの催しもあります。ワークショップなどでの会員特典もあります。民主的な運営です。
　特に未加入の教師諸氏はこの機会にぜひ加入されて、我が国に置ける教師の地位確立や法的制度の拡充に向けて長い道のりになるでしょうが、ぼちぼち協働しませんか。

ATJ：アレクサンダーテクニークジャパン
　ホームページ　http://www.atjapan.jp

翻訳・著者チームとして執筆活動をしています。もちろん、実践的な活動も根強くやっています。「意識的調整・意識調整」を中心に据え、必要に応じて食事や環境も含めた総合的な指導をします。子どもコース「ATJエスクール」併設、一般人にも初心者用のお試しワークからリピーターの掘り下げた内容まで用意しており、さらに教師養成コースやそのまた上級の教師養成トレーナーを養成する「トレーナーコース」まであります。

　広島・岡山・富山に各教室があります。

代表連絡先：名古屋教室　横江大樹
〒464-0075
名古屋市千種区内山3-25-6 トーカンマンション901号室
電話・ファックス　052-733-9271　　Email:　info@atjapan.jp

建設的に意識調整するヒト

2018 年 2 月 28 日　第 1 刷発行　（定価はカバーに表示してあります）

　　　　著　者　　F.M. アレクサンダー
　　　　訳　者　　Ａ Ｔ Ｊ

　　　　発行者　　山口　章

発行所　　名古屋市中区大須 1 丁目 16 番 29 号　　風媒社
　　　　　電話 052-218-7808　ＦＡＸ052-218-7709
　　　　　http://www.fubaisha.com/

乱丁・落丁本はお取り替えいたします。　＊印刷・製本／モリモト印刷
ISBN978-4-8331-5345-4